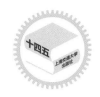

医学院校"十四五"规划教材
———— 临床医学系列 ————
可供本科生和研究生使用

临床肿瘤学进展
Clinical Cancer Advances

陆舜 **主编**

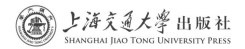

上海交通大学出版社
SHANGHAI JIAO TONG UNIVERSITY PRESS

内容提要

本书共10章。第一章是临床肿瘤学进展总论，主要内容包含靶向肿瘤代谢、肿瘤微环境、基于代谢的药物研发等。第二至第十章包含肺癌、食管癌、胃癌、结直肠癌、口腔颌面—头颈黏膜黑色素瘤、骨和软组织肿瘤、肝胆胰恶性肿瘤、乳腺癌以及放射治疗等。每个章节按照肿瘤的流行病学、临床表现、诊断、分期、治疗进展等，以及放射治疗的相关内容，为读者提供新颖、全面的临床肿瘤学进展知识。

本书适合肿瘤相关科室医生、肿瘤科研工作者、肿瘤学专业学生等参考使用。

图书在版编目（CIP）数据

临床肿瘤学进展 / 陆舜主编. -- 上海：上海交通
大学出版社，2025.2. -- ISBN 978-7-313-30853-5

Ⅰ. R73

中国国家版本馆CIP数据核字第2024PZ2165号

临床肿瘤学进展

LINCHUANG ZHONGLIUXUE JINZHAN

主　　编：陆　舜

出版发行：上海交通大学出版社　　　　　地　　址：上海市番禺路 951 号

邮政编码：200030　　　　　　　　　　　电　　话：021-64071208

印　　制：上海锦佳印刷有限公司　　　　经　　销：全国新华书店

开　　本：787 mm×1092 mm　1/16　　　印　　张：15

字　　数：379 千字

版　　次：2025 年 2 月第 1 版　　　　　　印　　次：2025 年 2 月第 1 次印刷

书　　号：ISBN 978-7-313-30853-5

定　　价：68.00 元

编 委 会

主　编　陆　舜（上海交通大学医学院附属胸科医院）

副主编　李子明（上海交通大学医学院附属胸科医院）

编　委（按姓氏笔画为序）

王理伟（上海交通大学医学院附属仁济医院）

成兴华（上海交通大学医学院附属胸科医院）

沈　赞（上海交通大学医学院附属第六人民医院）

张　俊（上海交通大学医学院附属瑞金医院）

陆劲松（上海交通大学医学院附属仁济医院）

陈智伟（上海交通大学医学院附属胸科医院）

郑磊贞（上海交通大学医学院附属新华医院）

郭　伟（上海交通大学医学院附属第九人民医院）

傅小龙（上海交通大学医学院附属胸科医院）

虞永锋（上海交通大学医学院附属胸科医院）

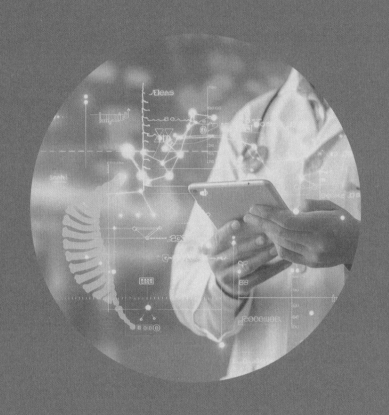

前　言

　　癌症是全球范围内的重大健康挑战，对人类健康和生活造成了严重影响。根据世界卫生组织（WHO）的数据，癌症是导致全球居民死亡的主要原因之一。2022年全球恶性肿瘤较2020年增加了近70万人，其中发病率最高的恶性肿瘤为肺癌（12.4%），肺癌再次反超乳腺癌，成为发病率最高的癌症。发病率第2～6位的分别为乳腺癌、结直肠癌、前列腺癌、胃癌、肝癌。按性别分层来看，男性以肺癌、前列腺癌、结直肠癌、胃癌、膀胱癌为主；女性以乳腺癌、肺癌、结直肠癌、宫颈癌、甲状腺癌为主。2022年全球恶性肿瘤死亡率最高的恶性肿瘤仍为肺癌（18.7%），死亡率第2～6位的分别为结直肠癌、肝癌、乳腺癌、胃癌、前列腺癌。按性别分层来看，男性以肺癌、肝癌、结直肠癌、胃癌、前列腺癌为主；女性以乳腺癌、肺癌、结直肠癌、宫颈癌、胃癌为主。而我国恶性肿瘤发病率最高的同样为肺癌，发病率第2～6位的分别为结直肠癌、甲状腺癌、肝癌、乳腺癌、胃癌。我国恶性肿瘤死亡率最高的恶性肿瘤仍为肺癌，第2～6位分别为肝癌、胃癌、结直肠癌、食管癌、胰腺癌。每种类型的癌症都有其特定的发病率和死亡率，其具体情况受到遗传因素、环境因素、生活方式等多种因素的影响。

　　编写这本《临床肿瘤学进展》旨在为广大肿瘤相关科室医生、肿瘤科研工作者、肿瘤学专业学生等提供系统且全面的肿瘤学知识，帮助他们更好地理解和应对这一领域的复杂问题。本书综合了国内外最新的研究成果和临床实践经验，涵盖了肿瘤的发病机制、病理学特征、诊断方法、治疗策略等多个领域的内容。通过系统化的编排和清晰的讲解，希望能够帮助读者建立起对肿瘤学知识的整体框架，掌握关键的学科要点，提升对肿瘤防治工作的理解和应用能力。

　　在编写本书的过程中，我们汇集了众多肿瘤学领域的专家学者，他们不仅具有丰富的学术研究经验，更注重临床实践的有效性和前沿性。我们深信，这本《肿瘤学进展》将成为读者学习探索肿瘤学的重要工具和参考书，为他们未来的学术研究和临床实践奠定坚实的基础。

　　最后，我们感谢所有为本书的编写和出版付出努力的人员，也感谢各位读者的支持和关注。希望通过这本《临床肿瘤学进展》，能够为更多医学生提供知识的启蒙和实践的指导，共同助力肿瘤防治事业的发展和进步。

　　祝愿所有读者在学习中有所收获，在事业中有所成就，为医学事业的发展贡献自己的力量！

《临床肿瘤学进展》编委会

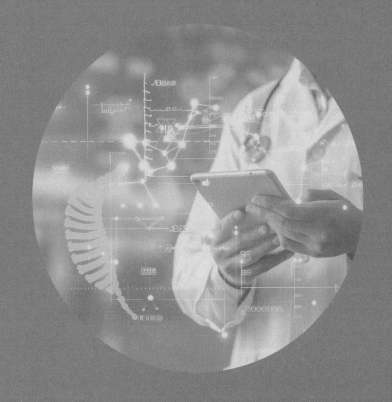

目　录

第一章　总论 ——————001

第一节　精准医疗时代下的肿瘤
　　　　代谢靶向治疗 ——————001

第二节　后免疫检查点时代的免
　　　　疫治疗新策略 ——————011

参考文献 ——————033

第二章　肺癌治疗进展 ——————055

第一节　肺癌的流行病学 ——————055

第二节　肺癌的早期发现 ——————056

第三节　肺癌的诊断 ——————057

第四节　肺癌的治疗 ——————062

第五节　肺癌的康复 ——————092

第六节　肺癌分期整合治疗总则 ——————093

第七节　小细胞肺癌 ——————096

参考文献 ——————107

第三章　食管癌治疗进展 ——————121

第一节　食管癌的手术治疗 ——————121

第二节　食管癌的非手术治疗 ——————125

参考文献 ——————129

第四章　胃癌治疗进展 ——————136

第一节　胃癌的病因和发病机制 ——————136

第二节　胃癌的诊断 ——————137

第三节　胃癌的治疗及研究进展 ——————139

参考文献 ——————145

第五章　结直肠癌治疗进展 ——————150

第一节　结直肠癌的诊断、分期
　　　　与分型 ——————150

第二节　结直肠癌全程管理、合理
　　　　布局的治疗策略 ——————150

参考文献 ——————155

**第六章　口腔颌面-头颈黏膜黑色素瘤
　　　　治疗进展** ——————158

第一节　口腔颌面-头颈黏膜黑色
　　　　素瘤的治疗现状 ——————158

第二节　口腔颌面-头颈黏膜黑色
　　　　素瘤分子诊断和个体化治
　　　　疗的发展 ——————159

参考文献 ——————162

第七章　骨和软组织肿瘤治疗进展 ——————165

第一节　骨肉瘤治疗进展 ——————165

第二节　软组织肿瘤治疗进展 ——————172

参考文献 ——————184

第八章　肝胆胰恶性肿瘤治疗进展 ——————188

第一节　肝胆胰肿瘤流行病学简介 ——————188

第二节　原发性肝癌的综合诊治
　　　　进展 ——————188

第三节　胆道系统恶性肿瘤的综合
　　　　诊治进展 ——————194

第四节　胰腺癌的综合诊治进展————196

参考文献————200

第九章　乳腺癌治疗进展————202

第一节　乳腺癌的流行病学————202

第二节　乳腺癌的发病原因
　　　　及机制————202

第三节　乳腺癌的病理组织学————203

第四节　乳腺癌的临床表现及影像学
　　　　诊断————204

第五节　乳腺癌的治疗————205

参考文献————210

第十章　恶性肿瘤放射治疗进展————214

第一节　肿瘤放射治疗医生的知识
　　　　结构————214

第二节　放射线的种类和特点————215

第三节　放射治疗设备、辅助设备
　　　　及放疗技术————215

第四节　放射线治疗肿瘤的基本
　　　　原理————218

第五节　肿瘤的放射敏感性和放射
　　　　治愈性————219

第六节　现代肿瘤放射治疗的
　　　　流程————219

第七节　放射治疗的临床应用————220

第八节　放射治疗的不良反应————221

参考文献————222

名词索引————224

第一章 总 论

第一节 精准医疗时代下的肿瘤代谢靶向治疗

1921年，Warburg发现了肿瘤代谢的特殊性。20余年后，Sidney Farber首创靶向代谢的抗肿瘤药物——抗叶酸剂，用于治疗儿童白血病。近年来，代谢与致癌基因的关系逐渐被发现和阐明。然而，针对肿瘤代谢的治疗手段开发仍然面临着很多困境，至今只有少数基于代谢的癌症药物成功转化到临床或正处于临床试验阶段。现有的治疗策略靶向针对的是肿瘤细胞的内在代谢异常途径，没有考虑到微环境中的非肿瘤成分，如免疫细胞和基质细胞，而这些细胞对于肿瘤的发生、发展同样起着重要作用。通过研究免疫细胞的代谢和先天性代谢缺陷的临床表现，有可能规避在代谢药物开发过程中的不利肿瘤外靶向作用。药物设计必须兼顾肿瘤微环境（tumor microenvironment，TME）中非肿瘤细胞与肿瘤细胞的代谢特点。

研究者们对肿瘤代谢的认识始于Otto Warburg提出的有氧糖酵解（又称为Warburg效应），即肿瘤细胞在有氧环境中仍以糖酵解为主，将几乎所有的葡萄糖转化为乳酸。尽管这一发现距今已有一百余年，但由于疗效有限、不良反应大，针对糖酵解的靶向药物从未成功应用于临床。儿童急性淋巴细胞白血病（acute lymphocytic leukemia，ALL）曾是一种十分凶险的疾病，Sidney Farber第一次将抗叶酸剂用于白血病治疗并诱导患者疾病缓解，从此开启了癌症化疗的时代。许多抗代谢药，特别是靶向核苷酸代谢的药物，已被批准使用。最近，靶向突变异柠檬酸脱氢酶（isocitrate dehydrogenases，IDH）的药物获批用于急性髓系白血病（acute myeloid leukemia，AML）的治疗，这一里程碑式的新进展证明了肿瘤代谢可以被高效精准地靶向。

20世纪80年代，随着分子生物学的影响力越来越大，靶向癌基因和抑癌基因的激酶药物引起了广泛关注。直到10年后，人们发现代谢与这二者间存在关联，又再次把视线移回到肿瘤代谢上。免疫治疗的成功强化了肿瘤免疫微环境（tumor immune microenvironment，TIME）中其他成分的重要性，包括免疫细胞、基质细胞、血管和淋巴管细胞等，它们都参与了肿瘤的生长。因此，癌症的代谢靶向治疗必须基于对抑制特定代谢途径如何影响TIME细胞的深入理解，这些微环境中的细胞可以发挥促肿瘤或抑制肿瘤的作用。

一、肿瘤代谢的基本概念和脆弱性

（一）糖、氨基酸和脂代谢

葡萄糖提供主要的能量来源和生物合成的碳骨架。葡萄糖代谢在细胞质和线粒体两个场所中进行，第一个阶段经过糖酵解转化为丙酮酸，之后通过线粒体丙酮酸转运载体（mitochondrial pyruvate carrier，MPC）运至线粒体中。MPC被认为具有肿瘤抑制作用，提示其可能并不适合作为抑制剂开发的理想靶标。线粒体丙酮酸脱氢酶将丙酮酸转化为乙酰辅酶A（acetyl-Coenzyme A，acetyl-CoA），后者通过三羧酸（tricarboxylic acid，TCA）循环进一步氧化，最终形成草酰乙酸，再与新合成的乙酰CoA汇合生成柠檬酸盐，进行新一轮循环。碳骨架和ATP由糖酵解和线粒体氧化代谢生成，提供能量和构件以维持细胞的完整性。

　　类似地，细胞从外界环境中摄取氨基酸和脂肪酸以维持正常的结构和功能。20种氨基酸中必需氨基酸包括组氨酸、赖氨酸、蛋氨酸、苯丙氨酸、苏氨酸、色氨酸和支链氨基酸（异亮氨酸、亮氨酸和缬氨酸），这些需从膳食中获得的必需氨基酸以及非必需氨基酸，如谷氨酰胺、丝氨酸和甘氨酸，通过各种转运蛋白进入细胞，用于一碳（1C）代谢、核酸和蛋白质合成。线粒体支链α-酮酸脱氢酶复合物可将支链氨基酸转化为酮酸，生成琥珀酰辅酶A和乙酰辅酶A，进入TCA循环氧化过程，因此支链氨基酸也可以作为能源物质。TCA循环中间产物草酰乙酸可转氨生成关键的氨基酸——天冬氨酸，天冬氨酸也会因精氨酸琥珀酸合成酶（arginosuccinate synthetase，ASS1）的缺失而积累，ASS1可催化瓜氨酸与天冬氨酸反应生成精氨酸琥珀酸。积累的天冬氨酸则通过核苷酸和天冬酰胺合成进而维持细胞增殖。

　　膳食脂肪酸和胆固醇由肝脏组装，然后运送至外周组织被摄取、储存或代谢。脂肪酸被转运至细胞内，与脂肪酸结合蛋白结合，储存在脂滴中或输送到线粒体/过氧化物酶体进行氧化代谢。脂肪酸氧化的供能效率很高，一个16碳脂肪酸的完全氧化可以产生129个ATP分子，相比之下，一分子葡萄糖只能产生38个ATP分子。脂酰CoA通过线粒体膜结合的肉碱棕榈酰转移酶1（carnitine palmitoyltransferase 1，CPT1）转化为脂酰肉碱，并通过肉碱-酰基肉碱转位酶转运至线粒体。脂酰肉碱再被CPT2重新转化为脂酰CoA，然后氧化为乙酰CoA，进入TCA循环进一步分解代谢。

（二）核苷酸代谢

　　肿瘤细胞的生长、增殖依赖于核苷酸的从头合成，核苷酸代谢原料来自TCA循环的中间产物、磷酸戊糖途径（pentose phosphate pathway，PPP）产生的核糖以及生成嘌呤和嘧啶核苷酸的氨基酸。特别要指出，Sidney Farber靶向的1C代谢是核酸合成的关键，其中四氢叶酸（tetrahydrofolate，THF）作为1C载体是反应所必需的。亚甲基-THF通过胸苷酸合成酶（thymidylate synthase，TYMS）参与dUMP到dTMP的转化，该酶可被化疗药物5-氟尿嘧啶产生的5-氟脱氧尿苷抑制。嘧啶的从头合成包括6个步骤，其中，线粒体二氢乳清酸脱氢酶（dihydroorotate dehydrogenase，DHODH）是关键酶，其需要功能性电子传递链（electron transport chain，ETC），催化二氢乳清酸脱氢转化为乳清酸。甲酰-THF提供1C单位，参与嘌呤的11步从头合成。在嘌呤从头合成中，来自甘氨酸、谷氨酰胺和天冬氨酸的碳、氮原子和来自叶酸载体的甲酰基团会依次添加到葡萄糖来源的核糖上。嘧啶和嘌呤的从头合成对于生长增殖状态下肿瘤细胞的mRNA合成和DNA复制至关重要。因此，这些通路中包含很多潜在的治疗靶点。由于人体内正常增殖的组织细胞也依赖于这些通路，靶向核苷酸合成的化疗常会带来骨髓抑制、胃肠黏膜炎和脱发等不良反应。

　　在RAS-RAF-MEK-ERK和PI3K-AKT-mTOR信号通路的驱动下，增殖细胞摄取营养物质，刺激哺乳动物雷帕霉素靶蛋白复合物 1（mammalian target of rapamycin complex 1，mTORC1），并通过诱导 MYC 和其他转录因子激活转录重编程。MYC 能够促进许多管家基因（housekeeping gene）的表达，主要涵盖代谢、线粒体和核糖体基因，允许生长信号的快速转录、扩增。新的转录本，特别是那些编码营养物质转运体的转录本，翻译后用于增加营养物质的摄取，以供细胞生长增殖。摄取的氨基酸进一步刺激 mTORC1，促进蛋白质合成和核糖体的生物合成。正常增殖细胞可以感知营养物缺乏并停止增殖，而由癌基因驱动的生长失调的肿瘤细胞在结构上依赖于营养物质，其剥夺会触发肿瘤细胞死亡，而正常细胞可以回到 G_0 / G_1 细胞周期状态。

（三）肿瘤细胞的代谢易损性

尽管肿瘤代谢的致癌活化使其很容易因不同代谢通路被抑制而受影响，但免疫细胞同样也会使用这些途径，特别是在受体刺激的情况下，如 T 细胞受体（T cell receptor，TCR）和 CD28 的活化。抑制特定的营养物质转运体或酶可能无法实现对肿瘤细胞的准确靶向，而是会影响到肿瘤免疫微环境（tumor immune microenvironment，TIME）中的抗肿瘤细胞。事实上，抗肿瘤免疫细胞的代谢抑制，如细胞毒性 T 淋巴细胞（cytotoxic T lymphocytes，CTL）和自然杀伤（natural killer，NK）细胞可以抵消肿瘤细胞的存活抑制。因此，在正常免疫系统的背景下去研究癌症的代谢靶向治疗是至关重要的，尤其是对于实体瘤。相反，血液系统肿瘤，尤其是依靠代谢快速增殖的急性白血病细胞，可能对于代谢抑制更加脆弱，如使用左旋门冬酰胺酶和甲氨蝶呤进行白血病诱导治疗。

利用候选基因方法已经发现了肿瘤细胞的代谢易损性，这些方法包括靶向糖酵解、天冬氨酸、谷氨酰胺或脂肪酸代谢，或者利用小干扰 RNA、短发夹 RNA 或 CRISPR-Cas9 进行遗传合成致死性筛选。一项整合了代谢组学和 CRISPR-Cas9 筛选的研究揭示了天冬酰胺合成酶（asparagine synthetase，ASNS）在实体瘤细胞系（如胃癌和肝癌细胞系）中的易损性，表明左旋天冬酰胺酶的适应证可以从 ALL 扩展到实体瘤。特定的致癌突变也可能造成选择性代谢易损性。在肺腺癌中，KEAP1 基因突变组成性激活 NRF2，诱导胱氨酸 / 谷氨酸反向转运蛋白 xCT（由 SLC7A11 编码）的表达，其输出谷氨酸以交换半胱氨酸，半胱氨酸是谷胱甘肽合成所必需的。KEAP1 突变细胞还依赖谷氨酰胺生成谷胱甘肽，进一步使其易受谷氨酰胺酶抑制。肾细胞癌中，von-Hippel-Lindau（pVHL）的失功能会激活缺氧诱导因子 -1（hypoxia inducible factor 1，HIF1α），使这些细胞易受糖酵解抑制的影响。MYC 驱动的转基因鼠源性肺癌细胞表达谷氨酰胺合成酶，而 MYC 驱动的鼠肝癌细胞则不表达，说明了细胞类型在确定不同癌种特定代谢依赖性中的重要性。

二、基于代谢的药物开发

靶向代谢需要考量的关键因素是药物特异性。综合运用药物化学与结构生物学可以合成高度特异性的药物，利用晶体模型能够反映药物与靶标的相互作用。这些高度特异性的抑制剂作用于靶标的催化和变构位点。变构谷氨酰胺酶（glutaminase，GLS）抑制剂从工具化合物 BPTES 开发而来，用于临床检测的 CB-839（telaglenastat）与 GLS1 共结晶，特异性靶向 GLS1。与 GLS1 特异性抑制相反，谷氨酰胺模拟药物 DON 与多种使用谷氨酰胺的酶共价结合。DON 的前体药物虽然缺乏靶向单酶的精确度，但由于其能使多个代谢靶标失活，因此减弱了肿瘤细胞重新构建代谢通路网络的能力，具有显著的抗肿瘤活性。肿瘤细胞代谢通路的重组会造成耐药，对精准治疗提出挑战。因此，联合治疗或同时阻断多个通路的治疗可能会优于单药治疗。

尽管合成半抑制浓度（IC_{50}）在纳摩尔范围内的代谢抑制剂对于药物开发至关重要，但酶的细胞内浓度可能会给药物达到有效剂量造成困难。例如，在HeLa细胞中，乳酸脱氢酶A（lactate dehydrogenase A，LDHA）的估计细胞内浓度为4 μM，而己糖激酶2为0.27 μM，GLS为0.07 μM。酶的高细胞浓度需要药物浓度足够高，以确保药靶的完全中和，从而产生附加的药代动力学问题。蛋白水解靶向嵌合体（proteolysis targeting chimaera，PROTAC）技术可以解决这一问题，即将小分子结合剂固定在弹头上，靶向蛋白并通过泛素-蛋白酶体系统降解。然而，目前概念验证的PROTAC代谢药物还很少。

过去20年中，肿瘤代谢是一个蓬勃发展的研究领域，许多代谢抑制剂即使缺乏证据证明其具有特异性或能够成为合适的药代动力学/药效学标志物，仍被寄予厚望。在靶向代谢的概念验证研究中使用了工具化合物，但严格的药物开发将需要多学科开发范式。因此，酶或转运蛋白特异性抑制剂走向临床应伴随稳健的药物化学、结构生物学以及适当的药代动力学和药效学研究。基于代谢示踪剂的成像技术对于监测体内药物活性非常有用。例如，通过体内超极化 ^{13}C-丙酮酸肿瘤成像记录LDH抑制剂的靶向作用，通过标记的 ^{18}F-谷氨酰胺PET确定谷氨酰胺酶抑制剂CB-839的体内效应等。

三、先天性代谢缺陷的启示

对遗传性代谢疾病的认识可以指导靶向特定代谢途径的药物治疗，提供关于治疗窗和潜在不良反应的有用信息。例如，葡萄糖-6-磷酸脱氢酶缺乏症在全球流行，患者可正常生活，但可能会发生药物诱导的溶血。转基因小鼠的表型也能提示靶向特定代谢酶的潜在不良反应。

一些肿瘤对有氧糖酵解的依赖性表明，葡萄糖转运蛋白和糖酵解酶是可能的治疗靶点，特别是当RAS、SRC激酶或MYC驱动的致癌转化增强了葡萄糖摄取时。因此，糖酵解途径组分突变导致的遗传缺陷可以从表型上复刻对应抑制药物的作用。糖酵解相关突变及其临床表现已有文献报道，溶血性贫血是主要的临床表现。有趣的是，LDH特异性抑制剂会导致小鼠溶血，与急性 *LDHA* 基因敲除表型一致，而人类 *LDHA* 或 *LDHB* 基因突变则只与劳力性肌肉疲劳相关，不会导致溶血。因而从小鼠临床前研究评估靶向人类糖酵解途径药物的不良反应会因种属特异性差异而变得复杂化。

葡萄糖来源的丙酮酸可被LDH进一步转化为乳酸，或被谷丙转氨酶转化为丙氨酸，或进入线粒体经TCA循环进一步分解代谢。TCA循环组分特别是丙酮酸脱氢酶复合物的突变，与先天性乳酸酸中毒相关，表明丙酮酸从线粒体分流，用于乳酸生成。TCA循环中其他酶的突变还与脑发育障碍、家族性副神经节瘤或平滑肌瘤等有关。

谷氨酰胺转运蛋白或谷氨酰胺酶抑制剂在小鼠肿瘤模型中具有体内活性，这些药物的不良反应似乎很小。谷氨酰胺通过7种转运蛋白被摄取到细胞中，这些转运蛋白以组织特异性方式表达，其中丙氨酸-丝氨酸-半胱氨酸转运蛋白2（alanine-serine-cysteine transporter 2，ASCT2）和大型中性氨基酸转运蛋白1与肿瘤发生密切相关。钠依赖性中性氨基酸转运蛋白突变与Hartnup病相关，包括糙皮病和进行性神经系统疾病。参与谷氨酰胺代谢其他酶的突变很多与中枢神经系统发育异常相关，其中谷氨酸-谷氨酰胺循环对神经传递至关重要。因此，透脑的谷氨酰胺代谢药物可能具有神经系统疗效。

除了循环血液中脂肪酸和胆固醇的内流，脂肪酸从头合成对肿瘤细胞的增殖也是必要的，抑制脂肪酸合成途径可以在小鼠模型中抑制肿瘤发生。尚未有报道记录脂肪酸合成途径先天性缺陷的影响，但小鼠乙酰CoA脱羧酶1（acetyl-CoA carboxylase 1，ACC1）的缺失是胚胎致死的，而乙酰CoA脱羧酶2（ACC2）缺失则是可以耐受的。脂肪酸合成酶（fatty acid synthase，FASN）杂合子在不同发育阶段导致死亡，FASN缺失的动物在着床前就会死亡。小鼠硬脂酰CoA去饱和酶基因缺失与皮脂腺和睑板腺萎缩导致的皮肤和眼睑异常有关。因此，靶向脂肪酸代谢可能导致类似的皮脂腺疾病和（或）睑板腺功能障碍引起的干眼，以及可能的其他毒性。

靶向RNA和DNA复制所需的核苷酸合成会导致高度增殖组织的不良反应，包括骨髓抑制和胃肠道黏膜损伤等。叶酸、嘧啶和嘌呤合成途径的突变很大程度上与神经发育缺陷相关，反映了胎儿发育过程中快速生长对核苷酸合成的需要，因此产前应补充充分的叶酸。

线粒体可能是最具挑战性的靶标。它在代谢和生物合成中的关键作用使其成为富有吸引力的抗肿瘤靶点，但是到目前为止，这种方法一直受到毒性限制。靶向ETC可能带来严重不良反应，一些ETC抑制剂具有致死性毒性，如氰化物，它能抑制细胞色素a3和线粒体呼吸。临床上用于胰岛素抵抗糖尿病的双胍类药物二甲双胍可抑制线粒体复合物Ⅰ。二甲双胍的一个特征是以膜电位依赖性方式进入线粒体。复合物Ⅰ受到抑制后，线粒体膜电位降低，导致二甲双胍运入线粒体减少，从而能在治疗获益的同时预防毒性。二甲双胍的这种特性也被用于癌症治疗，化合物IACS-010759已进入临床试验，但与神经病变和视力改变相关。值得注意的是，许多遗传性线粒体DNA突变与高乳酸血症和高度依赖线粒体功能组织的疾病有关，导致脑病、肌病和视神经萎缩。

四、代谢靶点

（一）有氧糖酵解

抑制葡萄糖摄取是一种有效的治疗策略。STF-31是葡萄糖转运蛋白1（glucose transporter 1，GLUT1）的小分子抑制剂，其在体内对肾细胞癌移植瘤有抗肿瘤疗效。然而该化合物有脱靶效应，STF-31也能抑制烟酰胺磷酸核糖转移酶（nicotinamide phosphoribosyltransferase，NAMPT），添加烟酸或表达耐药NAMPT突变体都会导致STF-31耐药，表明GLUT1抑制不是STF-31抑制肿瘤生长的唯一机制。BAY-876是通过筛选能使ATP产生减少的化合物得到的，其对GLUT1的IC_{50}值为纳摩尔级别，但对GLUT2、GLUT3和GLUT4的抑制活性只有GLUT1的1/100。虽然BAY-876的体内疗效还未得到证实，但有报道称相关化合物BAY-897在三阴性乳腺癌患者来源的异种移植模型中能够抑制肿瘤生长。这些化合物是否具有临床转化所需的药代动力学特性仍有待确定。

己糖激酶（hexokinase，HK）是糖酵解的第一步，在细胞内产生并吸引带负电荷的葡萄糖-6-磷酸。特别是己糖激酶2（HK2），在肿瘤中表达增加，其由低氧诱导因子1（Hypoxia-inducible factor，HIF1）和MYC独立或协同诱导。HK2缺失能在体内减缓肿瘤发生，是一个潜在的治疗靶点。HK2抑制剂3-溴丙酮酸是一种丙酮酸类似物和高活性化合物，但使用放射性标记的3-溴丙酮酸进行的无偏倚蛋白质组学研究显示，GAPDH是丙酮酸化最多的蛋白，可能是SK-Hep1

细胞中3-溴丙酮酸的主要靶标。HK2抑制剂已经被开发出来，包括一系列氨基葡萄糖衍生物，它们也抑制HK1。另一个HK2选择性抑制剂benitrobenrazide的先导化合物是利用HK2的晶体结构，对600万个化合物进行虚拟配体筛选得到的。在两个免疫缺陷小鼠移植瘤模型中，口服benitrobenrazide显示出抗肿瘤疗效。

当相关的同工酶沉默时，肿瘤对高度特异性酶抑制剂的脆弱性会增强。如胶质瘤中与1p36肿瘤抑制位点相关的烯醇化酶1（enolase 1，ENO1）缺失突变时，肿瘤细胞更易受到烯醇化酶抑制剂的影响。基于此开发出了ENO2的强效前体抑制剂POMHEX。从POMHEX酯释放的活性抑制剂HEX结合ENO2的活性位点，对ENO1缺失细胞有抑制效果。此外，POMHEX在小鼠颅内胶质瘤模型中可延长生存期。这项研究也揭示了黑色素瘤和神经母细胞瘤对POMHEX的敏感性。重要的是，POMHEX在灵长类动物中具有有利的药代动力学和安全性特征。

丙酮酸激酶是另一种关键的糖酵解酶，有两种肌肉型同工酶PKM1和PKM2，以及肝脏和红细胞型PKLR。低活性的PKM2减缓糖酵解从磷酸烯醇式丙酮酸到丙酮酸的流动，使上游中间产物可以分流到生物合成途径产生脂质和核苷酸。PKM2抑制剂通过减少从葡萄糖到乳酸的流动来改变生物合成，对来自非小细胞肺癌（non-small cell lung cancer，NSCLC）的H1299异种移植瘤具有体内的抗肿瘤活性。值得注意的是，在几种模型中PKM2都不是肿瘤发生所必需的，在 Brca1 突变的小鼠乳腺癌模型中，PKM2缺失甚至加速了肿瘤发生。因此，PKM2的抑制剂或激活剂（TEPP-46）是否应进一步研究尚不清楚。

乳酸脱氢酶（lactate dehydrogenase，LDH）以LDHA和LDHB的同源和异源四聚体形式存在。LDHA已经作为治疗靶点，在动物模型中表现出肿瘤抑制作用。LDHA由MYC或缺氧诱导，催化丙酮酸还原为乳酸，此过程伴随NADH脱氢和NAD^+再生。LDHB可在体外介导乳酸向丙酮酸的氧化，肿瘤或基质细胞共同产生的乳酸可以转化为丙酮酸，由肿瘤细胞所氧化。因此，抑制LDHA和LDHB均可能有效。大多数尝试都是针对LDHA的，虽然已经开发出了几种强效的LDHA抑制剂，但效果仍不理想。GSK2837808A在2 nM时具有LDHA抑制效力，选择性是LDHB的10倍以上，但由于体内药物暴露量低，还未有相关的疗效研究。另一种口服LDH抑制剂GNE-140能够占据LDHA的丙酮酸口袋，在体外用GNE-140处理表现出由AMPK-mTORC1通路激活驱动的氧化磷酸化增强的代谢重编程。

在已报道的众多LDH催化位点抑制剂中，基于吡唑的新型化合物是已得到最严格优化的，有超过900个具有结构-活性关系的分子，先导化合物的IC_{50}值为纳摩尔级别，有理想的药代动力学参数、体内靶向作用和口服有效性。此外，LDH抑制与线粒体复合物 I 抑制剂IACS-10759有协同治疗作用。在异种移植小鼠模型中，这类LDH抑制剂也能抑制尤文肉瘤生长。

对化合物库进行筛选得到高选择性LDHA抑制剂邻苯二甲酰亚胺和二苯并呋喃衍生物，且不会干扰LDHB活性，表明其作用模式与催化口袋（是酶分子中特定区域，这个区域能够结合底物并促进化学反应的进行）无关。X线晶体学结果显示这些化合物是变构抑制剂，在低浓度下抑制细胞乳酸生成。尽管没有研究证实这些化合物对细胞生长的抑制活性，但这些变构抑制剂代表了首批高选择性LDHA抑制剂，说明靶向特定的变构口袋（蛋白质上除了其主要的活性位点之外，还存在一些额外的结合位点，这些位点对于蛋白质的功能调节具有重要作用）而不是保守的催化结构域也可具有高度特异性，特别是对于使用NAD^+或NADH作为辅因子的脱氢酶。LDHA特异性抑制剂是否普遍有效还有待确定，因为B16黑色素瘤细胞系（利用CRISPR-

Cas9技术敲除LDHA、LDHB或二者同时敲除）只有在两种同工酶都缺失时才会延缓肿瘤发生。因此，两种同工酶在肿瘤中可能功能上有冗余，如同时靶向LDHA和LDHB则更具优势。

（二）谷氨酰胺代谢

谷氨酰胺是一种丰富的非必需氨基酸，血浆浓度为0.5mM，只有葡萄糖水平的1/10。谷氨酰胺通过ASCT2主动转运到细胞中，然后通过线粒体GLS1和GLS2脱氨基转化为谷氨酸。随后谷氨酸通过谷氨酸脱氢酶或转氨酶转化为α-酮戊二酸。α-酮戊二酸进入TCA循环，正向循环为琥珀酸或通过还原羧化转化为异柠檬酸。肿瘤转基因小鼠模型表明组织对谷氨酰胺的依赖具有选择性，因此靶向谷氨酰胺代谢也存在着潜在差异。

ASCT2拮抗剂V-9302具有体内抗肿瘤活性，能够减少^{18}F-氟谷氨酰胺向肿瘤中的内流。V-9302还在乳腺癌小鼠模型中被证实有体内活性，可能是由于减少了肿瘤细胞对谷氨酰胺的"窃取"。V-9302联合谷氨酰胺酶抑制剂CB-839可减缓肝癌移植瘤的生长。然而，ASCT2缺失的人骨肉瘤143B细胞对V-9302仍然敏感，它还能通过钠耦合中性氨基酸转运蛋白1（sodium-coupled neutral amino acid transporter 1，SNAT1）和L型氨基酸转运蛋白1（L-type amino acid transporter-1，LAT1），阻断谷氨酰胺内流。V-9302的脱靶效应使体内疗效研究变得复杂。尽管如此，V-9302抑制其他谷氨酰胺转运蛋白这一点表明，抑制谷氨酰胺内流可能是V-9302在体内的关键治疗效应。与V-9302的抗肿瘤活性及其对LAT1依赖性中性氨基酸转运的抑制一致，在KRAS突变的结直肠癌（colorectal cancer，CRC）模型中发现LAT1对肿瘤发生至关重要。LAT1抑制剂JPH203（KYT-0353）对HT-29 CRC异种移植瘤具有体内疗效。虽然JPH203可阻断多种中性氨基酸，包括谷氨酰胺的内流，它现在已经处于Ⅰ期临床试验阶段，并即将进行Ⅱ期临床研究。

DON是从链霉菌中分离得到的一种反应性重氮谷氨酰胺类似物，在动物模型中表现出抗肿瘤活性。作为谷氨酰胺类似物，DON靶向多种利用谷氨酰胺的酶。然而，迄今为止，还没有实验证明这些假定的靶标在不同癌种或非转化细胞系中的参与程度。尽管DON在小型临床研究中显示了对霍奇金淋巴瘤和其他癌症的药物活性，但仍不足以得出结论。DON与靶点共价结合而具有活性，但其在人体中不可耐受的胃肠道毒性（恶心和呕吐）阻止了进一步的临床开发。

为了克服胃肠（gastrointestinal，GI）毒性，DON的前体药物已经被开发，其策略是掺入优先被肿瘤中富集的酶（如组蛋白去乙酰化酶或组织蛋白酶）裂解的前体基团，从而减少DON在非肿瘤部位的释放。在髓母细胞瘤小鼠模型中发现前体药物JHU-083在体内具有高活性，重要的是对免疫系统具有治疗作用。在4T1（小鼠乳腺癌细胞）模型中，JHU-083单药能够比抗PD1和抗CTLA4联合治疗更有效地抑制肿瘤生长，并伴随髓源性抑制细胞浸润的显著减少。JHU-083阻断谷氨酰胺代谢可诱导CD8$^+$肿瘤浸润淋巴细胞向长寿表型转变。基于这些结果，DON前体药物DRP-104与阿特珠单抗（抗PD1）联合治疗在临床上用于晚期实体瘤患者。尽管DON前体药物的多重打击性质似乎是非特异性的，但临床前研究疗效显著，对于这一类药物治疗具有指导意义。与单酶靶向治疗不同，多靶点药物的治疗作用可能与代谢重编程和保护性应激反应有关。

由MYC激活的肾型谷氨酰胺酶GLS1和由p53诱导的肝型谷氨酰胺酶GLS2由不同的基因编码。这两种酶都能将谷氨酰胺转化为谷氨酸。GLS2在正常肝细胞中表达，在人肝细胞癌和MYC诱导的肝癌小鼠模型中被抑制，且这种抑制与GLS1的诱导有关。GLS2可以导致对GLS1特异性抑制剂的耐药性，如变构抑制剂BPTES或CB-839，这种耐药性可以通过使用双重GLS1/

GLS2抑制剂来避免。

　　BPTES是通过筛选抑制谷氨酰胺酶的化合物发现的，BPTES的衍生物CB-839是一种具有体内抗肿瘤活性的强效口服抑制剂。GLS1抑制使T细胞向TH1细胞方向倾斜［IL-2和IFN-γ刺激抗肿瘤的细胞毒性T淋巴细胞（cytotoxic T lymphocyte，CTL）］，而远离与自身免疫相关的炎性TH17表型。已有两项临床试验完成了对CB-839的评估，目前正在进行中的研究包括与阿扎胞苷联合治疗骨髓增生异常综合征（NCT03047993）、纳武单抗联合治疗黑色素瘤、透明细胞RCC和NSCLC（NCT02771626）以及放疗和替莫唑胺治疗异柠檬酸脱氢酶（isocitrate dehydrogenase，IDH）介导的弥漫性星形细胞瘤（NCT03528642）等。然而CB-839与卡博替尼联合治疗未在RCC中证明有效，其他试验的结果仍有待确定。CB-839的给药剂量相对较高，相比之下，另一种衍生物IPN60090药代动力学特征和体内疗效更优，目前正在进行开放标签Ⅰ期临床研究（NCT03894540）。

（三）脂肪酸合成

　　虽然某些肿瘤依赖于脂肪酸氧化，但目前尚缺乏高度特异性的脂肪酸氧化抑制剂，因此这里重点关注脂肪酸合成和发展较为成熟的抑制剂。使用依托莫司抑制脂肪酸氧化具有脱靶效应，但在MYC诱导的小鼠乳腺癌模型中具有活性。ST1326抑制肉碱O-棕榈酰转移酶1（CPT1A，通过产生脂肪酰基肉碱在脂肪酸氧化中发挥关键作用）对MYC诱导的小鼠淋巴瘤模型有活性。然而，ST1326是否有脱靶效应还不清楚，需要更多的研究来确定肿瘤对脂肪酸氧化与合成的依赖性。

　　肿瘤细胞的生长和增殖依赖于脂肪酸从头合成，因此容易被脂肪酸合成酶抑制影响。来自乙酰CoA的碳是脂肪酸链延长的关键来源，它由柠檬酸盐生成，柠檬酸盐从线粒体输出到胞质中，通过ACLY转化为乙酰CoA。ACC1和ACC2产生丙二酰CoA作为FASN延长2-碳链的支架，最终形成18链硬脂酸盐，被氧依赖性含铁酶SCD1单不饱和，产生油酸。ACLY是小鼠模型中肿瘤发生的必要条件，高IC_{50}值的ACLY工具化合物抑制剂在肺癌和前列腺癌异种移植模型中有效。ACLY是治疗高脂血症的理想靶点，ACLY抑制剂在临床上已作为降脂药物使用，但其在体内肿瘤模型中的疗效尚未见报道。这些研究将具有指导意义，特别是关于ACSS家族成员如何对ACLY抗肿瘤治疗产生耐药性。由于ACSS2从醋酸盐中产生乙酰CoA，支持醋酸盐依赖性肿瘤生长，并可以绕过ACLY抑制，它一直是药物开发的靶标。Acss2敲除小鼠没有表现出任何表型缺陷，表明ACSS2抑制剂安全性可控。通过shRNAs或CRISPR敲除抑制ACSS2可抑制体内肿瘤的发生。这些研究共同表明，抑制ACSS2可能具有抗肿瘤作用。因此ACSS2抑制剂正在开发中，并等待在肿瘤模型中进行验证。过渡态模拟抑制剂VY-3-135在体内外均有生物学活性，但仅在ACSS2高表达的小鼠模型中有效，而在低表达模型中无效。值得注意的是，在所有癌症类型中，ACSS2扩增在CRC中最高，这也提出了一个问题，即肠道微生物来源的醋酸盐是否参与了这些肿瘤的演变，因而对ACCS2抑制敏感。

　　乙酰CoA生成是脂肪酸合成的第一步，接下来由ACC1或ACC2产生丙二酰CoA，这是肿瘤发生所必需的。与ACC1敲除阻断肿瘤细胞系增殖的结果一致，ACC1抑制剂ND-646在肺癌模型中可抑制脂肪酸合成和肿瘤生长。此外，ND-646可减少大鼠的肝脏脂肪变性，另一种口服的肝脏特异性ACC1和ACC2抑制剂PF-05221304目前正在非酒精性脂肪性肝病伴纤维化患者中进行临床研究（NCT03248882）。鉴于其在Ⅰ期研究中的初步安全性特征，在临床前模型（尤其是肝细胞癌模型）中评估 PF-05221304 的活性将极具指导意义。

由 ACC 产生的丙二酰 CoA 被 FASN 进一步延长。几十年来，FASN 一直是人们感兴趣的靶点。已有的 FASN 抑制剂包括弱的、非特异性的质子泵抑制剂奥美拉唑和更强效的 C75（一种脂肪酸合成酶 FASN 的有效抑制剂）等。C75 在临床前研究中展现出体内抗肿瘤活性，但由于不良反应和疗效不足，尚未进入临床。TVB-3664 是一种口服 FASN 抑制剂，对 CRC 患者来源的异种移植物具有适度的抗肿瘤活性。TVB-3664 或其相关抑制剂 TVB-3166 与紫杉类联合给药在 3种 NSCLC 异种移植模型以及卵巢癌和胰腺癌细胞系的移植瘤模型中有效。此外，FASN 抑制剂TVB-2640 目前正在进行多种实体瘤的临床研究。

生长细胞中 FASN 催化的长链饱和脂肪酸从头合成必须与 SCD1 介导的不饱和脂肪酸合成相互平衡，以维持适当的膜流动性，因为过多饱和脂肪酸产生会使质膜硬度增加，引起有害的应激反应。特别是过多的棕榈酸酯对细胞有毒性，因为它引起脂质双层应激，通过丝氨酸 / 苏氨酸-蛋白激酶和核糖核酸内切酶 IRE1 触发未折叠蛋白反应。因此，抑制 SCD1 将诱导应激和细胞生长停滞或死亡，使其成为潜在的癌症治疗靶点。早期对靶向 SCD1 的兴趣点专注于治疗胰岛素抵抗的糖尿病和血脂异常，这些异常在 SCD1 缺乏的小鼠中可以得到改善。当喂食高脂饮食时，SCD1 缺陷小鼠能抵抗肥胖或糖尿病。许多 SCD1 抑制剂由十余家制药公司生产，GSK1940029作为痤疮的局部治疗已处于 I 期临床试验阶段，耐受性良好。因此，SCD1 抑制剂对非肿瘤适应证有用，但这些研究能为我们提供安全性数据，可能为其应用于癌症治疗奠定基础。

（四）核苷酸代谢

许多已获批的药物靶向的都是核苷酸代谢，尤其是阻断 DNA 合成，最近人们又重新开始关注 1C 代谢。甲氨蝶呤靶向二氢叶酸还原酶，在肿瘤化疗的发展中起到关键作用。后来又出现了培美曲塞，靶向胸苷酸合成酶和 5-氨基咪唑-4-甲酰胺核糖核苷酸（AICAR）转化酶，丰富了NSCLC 的治疗方案。丝氨酸和甘氨酸介导 1C 代谢，对于核苷酸合成也十分重要。丝氨酸可以由 3-磷酸甘油酸通过磷酸甘油脱氢酶和磷酸丝氨酸转氨酶 1 合成。从头合成的丝氨酸通过丝氨酸羟甲基转移酶 SHMT1 和 SHMT2 转化为甘氨酸，并为 THF 提供甲基，THF 将 1C 转移用于胸苷和嘌呤合成。用 cDNA 文库筛选可以挽救 *Myc*-null 大鼠成纤维细胞生长减慢的基因，发现线粒体 *Shmt2* 可以在一定程度上增加 *Myc*-null 细胞的增殖，说明了 1C 代谢的重要性。

PHGDH 催化丝氨酸从头合成的第一个限速步骤，为嘌呤和脱氧胸苷合成提供 1C 单位，并为蛋白质合成提供关键底物。PHGDH 在 4% 的黑色素瘤和胰腺癌病例中扩增，PHGDH 抑制剂已被开发用于干扰肿瘤中的 1C 和核苷酸代谢。许多肿瘤对 PHGDH 的缺失或抑制敏感，特别是在丝氨酸 / 甘氨酸剥夺的情况下，这表明饮食也会影响肿瘤发生。PHGDH 抑制剂已被陆续开发出来。NCT-503 在体外和原位乳腺癌模型中显示出 PHGDH 依赖性癌细胞敏感性。另一种 PHGDH抑制剂 PH-755（WO2016040449A1）能够减少 MDA-MB-231 来源移植瘤的脑转移并延长生存期。目前还没有 PHGDH 抑制剂进入临床研究。

胞质 SHMT1 和线粒体 SHMT2 对于使用来自丝氨酸和甘氨酸的 1C 单位进行核苷酸合成是必需的，这些酶的抑制剂已经被开发出来。有趣的是，叶酸抑制剂对 SHMTs 也有活性。抑制剂 SHIN1对 SHMT1 和 SHMT2 的 IC_{50} 为 10 nM。与 SHIN1 相关的 SHIN2 在 *Notch1* 诱导的 ALL 小鼠模型中具有抗肿瘤活性，并与生存期延长相关。[13]C-丝氨酸示踪在体内证实了靶向结合。已证实 SHIN2 与甲氨蝶呤之间存在协同作用。SHMT2对于线粒体翻译也是必需的，表明SHMTs抑制剂的抗肿瘤作用可能是多方面的。由于目前可用的SHMT抑制剂的药代动力学不佳，抗抑郁药舍曲林被重新用作SHMT1和SHMT2抑制剂，在乳腺癌中与抗疟疾和线粒体抑制剂蒿甲醚联用有体内活性。

除了临床上使用的核苷类抗代谢药物外，最近还在开发靶向嘌呤或嘧啶代谢酶的药物。其中肌苷单磷酸脱氢酶（inosine monophosphate dehydrogenase，IMPDH）受到吗替麦考酚酯的抑制。吗替麦考酚酯是一种临床获批用于治疗自身免疫性疾病和抑制同种异体移植物排斥的免疫抑制剂。在一项研究中，麦考酚酸可以抑制肝癌类器官的生长并减少肿瘤复发，IMPDH2的其他抑制剂也作为潜在的抗癌药物被开发。另一个靶点是位于线粒体中的嘧啶合成关键酶DHODH。临床上用于治疗类风湿性关节炎的DHODH抑制剂来氟米特在 $Kras^{G12D}$ / Lkb 缺失的肺腺癌小鼠模型和PTEN缺失的前列腺癌模型中具有抗肿瘤活性。在难治性骨髓瘤的 I 期研究中，来氟米特安全性可控，11例患者中有9例达到疾病稳定。另一种DHODH抑制剂AG-636的 IC_{50} 为17 nM，在弥漫性大B细胞淋巴瘤和套细胞淋巴瘤中抑制肿瘤生长，但在肺癌和结肠癌模型中疗效有限。

五、靶向肿瘤免疫微环境相关代谢

美国食品药品监督管理局（FDA）批准突变IDH2和IDH1抑制剂用于治疗AML是肿瘤代谢领域的里程碑事件，它们能够靶向突变的酶，逆转2-羟基戊二酸的产生，促进AML分化。其他还包括CPI-613治疗胰腺癌和AML，谷氨酰胺酶抑制剂CB-839以及即将在临床上上市的DON前体药物DRP-104。然而这些药物的使用并没有考虑到肿瘤微环境可能产生的有益或不利影响。DRP-104除外，它在影响肿瘤细胞代谢的同时似乎也能增强抗肿瘤免疫应答。靶向免疫细胞代谢的药物是一个新兴领域，为开发新的癌症代谢药物带来了希望。因此需要进行基础研究以更深入地理解代谢药物如何影响TIME，尤其是免疫细胞，从而实现精准的癌症治疗。

TIME很复杂，其中的肿瘤、基质、血管、淋巴管和免疫细胞或抗肿瘤，或支持癌细胞存活。目前对于TIME中的代谢相互作用仍知之甚少，相关认识正在积累中。肿瘤细胞可以产生各种免疫抑制的代谢物，如腺苷、2-羟基戊二酸、犬尿氨酸、乳酸和甲硫腺苷等。不同癌症类型TIME的组成也不同，从结缔组织密集的胰腺癌到肿瘤细胞大多处于循环中，没有明显TIME的白血病。基质细胞可以提供营养物质和生长因子，而免疫细胞如M2型巨噬细胞和髓源性抑制细胞可以抑制 $CD8^+$ CTL和NK细胞介导的抗肿瘤免疫。鉴于实体瘤的整体性，靶向代谢的治疗会抑制肿瘤细胞和抗肿瘤免疫细胞中的同种酶。

在这方面，至关重要的是，代谢性癌症药物开发从评估细胞活性进展到评估免疫功能低下小鼠的疗效，最终在免疫功能正常的小鼠或人源化小鼠模型中进行。

六、未来的方向

许多代谢酶已被作为癌症治疗的靶标，但不同肿瘤类型对特定抑制剂，无论作为单药还是与化疗、放疗、靶向治疗和（或）免疫治疗联用的敏感性，还有待进一步研究。当靶向某个代谢酶时，代谢可塑性是一大挑战，但乘客代谢基因（乘客基因是相对于驱动基因而言的。它们是在基因组中存在，但对生物体的生存和适应性没有直接影响的基因）的缺失或扩增为临床分层提供了线索。靶向肿瘤代谢的治疗面临很多机会，一个关键问题是我们是否穷尽了所有可作为靶标的代谢枢纽。CRISPR-Cas9合成致死筛选有利于抗肿瘤应答的代谢基因可用于鉴定感兴趣的靶标，特别是在体内。用sgRNA文库靶向胰腺导管 $KRAS^{G12D}$ 肿瘤细胞进行体内研究，发现了血红素合成这一独立于宿主免疫的代谢脆弱性。未来理想的靶向代谢的癌症治疗药物应在使肿瘤细胞失功能的同时，与靶向治疗协同并有利于抗肿瘤免疫。

第二节　后免疫检查点时代的免疫治疗新策略

免疫检查点抑制剂的成功促进了临床上大量免疫治疗方法的开展，包括一系列免疫单药和免疫联合疗法。然而，一部分免疫疗法未能如预期般取得良好的临床效果，表明我们需要考虑新的策略来推动免疫治疗的发展。在总结既往免疫治疗策略失败经验的同时，我们应该考虑免疫细胞与肿瘤细胞之间相互作用的复杂性，以更好地设计更有效的抗癌药物。本节简要地回顾了免疫治疗和检查点抑制剂的发展历史，重点标注了较为重要的临床试验失败案例。我们讨论了肿瘤微环境（TME）内影响免疫过程的关键因素，包括T细胞辅助受体等，这些因素可以为未来肿瘤免疫新的治疗策略提供思路。随着我们对肿瘤生物学了解的不断深入，最新的进展表明，未来的治疗策略将重点关注两个关键因素：挽救TME中T细胞的归巢和功能障碍，重建单核巨噬细胞功能以促进TME炎性重塑。新药的开发将需要考虑不同癌症类型中存在于肿瘤内部的复杂细胞网络。

在经典的癌症免疫循环中，免疫介导的保护是预防肿瘤发生所不可或缺的。然而，TME内动态和复杂的细胞网络使理解临床相关的癌症免疫过程变得愈发困难。癌细胞中的基因组和转录异常可以破坏某些细胞介导的或是肿瘤内部的抗肿瘤免疫，其中与临床密切相关的是癌细胞可以篡夺免疫系统用来维持自身耐受的抑制途径。这些抑制通路通常作为检查点，防止T细胞活化诱导的细胞死亡，并减少T细胞的细胞病变效应和异常炎症对健康组织的损害。阻断这些检查点的免疫疗法是第一种成功恢复抗肿瘤免疫反应的临床干预手段，这些疗法主要靶向T细胞抑制性受体CTLA4和PD1（**延伸阅读1**）。

早在19世纪初，人们就认识到免疫细胞在恶性疾病进展中的重要性。随着检查点阻断疗法的出现，在过去10年里，肿瘤免疫学再一次成为前沿研究热点（**延伸阅读1**）。靶向T细胞检查点治疗引起的肿瘤消退不仅证明了治疗的有效性，同时也展现了免疫调节药物在挽救免疫细胞功能，例如限制恶性疾病进展、促进肿瘤清除等方面的重要作用（**延伸阅读2**）。免疫检查点抑制剂单药或联合治疗在越来越多的癌症中获得FDA批准。许多临床试验也在进一步探索检查点抑制剂联合其他靶向治疗，以期获得更好的疗效。截至2020年9月，正在进行的针对检查点抑制剂进行评估的临床试验多达4400项，展现了学界对肿瘤免疫学的广泛兴趣以及其他免疫疗法的巨大前景。

不同恶性肿瘤TME内的免疫系统功能存在差异，因此泛癌症类型免疫治疗并不是一个合理的研究策略；同时，许多肿瘤对免疫疗法缺乏有效的反应或是反应时间过短。因此，更好地了解影响抗肿瘤免疫效果的生物学因素是至关重要的。在本节中，我们主要关注促进T细胞对癌细胞攻击的新方法以及TME中的新治疗靶点。既往的研究主要集中在辅助受体对调节T细胞活化的重要作用上，包括促进和抑制性的辅助受体，本节在此基础上进一步探讨更多前沿热点。

我们讨论了影响TME内T细胞归巢和耗竭的外在因素，以及单核巨噬细胞对肿瘤发生和抗肿瘤免疫的影响，并对癌细胞的内在生物学特点是如何影响保护性免疫的广泛模式有了进一步的认识。此外，癌细胞的基因组决定了这些细胞的致病性和生物性，同时还影响着TME内的免疫系统功能，表示癌症基因组学和TME异质性可能是具有良好前景的新研究策略。

一、影响免疫治疗疗效的因素

免疫细胞能够减缓肿瘤生长已成为公认的事实，但目前研究尚未明确决定患者对检查点阻断和肿瘤免疫联合治疗产生反应的确切细胞机制。可以明确的是，在对检查点阻断治疗有客观反应的患者中，T细胞产生了明显的功能变化。在这些患者中可以观察到以肿瘤浸润性淋巴细胞（tumor-infiltrating lymphocyte，TIL）为主的T细胞在TME中的浸润增加和肿瘤内细胞毒性T淋巴细胞（CTL）的激活。免疫反应的其他变化包括TH1细胞数量的增加，免疫抑制性的调节性T细胞（regulatory T cell，T_{reg}）数量的减少，以及髓系细胞亚群的变化。重要的是，这些免疫反应中的变化可能部分是由癌细胞的免疫原性所驱动的。这些事实表明，个性化或者量身定制的策略将成为开发新免疫疗法的关键，在考虑保护性免疫反应机制的同时还需要考虑其他类型的免疫细胞在TME复杂的细胞网络中所起的作用。

TME中复杂的细胞网络影响肿瘤内的免疫细胞功能，这依赖于这些免疫细胞和其他肿瘤相关细胞之间的通信 。癌细胞的突变图谱也通过影响非癌细胞的招募、激活和分化的方式塑造了TME。癌基因突变通过癌细胞内部的一系列机制促进恶性进展，同时也通过促进有助于维持TME的特定趋化因子、细胞因子和生长因子的产生来培育独特的炎症环境。例如，$KRAS^{G12D}$突变的癌细胞产生粒细胞-巨噬细胞集落刺激因子（granulocyte–macrophage colony-stimulating factor，GM-CSF），它招募髓系细胞并维持免疫抑制环境。带有KRAS第12和13位密码子上其他单核苷酸突变（例如G12V、G12A、G12C和G13D）的肿瘤细胞产生细胞因子的情况尚未明确，提示GM-CSF的产生可能是G12D变体所特有的，或是更为广泛的GTP结合增加和RAS过度激活的结果。与$KRAS^{G12D}$类似，关键原癌基因和肿瘤抑制基因，如MYC、NOTCH1和TP53等发生突变对肿瘤内免疫细胞浸润的程度和类型具有深远的影响。此外，基于胰腺导管腺癌（pancreatic ductal adenocarcinoma，PDA）的临床前证据表明，瘤内和瘤间的异质性有可能改变这种癌症的免疫反应。Li和他的同事使用$Trp53^{R172H}$；$KRAS^{G12D}$ PDA小鼠模型证明了瘤内和瘤间克隆的异质性可以调节免疫渗透，从而调节肿瘤生长、抗肿瘤免疫和免疫治疗的反应。在这项研究中，研究人员报告了TIL的三个主要特征，它们受到与癌细胞生物学差异相关的多种独立机制的调节，同时这些机制也确定了癌细胞中改变TME炎症的转录变化。

在小鼠中，针对KRAS致癌信号通路的MEK和CDK4/6联合抑制剂可以促进血管重构并使肿瘤对检查点阻断更加敏感。另一个研究小组此前发现，单独抑制CDK4/6也有类似的效果，使黑色素瘤中耐药的部分对检查点抑制疗法敏感。然而，与黑色素瘤不同的是，到目前为止，免疫治疗对胰腺癌患者没有临床益处。前文所述Li等人的工作提示了这一失败的潜在原因，提醒人们可能需要以TME炎症环境和血管系统为靶点，使这些"冷"肿瘤对肿瘤免疫药物敏感。此外，T细胞功能和分化的异质性可能是其在肿瘤亚群中诱导对检查点治疗反应的关键。癌细胞中异常的分子信号最终会影响TME，通常会使得肿瘤对肿瘤免疫药物敏感。然而，肿瘤的生物学背景在这一过程中同样很重要，例如胰腺癌和黑色素瘤中相同的突变不会产生同样的效果。上述结论提示我们在使用包括靶向PD1或其配体PDL1等肿瘤免疫药物的组合治疗时，可能需要通过建立药物剂量计划来及时地改变TME，从而提高肿瘤免疫药物的疗效。

特定的致癌基因突变和广泛的基因组特征，如微卫星不稳定（microsatellite instability，MSI），都会影响肿瘤细胞与免疫系统细胞的通信和募集，这显然也有可能改变免疫疗法的疗效。肿瘤的突变情况可能决定了哪种治疗组合策略在减少癌细胞复制同时增强抗肿瘤免疫反应方面最有效。例如，在BRAF突变黑色素瘤的临床前研究中，靶向BRAF激酶的抑制剂联合抗PD1治疗增加了树突状细胞的交叉致敏，并提高了抗肿瘤免疫。这些发现可能与评估抗BRAF和抗PD1联合治疗癌症患者的临床研究有关。在一项Ⅱ期临床试验KEYNOTE-022中，达拉非尼（dabrafenib，一种BRAF抑制剂）＋曲美替尼（trametinib，一种MEK1/2抑制剂）＋帕博利珠单抗（pembrolizumab，一种抗PD1抗体）的组合比达拉非尼＋曲美替尼＋安慰剂具有更强的抗肿瘤活性（NCT02130466）。尽管接受三联疗法的患者的无进展生存期（progression-free survival，PFS）更高，但同时脱靶药物不良反应的比例为58%，高于接受双联方案患者的27%，表明三联疗法更好的疗效是以增加毒性为代价。重要的是，在靶向药物和免疫检查点抑制剂的联合治疗中，观察到的PFS增加可能只是因为单纯的治疗疗效相加而不是机制层面的相互作用。然而，也有一些证据表明靶向癌细胞信号的关键点，如致癌的BRAF改变，可以对TME的炎症状态产生重要影响，为使用这些药物组合提供了一定理由。

癌细胞突变调节免疫细胞的招募和激活，因此癌细胞可以通过免疫逃逸形成对免疫治疗的抵抗机制（**延伸阅读2**）。例如，RAS基因家族中的致癌突变维持了PDL1的表达，从而促进了肿瘤对抗PD1药物的耐药性。同样，PTEN功能缺失突变也可以通过降低癌细胞的免疫原性和T细胞活性来帮助肿瘤抵抗免疫检查点治疗。此外，以癌细胞内在生物学特点为靶点的抗癌疗法可能会使肿瘤对免疫检查点疗法增敏。因此，基于癌细胞基因组学以及这些细胞所依赖的相关异常信号网络的治疗策略或许可以促进肿瘤免疫药物的疗效，也提示我们更好地了解TME内涉及癌症和免疫细胞类型的复杂细胞网络对于开发更有效的免疫调节抗癌治疗药物至关重要。

二、临床检查点抑制剂

人源抗CTLA4单抗——伊匹木单抗（ipilimumab，百时美施贵宝）已被FDA批准用于治疗晚期黑色素瘤。而在一项纳入了655名晚期转移性黑色素瘤患者的Ⅲ期随机临床试验中，比较了另一种抗CTLA4单抗——曲美木单抗（tremelimumab）和标准化疗的疗效，结果显示免疫治疗组并没有显著的生存优势，且该免疫治疗在多个晚期临床试验中均以失败告终（**表1-2-1**）。尽管FDA在2015年4月批准曲美木单抗为治疗间皮瘤的"孤儿药"，但Ⅱb期试验DETERMINE显示当用于复发性恶性间皮瘤的二线或三线治疗时，曲美木单抗并未显示出更好的总生存期（overall survival，OS）。曲美木单抗目前尚未被批准用于癌症治疗。

曲美木单抗的临床失败凸显了设计临床有效的治疗性抗体的复杂性。关键因素，如抗体结合部位、抗体同种亚型和亲和力，以及治疗方案，都会影响疗效。就曲美木单抗而言，抗体亚型的差异可能部分解释了其与伊匹木单抗相比临床疗效降低的原因。针对免疫调节受体CTLA4的抗体有两种可能的作用机制：直接抑制CLTA4与其同源配体的结合，以及通过Fc介导的抗体

表1-2-1　部分抗PD1或抗PDL1联合其他免疫疗法或靶向药物的临床试验

治疗方式	肿瘤类型	研究	研究线数；患者数量	结果			NCT编号
				ORR	PFS	OS	
IDO抑制剂							
帕博利珠单抗+epacadostat对比帕博利珠单抗	黑色素瘤	KEYNOTE-252（3期）	1线；706	34.2% vs. 31.5%	12个月：37% vs. 37%	NR vs. NR（HR=1.13；P=0.8）	NCT 02752074
抗CTLA-4抗体							
度伐利尤单抗+曲美木单抗对比度伐利尤单抗对比曲美木单抗	HNSCC	CONDOR（2期）	2线；267	7.8% vs.9.2% vs. 1.6%	2个月 vs.1.9个月 vs.1.9个月	7.6个月 vs.6个月 vs.5.5个月	NCT 02319044
度伐利尤单抗+曲美木单抗对比度伐利尤单抗对比SOC（西妥昔单抗或者单药化疗）	HNSCC	EAGLE（3期）	2线；736	18.2% vs. 17.9% vs. 17.3%	ND	6.5个月 vs.7.6个月 vs.8.3个月	NCT 02469874
度伐利尤单抗+曲美木单抗对比度伐利尤单抗对比铂基化疗	NSCLC	MYSTIC（3期）	1线；448（≥25% PDL1+）	ND	3.9个月 vs.5.4个月（联合对比化疗）	11.9个月 vs.16.3个月 vs.12.9个月	NCT 02453282
度伐利尤单抗+曲美木单抗对比铂基化疗对比度伐利尤单抗对比曲美木单抗	NSCLC	ARCTIC（3期）	3线；469（≥25% PDL1+）	ND	3.5个月（3组）	11.5个月 vs.8.7个月（联合对比化疗，P=0.1）	NCT 02352948
纳武利尤单抗+伊匹木单抗对比纳武利尤单抗	NSCLC	Lung-MAP/S1400I（3期）	2线；252	18% vs. 17%	3.8个月 vs.2.9个月	10个月 vs.11个月	NCT 02785952
纳武利尤单抗+伊匹木单抗对比纳武利尤单抗对比安慰剂	SCLC	CheckMate-451（3期）	监察；834	ND	ND	9.1个月 vs.12.1个月 vs.8.9个月	NCT 02538666
MEK抑制剂							
阿替利珠单抗+考比替尼对比阿替利珠单抗对比regorafenib	结直肠癌	IMblaze 370（3期）	3线；363	3% vs. 2% vs. 2%	1.91个月 vs.1.94个月 vs.2个月	8.87个月 vs. 7.1个月 vs. 8.51个月	NCT 02788279
阿替利珠单抗+考比替尼对比帕博利珠单抗	黑色素瘤	IMspire170（3期）	1线；446	26% vs. 32%	5.5个月 vs. 5.7个月	ND	NCT 03273153
ERBB2抗体偶联药物							
阿替利珠单抗+恩美曲妥珠单抗对比恩美曲妥珠单抗	乳腺癌（ERBB2+）	KATE-2（2期）	2线；202	45.5% vs. 43.5%	8.2个月 vs. 6.8个月	NR（HR=0.74, 95% CI 0.42-1.30）	NCT 03273153

注：CI，置信区间；HNSCC，头颈鳞状细胞癌；HR，风险比；IDO，吲哚胺2,3-双加氧酶；NCT，国家临床试验；ND，无数据；NR，未达到；NSCLC，非小细胞肺癌；ORR，客观缓解率；OS，总生存期；PFS，无进展生存期；SCLC，小细胞肺癌；SOC，标准治疗。

依赖细胞介导的细胞毒作用（antibody-dependent cell-mediated cytotoxicity，ADCC）或补体依赖的细胞毒作用（complement-dependent cytotoxicity，CDC）来耗尽免疫抑制的T_{reg}细胞。伊匹木单抗是一种IgG1单抗，而曲美木单抗是一种IgG2单抗，这两种亚型具有不同的ADCC和CDC活性。然而，缺乏明确的数据来说明同种亚型之间的差异是导致药物疗效差异的原因。此外，单次大剂量的曲美木单抗和后续度伐利尤单抗（durvalumab，一种抗PDL1抗体）治疗在晚期肝细胞癌患者中展现了较高的缓解率。重要的是，这一观察结果与CD8⁺T细胞的增殖比例增加有关。因此，这些抗体可能并非缺乏效果，而是需要按照正确的时间表依序给予以确保临床疗效。关于PD1抑制，到目前为止，FDA已经批准了6种针对PD1-PDL1或PD1-PDL2途径的单抗用于治疗多种癌症类型。以PD1或PDL1为靶点的治疗药物比以CTLA4为靶点的药物具有更广泛的疗效，并且引起的不良事件更少。

联合靶向PD1或PDL1与CTLA4以协同增强抗肿瘤免疫的疗法现已被FDA批准用于几种恶性肿瘤，并已在黑色素瘤、肾细胞癌、非小细胞肺癌（NSCLC）、高MSI结直肠癌和间皮瘤中获得成功。例如，同时接受抗PD1和抗CTLA4单抗治疗的晚期黑色素瘤患者比接受其中任一单药治疗的患者表现出更好的抗肿瘤反应和更长的OS。然而，已经有多项Ⅲ期研究显示联合用药在临床上缺乏疗效（在后文及**表1-2-1**中描述）。此外，这种联合治疗也可能与毒性增加相关。例如，与单独使用纳武利尤单抗（nivolumab，一种抗PD1抗体，22%）或伊匹木单抗（29%）相比，两者联合治疗时发生3级或4级不良事件的频率较高（59%）。

尽管临床前数据支持抑制CTLA4的有效性，但针对该受体的药物在临床上远不如针对PD1/PDL1的治疗成功。相反，抑制PD1/PDL1的临床前数据所显示的效果通常弱于临床数据。这些观察表明，与人类癌症相比，这两个检查点的作用机制在小鼠模型中的相对重要性可能有所不同。例如，在鼠源免疫系统中，通过抗CTLA4引起T_{reg}细胞耗尽来拯救保护性的抗肿瘤免疫反应可能比在人类免疫系统中更关键。

上表总结了部分已发表的涉及一种抗PD1或抗PDL1抗体联合另一种肿瘤免疫药物或分子靶向药物的Ⅱ期和Ⅲ期随机对照试验。这些试验旨在展现出实验组与对照组相比的优越性，但未能达到它们的主要终点。恩美曲妥珠单抗（trastuzumab emtansine）是一种抗体偶联药物，由识别ERBB2的人源化单抗曲妥珠单抗（trastuzumab）与细胞毒药物美登素（mertansine）共价连接而成。

三、失败的肿瘤免疫学组合

尽管检查点抑制治疗的成功激起了人们的热情，但肿瘤免疫联合疗法在临床上仍有相当大的挑战。虽然已经做了很多工作来揭示肿瘤、宿主免疫系统和TME之间的相互作用，但这三者联合影响肿瘤免疫治疗反应或耐药性的确切机制仍然不清楚。肿瘤免疫联合治疗只取得有限效果的原因之一是自身免疫不良反应所造成的毒性，这可能是因为这些药物的作用并不仅仅局限于肿瘤部位。大多数免疫疗法是全身给药的，组织特异性T_{reg}细胞表达高水平的CTLA4，这表明这些脱靶毒性可能是正常组织解除外周耐受的原因。更精确地靶向TME可能可以限制这种毒性。

表1-2-1概述了部分已发表的Ⅱ期和Ⅲ期随机试验，这些试验将抗PD1或抗PDL1抗体与另一种肿瘤免疫疗法或分子靶向制剂相结合。**表1-2-1**中的所有试验都旨在显示出实验组与对照组相比的优越性，但均没有达到它们的主要研究终点。这些试验有几个相似之处：几乎所有试

验都基于有着显著阳性结果的同基因模型临床前数据；大多数试验之前都有良好的Ⅰ/Ⅱ期临床试验结果；通常缺乏使用预测性生物反应标志物选择患者的策略。

表1-2-1中的所有试验，除了Emens等人的试验外，都依赖于同基因移植肿瘤模型中阳性的临床前发现来支持所提出的治疗组合。同基因小鼠模型的免疫系统是完整的，因此可以用来研究免疫系统和肿瘤之间的相互作用。然而，尽管这些模型简单且被广泛使用，但它们不太可能完全反映人类免疫系统的复杂性和人类恶性肿瘤的异质性。这在一定程度上解释了临床前结果和随后在人类试验中观察到的临床疗效之间的一些差异。目前正在开发新的包含人类疾病相关的基因组特征的小鼠模型（人源化或非人源化），可能有助于推动该领域的发展。需要注意的是，对于这些基因工程模型，与它们模拟的人类疾病相比，它们可能具有较低的肿瘤突变负荷（tumor mutational burden，TMB）。

在临床上，早期的Ⅰ/Ⅱ期试验和Ⅱ/Ⅲ期试验结果之间的差异可以用高估早期试验疗效的系统误差来解释。这些误差包括样本量小以及缺乏随机化、盲化和对照。例如，在一项包含23名反复治疗后的MSI稳定转移性结直肠癌患者的Ⅰb期小试验中，PDL1抑制剂阿替利珠单抗（atezolizumab）和MEK抑制剂考比替尼（cobimetinib）联合治疗的客观缓解率（objective response rate，ORR）为17%，而当试验扩大到84名患者时，ORR下降到8%。随后的Ⅲ期临床试验IMblaze370旨在进一步评估这种药物组合在同一患者群体中的应用，结果显示在363名患者中，ORR仅为3%，没有观察到任何生存益处。早期试验通常也使用替代终点如ORR作为其主要疗效衡量标准。然而，对于涉及抗PD1/PDL1抗体的联合肿瘤免疫试验，ORR和PFS都不是OS的可靠替代终点。因此，基于固有的方法学局限性，在解释早期试验的结果和推进大型随机研究时应谨慎。

二代测序（next-generation sequencing，NGS）和其他分子表征技术使人们能够更深入地了解癌症的生物学特征，并在特定的患者群体中实现精准医疗。到目前为止，有三个用于抗PD1或抗PDL1治疗的疗效预测生物标志物与FDA对这类药物的药物批准有关：PDL1表达（免疫组化）、错配修复（mismatch repair，MMR）状态和TMB。然而，这些生物标志物在不同的组织结构中对抗PD1或抗PDL1治疗效果的预测准确性都不同。例如，在所有被批准的癌症类型中，只有大约30%的病例可以通过PDL1状态预测疗效。目前，没有生物标志物可以预测抗CTLA4抗体或其他肿瘤免疫疗法的疗效。患者肿瘤内和肿瘤间的异质性、TIL的功能状态以及肿瘤的炎症环境都是影响生物标志物识别的关键生物学因素。因此，系统生物学方法是必要的。

考虑到患者数量和资源有限，在联合研究中纳入基于机制的生物标志物可以最大限度地提高成功率。然而，预测性的生物标志物在肿瘤免疫组合中比在单一疗法中复杂得多，因为它们不仅需要考虑研究中单个药物靶标的可操作性，还需要考虑组合药物的相互作用。虽然广泛的基因组特征，如MMR和TMB，是被批准的生物标志物，可能代表了更好的疗效，但这可能是因为这些基因组特征表明治疗前的免疫反应更活跃。此外，比较并明确联合治疗方案中MMR和TMB对任何单一药物疗效结果的影响也非常困难。

四、改善T细胞归巢

T细胞进入特定的组织部位是由一个复杂的通信网络协调的，该网络涉及多种细胞类型和可溶性因子。与受感染部位相比，进入TME的T淋巴细胞数量相对较少，因为肿瘤微血管的不规则性对T细胞募集和归巢造成了功能和物理上的障碍。肿瘤血管的异常特征包括间质液体压力升高、黏附分子表达改变以及趋化因子和细胞因子环境的破坏。这些异常的血管特性限制了内源性T细胞的迁移，并影响了实体肿瘤嵌合抗原受体（chimeric antigen receptor，CAR）T细胞和过继细胞移植（adoptive cell transfer）疗法的疗效。

当肿瘤发展破坏正常组织结构时，内皮细胞上相关黏附分子的表达大大减少，这严重影响了T细胞的归巢。血管内皮细胞黏附分子表达减少的部分原因是血管生成因子如血管内皮生长因子（vascular endothelial growth factor，VEGF）和成纤维细胞生长因子（fibroblast growth factor，FGF）的过度表达。VEGF和FGF抑制内皮细胞上E-选择素（E-selectin）、细胞间黏附分子1（intercellular cell adhesion molecule 1，ICAM1）、ICAM2、血管细胞黏附分子1（vascular cell adhesion molecule 1，VCAM1）和CD34的表达。因此，过度表达的血管内皮生长因子促进了肿瘤血管生成和免疫抑制细胞的招募，这加重了由于黏附分子表达减少而导致的问题，也影响了T细胞跨内皮细胞迁移。这些免疫抑制细胞，包括髓系细胞、肿瘤相关成纤维细胞（cancer-associated fibroblast，CAF）和T_{reg}细胞，进一步抑制CTL的渗透。

免疫检查点阻断、化疗、放疗和抗血管生成药物均可增强T细胞在TME中的浸润。化疗通过上调T细胞趋化因子的表达和消耗循环以及TME中的免疫抑制细胞来促进T细胞的迁移。这些变化可以促进血管恢复正常，并引导T细胞归巢信号的恢复。临床前研究结果表明，环磷酰胺和紫杉醇均可改善乳腺癌和结肠癌的T细胞浸润，其机制与T_{reg}细胞耗竭有关。类似地，在黑色素瘤患者中，达卡巴嗪治疗与T细胞上C-X-C趋化因子受体3型（C-X-C chemokine receptor type 3，CXCR3）的上调有关，该分子是T细胞归巢所必需的。虽然化疗可以影响肿瘤的免疫状况以增加T细胞应答，但值得注意的是，细胞毒性化疗也有骨髓抑制的不良反应，这可能会影响髓系依赖的肿瘤内部炎症。目前已有许多治疗策略针对T细胞归巢障碍，通过增强T细胞的迁移能力或是消除抑制因素来挽救T细胞功能，后文将逐一详述。

（一）肿瘤血管系统

针对VEGF或VEGF受体（VEGF receptor，VEGFR）和PD1、PDL1或PDL2的联合治疗正在评估中，其中一些已获准临床应用。临床证据表明，抗VEGF治疗可能挽救癌症患者的树突状细胞功能，动物模型的数据表明，VEGF可能对T细胞发育产生负面影响。此外，抑制VEGF的抗血管生成疗法，如贝伐珠单抗（bevacizumab，一种抗VEGFA单抗），通过恢复正常微血管系统和归巢分子来促进T细胞对实体肿瘤的渗透。一项评估贝伐珠单抗、化疗和阿替利珠单抗联合治疗的Ⅲ期研究（Impower150）显示，在 *EGFR* 和 *ALK* 野生型转移性非鳞状NSCLC患者中，PFS和OS增加。根据这些结果，FDA于2018年批准贝伐珠单抗联合阿替利珠单抗作为治疗转移性非鳞状NSCLC的一线药物。

Ⅲ期研究IMbrave150比较了阿替利珠单抗加贝伐珠单抗（$n=336$）和多激酶抑制剂索拉非尼（sorafenib）（$n=165$）在不能切除的肝细胞癌患者中的疗效。抗PDL1加抗VEGFA二联组的PFS和OS高于索拉非尼组，且在统计学和临床上均有意义，该治疗方法已于2018年被FDA认定为突破性疗法，并于2020年5月全面批准。同样，在肾细胞癌中探究帕博利珠单抗加阿昔替尼（axitinib，一种VEGFR抑制剂）与单用舒尼替尼（sunitinib，一种VEGFR抑制剂）的Ⅲ期临床研究的阳性结果也促使FDA批准了这一联合疗法。

其他策略包括阻断另一种肿瘤来源的促血管生成因子B型内皮素受体（endothelin receptor type B，ETBR）。选择性ETBR拮抗剂可能通过逆转ETBR介导的ICAM1下调来增加肿瘤导向的T细胞迁移。临床前的肺癌和卵巢癌研究表明，阻断ETBR的抗肿瘤效果是基于T细胞迁移的增加和抑制VEGF的抗血管生成机制。尽管单一药物ETBR拮抗剂缺乏明确的临床益处，但它们在与检查点抑制剂或其他药物的联合治疗中可能有效。这种结合可能是一种很有希望的策略，因为单用ETBR抑制剂治疗会增加T细胞的迁移。

抗血管生成药物与CTLA4抑制剂的联合使用也在临床前研究中进行了探索。这种联合疗法上调内皮细胞黏附分子，增加促炎因子[1]的产生，共同支持T细胞向TME渗透。有趣的是，将TNF精确投放至肿瘤血管可以增加肿瘤内ICAM2和VCAM1的表达，并触发刺激T细胞迁移的细胞因子的释放。这些发现凸显了TNF受体家族介导的信号在调节T细胞归巢和TME稳态中的复杂性。在上述研究中，局部应用TNF可以减轻与全身应用TNF相关的细胞因子释放综合征，因此针对这种治疗组合（CTLA4抑制剂加抗血管生成药），可能需要采取肿瘤内给药的方式，绕过外源性TNF应用，从而降低发生细胞因子释放综合征的风险。

目前尚不清楚抗血管策略与CTLA4抑制剂或抗PD1或抗PDL1抗体联合使用是否会提高疗效。这种组合的附加效益可能取决于T_{reg}细胞和TH17细胞亚群在肿瘤血管生成过程中的作用，这需要进一步的研究来阐明。这些细胞亚群中CTLA4表达的增加提示联合应用抗血管生成治疗和CTLA4抑制剂潜在的疗效。然而，在这些研究结果和想法的基础上，确定以哪个检查点为目标在不同癌症类型或亚型间很可能是不同的，并在很大程度上受到TH17细胞、T_{reg}细胞和单核巨噬细胞的密度和功能的影响。

（二）趋化因子和细胞因子

用于增强T细胞迁移的治疗方法在其靶点和作用机制上各有不同。放射治疗通过许多机制促进T细胞向肿瘤的渗透，包括促进Ⅱ型干扰素反应，并通过上调黏附分子直接促进T细胞的跨内皮细胞迁移。这种黏附分子的上调是对其他治疗方式（检查点阻断和化疗）的补充，这些治疗方式促进T细胞向肿瘤部位募集，并导致IFN-γ诱导的CXCR3配体CXCL9和CXCL10水平升高。临床前给予含有IFN-α、多聚（I：C）（Toll样受体3配体）和环氧合酶抑制剂的鸡尾酒疗法可抑制T_{reg}细胞诱导剂C-C趋化因子22（C-C motif chemokine 22，CCL22）的局部产生，并促进CCL5、CXCL9和CXCL10的产生。CCL5、CXCL9和CXCL10与CTL向肿瘤的高效迁移有关。这些临床前的发现促成了一项对三阴性乳腺癌进行的Ⅰ期临床试验，三阴性乳腺癌是一种具有"冷"肿瘤微环境的癌症类型，而这种方法可以通过趋化因子调节将其积极地改变为"热"肿瘤，使它们为后续的抗PD1治疗做好最佳准备（NCT03599453）。总之，现有的证据强调了更好地了解TME炎症环境以设计更有效的联合治疗的重要性。

趋化因子及其同源受体控制T细胞的迁移，细胞因子影响这些相互作用。来自小鼠模型的证据表明，局部注射IL-12可以恢复T细胞的招募和归巢。IL-12通过对免疫抑制的髓系细胞重新编程和（或）抑制T_{reg}细胞的功能来改善TME内的免疫抑制环境。此外，IL-12是归巢相关因子的有效调节剂，因为它诱导肿瘤内产生吸引T细胞的趋化因子，如CXCL9、CXCL10和

---

1 肿瘤坏死因子（TNF）、IL-1α、IL-1β和C-X-C趋化因子配体10（CXCL10）。

CXCL11（均为CXCR3配体）。IL-12还通过调节选择素（selectin）配体（如皮肤淋巴细胞相关抗原，一种皮肤特异性配体）生物合成中的关键酶来上调其表达，并阻止IL-4诱导的α4β1整合素（α4β1 integrin，也称为VLA4）的沉默。值得注意的是，阿霉素和IL-12联合应用可以增加T细胞在小鼠肿瘤和人类实体瘤异种移植瘤中的渗透。然而，尽管有这些令人鼓舞的发现，将它们进行临床转化比预期的要困难得多，因为治疗窗口很窄。最终，这些发现说明了在特定部位细胞因子的产生和TME中髓系细胞控制的重要性，这影响了T细胞的归巢和渗透。

数个研究小组提出用类似CAR T细胞基因工程的方法对T细胞进行工程编辑，使T细胞表达高水平的组织特异性或肿瘤特异性趋化因子受体或黏附分子，以增强TME归巢。这一策略需要首先确定目标肿瘤细胞产生的相关趋化因子，然后对相应的T细胞进行改造，使其表达适当的受体。例如，为T细胞配备CXCR2（其配体为CXCL1）可促使它们在体外和体内向产生CXCL1的肿瘤细胞迁移。同样，设计以CD30为靶标的CAR T细胞表达CCR4会促使它们向产生CCL17的CD30+霍奇金淋巴瘤细胞迁移。这些研究提出一个概念性的框架，在这个框架中，TME中的特定归巢因子决定了哪些受体可能最适合于工程化肿瘤特异性T细胞。这种策略有可能在过继细胞治疗过程中改善肿瘤中效应T细胞的募集，并促进CAR T细胞的渗透。

（三）乙酰胆碱

改善T细胞归巢的新治疗策略可能会增加检查点抑制剂的疗效。促进T细胞衍生的乙酰胆碱调节血压、血管扩张和帮助T细胞进入炎症组织等作用的药物可能有一定的效果。依赖于IL-21的诱导胆碱乙酰转移酶表达和T细胞受体（T cell receptor，TCR）刺激促进乙酰胆碱的产生和局部释放。这种T细胞衍生的乙酰胆碱在慢性病毒感染期间促进T细胞特异性进入炎症组织，从而增加病毒的清除。针对这一生物学特点的治疗也可能可以促进T细胞在肿瘤形成过程中进入肿瘤组织并清除癌细胞。

五、阻止T细胞耗竭

进入TME对T淋巴细胞而言是一个巨大的障碍，即使在这些细胞穿透"堡垒墙"之后，TME内仍有一些T细胞外在因素导致T细胞耗竭和功能障碍（**延伸阅读3**）。因此，针对耗竭的各种细胞外因素，如抑制性免疫代谢物和细胞因子，可能会逆转抑制T细胞功能的转录程序并提高T细胞抗肿瘤活性。探索可以防止T细胞耗竭或促进T细胞募集的因素，可能会增加检查点阻断的治疗效果。

（一）T细胞耗竭的代谢调控

许多代谢产物、代谢中间产物和代谢酶在TME内具有免疫抑制作用，并直接影响T细胞的功能。当T细胞在与高度代谢活跃的癌细胞争夺代谢物的竞争中失利时，它们的功能和能力就会被减弱。此外，有效的T细胞反应需要特定的代谢程序，从而导致特定的代谢依赖。激活后，静息的初始T细胞改变其新陈代谢，减少脂肪酸的β氧化，增加糖酵解和谷氨酰胺分解代谢。这些变化发生在T细胞激活的初始阶段（在第一次细胞分裂之前），并在效应阶段（随后的CTL和TH细胞反应期间）保持不变。相比之下，记忆T细胞和T$_{reg}$细胞的新陈代谢会重新变为脂肪酸氧化。T细胞的这些代谢需求和其他代谢需求可能会限制它们在TME内的效应功能，潜在地削弱它们对抗正在发展的肿瘤的能力。

吲哚胺2，3-双加氧酶（indolamine 2，3-dioxygenase，IDO）是一种能显著抑制效应性T细胞反应的关键代谢酶。IDO是犬尿氨酸途径中的限速酶，代谢色氨酸，色氨酸是一种必需氨基酸。TME内的癌细胞、间质细胞和（或）单核巨噬细胞上调IDO会导致色氨酸的强烈分解代谢，从而剥夺T细胞的色氨酸，并产生对T细胞反应不利的色氨酸代谢产物。细胞外环境中色氨酸的耗尽也通过激活一般性调控阻遏蛋白激酶2（general control non-derepressible protein 2，GCN2）来抑制T细胞的增殖，GCN2是一种对氨基酸敏感的激酶，其功能是在缺乏氨基酸时保护细胞免受代谢应激的影响。IDO激活产生的其他代谢副产物，包括3-羟基邻氨基苯甲酸，也抑制T细胞和自然杀伤细胞的增殖和功能。此外，IDO的激活与T_{reg}细胞的发育和激活、未成熟髓系细胞的免疫抑制功能和促进肿瘤血管生成有关。

IDO依赖的色氨酸分解代谢具体机制已经明确，这在最初使IDO成为一个有希望的治疗靶点。然而，这一构想在Keynote-252 / ECHO-301试验中并未得到证实，这是一项Ⅲ期试验，在该试验中，600名未经治疗的无法切除或转移的黑色素瘤患者被随机分配到帕博利珠单抗加IDO1抑制剂epacadostat或安慰剂治疗，比例为1∶1（NCT02752074）。与单独使用帕博利珠单抗相比，联合用药组并未显示出任何临床益处，导致帕博利珠单抗和其他IDO抑制剂在治疗黑色素瘤和其他肿瘤类型方面的联合研究终止。有趣的是，检查点抑制剂改变了患者血清中IDO相关代谢物的分布。一项汇总三项临床试验（NCT01621490、NCT01358721和NCT01668784）的研究表明，OS较差的患者在治疗后犬尿氨酸 / 色氨酸的比例升高，这表明了治疗耐药的潜在机制。这些发现支持对参与肿瘤免疫试验的患者进行详细的代谢分析，并支持IDO与人类癌症相关的论点。

靶向IDO单药在黑色素瘤试验中缺乏疗效，说明临床前小鼠模型的研究结果转化为临床疗效还存在障碍。黑色素瘤可能不是测试IDO药物组合最合适的疾病，因为可能很难进一步改变其具有高度炎性特征的TME，同时表明其他癌症可能会受到IDO抑制的影响。此外，很难了解癌症基因组学和疾病特异性如何预测免疫治疗的疗效。在IDO抑制剂与检查点阻断的联合治疗中，生物标志物的选择也可能与最终结果相关。例如，在一项IDO抑制剂linrodostat与纳武利尤单抗联合用药的Ⅰ期试验中，对一种基于RNA测序的复合生物标志物进行了回顾性评估，该生物标志物由IFN-γ相关转录特征和*TDO2*表达组成，可预测未接受肿瘤免疫治疗的非黑色素瘤患者的治疗反应。使用基于生物标志物的策略对患者进行前瞻性选择可能找到更多潜在的这一组合治疗的受益者。

多种障碍机制阻止肿瘤反应性T细胞有效地清除肿瘤。输注具有更强抗肿瘤细胞能力的体外工程化T细胞［如嵌合抗原受体（CAR）T细胞或T细胞受体（TCR）工程化T细胞］的治疗方法同样面临着障碍。这些障碍包括T细胞通过肿瘤边界时的低效迁移，以及肿瘤微环境（TME）中推动T细胞向耗竭状态分化的因素。能够克服这些障碍的治疗干预措施应该会增强患者对免疫治疗的反应。通过靶向对渗入肿瘤所需受体起调节作用的分子，可以改善血液循环中的淋巴细胞运输。化疗、放疗和抗血管生成药物均可促进T细胞向TME渗透。增加T细胞趋化因子和细胞因子水平并促进T细胞向肿瘤所在部位募集也可能是有效的治疗策略。一旦进入肿瘤部位，肿瘤反应性T细胞就会持续暴露在抗原和抗炎信号中，以至于它们耗竭并无法攻击肿瘤细胞。对抗肿瘤内的T细胞耗竭，或者促进具有新的TCR特异性的T细胞的招募等干预措施可以增强T细胞的抗肿瘤反应。潜在的可以与检查点阻断相结合的治疗策略包括针对外源性IL-7、IL-21和（或）吲哚胺2,3-双加氧酶（IDO）的抗体。

（二）细胞因子与T细胞衰竭

当T细胞采用记忆表型时，它们会经历转录层面的改变，这与基质细胞产生的IL-7有关。这种细胞因子对淋巴生成、T细胞发育和维持T细胞反应也很重要。最近的证据表明，联合应用IL-7和检查点抑制剂可能可以挽救TME内耗竭T细胞（T_{ex}细胞）的效应功能（**图1-2-1**）。

在慢性病毒感染期间，用PD1抑制剂治疗细胞会上调T细胞上的IL-7受体（IL-7R，也称

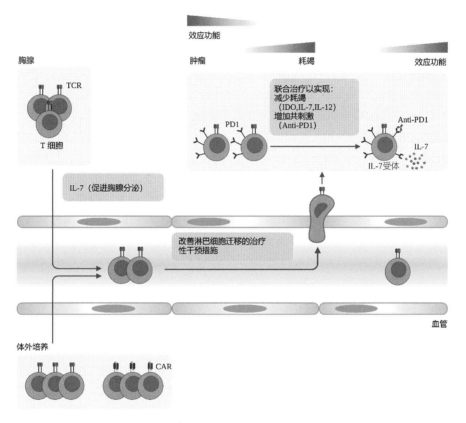

图 1-2-1　提高T细胞抗肿瘤反应有效性的治疗方案

为CD127）。在临床前模型中，联合抗PD1和抗CTLA4的治疗效果取决于T细胞中的IL-7和IFN-γ信号通路。IL-7和IFN-γ信号通路之间的交叉通信增强了检查点抑制剂的疗效。一项在胰腺癌的临床前模型上开展的研究发现IL-7具有多种效应，既能增加CTL功能，也能促进TH17细胞分化，从而减轻肿瘤负担，提高小鼠存活率。进一步的探索表明，辅助性IL-7治疗通过两个主要机制改善T细胞功能：通过抑制CBL-B的激活来增强TCR信号转导；通过增强SMURF2依赖的TGF-β信号拮抗作用来促进T细胞对抑制通路的不应性。另一项研究显示，IL-7可以促进慢性病毒感染小鼠体内依赖于CTL的感染的清除，且不会导致额外的肝脏损害。IL-7还可以促进胸腺淋巴细胞输出增加，SOCS3介导的免疫抑制减少，保护性细胞因子IL-22的产生增加。

因此，辅助性 IL-7 给药是一种很有前途的组合治疗策略，可以对抗癌症进展过程中 T 细胞的耗竭。一项 I 期剂量递增研究支持了这种治疗干预的临床可行性。在耐受性良好的剂量范围内，使用重组人 IL-7 可显著增加难治性恶性肿瘤患者外周血 T 细胞的数量。

IL-21 是由许多淋巴细胞亚群产生的，和 IL-7 一样，IL-21 通过与包含相同 γ 链的受体相结合发出信号。在自身免疫性疾病和慢性病毒感染过程中，IL-21 在调节 $CD4^+$ 和 $CD8^+$ T 细胞发育和功能反应方面发挥着重要作用。在自身免疫性疾病中，$CD4^+$ T 细胞中的 IL-21 受体（IL-21R）信号促进促炎 TH17 细胞的分化；在 TME 中，TH17 细胞反应是抗肿瘤免疫反应的重要驱动因素。在慢性病毒感染期间，IL-21 对于维持 $CD8^+$ T 细胞功能也是至关重要的，在此期间，IL-21R 信号增强了 BATF 依赖的转录，后者与 IRF4 协同促进 $CD8^+$ CTL 效应功能的成熟和维持。在癌症中，TME 内的 $CD8^+$ T 细胞经常表现出与抗击慢性感染的 $CD8^+$ T 细胞类似的耗竭表型。因此，理解 IL-21 在慢性病毒感染过程中如何影响 T 细胞耗竭可能会帮助我们更好地了解这种细胞因子对 TME 中表型相似细胞功能的影响。事实上，IL-7 和 IL-21 在 TME 中的临床前研究已经取得了令人鼓舞的结果。通过疫苗导入的 IL-7 和 IL-21 异位共表达促进了 T 细胞依赖性肿瘤抑制。此外，在 $ERBB2^+$ 乳腺癌的临床前模型中，当单独使用 IL-21 或联合抗 ERBB2 治疗时，IL-21 增加了 $CD4^+$ 和 $CD8^+$ T 细胞介导的肿瘤抑制作用。然而，广泛应用这些发现的尝试应该考虑到 TME 在不同肿瘤之间和肿瘤内部的异质性。此外，IL-21 对非 T 细胞有许多作用，可以促进或抑制抗肿瘤免疫。例如，IL-21 诱导单核细胞和巨噬细胞的吞噬，并通过某些树突状细胞亚群驱动非经典的 IL-1β 的产生。这两个事件都有可能促进抗原提呈细胞介导的 T 细胞启动，从而促进肿瘤抑制。然而，IL-21 也可以抑制 TH9 细胞产生 IL-2 依赖的 IL-9，降低 IL-9 的抗肿瘤免疫作用。

IL-7 和 IL-21 在维持 T 细胞功能中的重要作用，以及 IL-21 通过非 T 细胞介导促进抗肿瘤免疫的功能，提示临床上研究这两种细胞因子结合检查点抑制剂的新策略。需要注意的是，临床应用细胞因子治疗可能需要明确针对性的部位，以达到预期的效果同时避免毒性。

（三）持续性的抗原与炎症

前面的研究证实，可以通过调节细胞外源性因素来挽救 TME 中的 T 细胞功能。然而，癌症进展过程中持续的抗原暴露会产生强烈的 TCR 信号，从而促进 T 细胞耗竭并抑制 T 细胞效应功能。炎性微环境和持续的抗原暴露协同作用，诱导 T 细胞向耗竭表型或功能障碍的亚群分化。

越来越多的证据表明，T 细胞耗竭 / 功能障碍可能是一种终末状态，因此 T_{ex} 细胞类似于一种终末分化的 T 细胞亚型，其功能可塑性有限。与记忆和效应 T 细胞类似，T_{ex} 细胞也有独特的染色质景观。这种独特的表观遗传特征可能无法通过检查点抑制剂来逆转，即使 T 细胞效应功能被挽救。这种耗竭阻止了持久免疫记忆的建立，并促进肿瘤进展或复发。

在抗 PD1 治疗后，终末耗竭的 T 细胞亚群如何反应，对其机制的探究将对选择有效的肿瘤免疫药物组合具有重要意义。这些终末耗竭的 T 细胞的不同亚群对 PD1 抑制的反应不同。例如，维持干细胞或祖细胞表型的 $TCF1^+$ T_{ex} 细胞，在抗 PD1 治疗后出现增殖爆发，并促进抗肿瘤作用。针对这一检查点抑制剂反应性的 $TCF1^+$ 亚群的肿瘤免疫学药物可能有助于产生持久的免疫记忆。

此外，核因子 TOX 可能在持续抗原暴露引起的 T 细胞衰竭中起关键作用。*TOX* 基因的缺失减少了 T 细胞上抑制性受体的表达，但也导致了 TME 内抗原特异性 T 细胞的缺失。TOX 的表达是由 TCR 依赖的 NFAT 激活驱动的，鉴于肿瘤中缺乏持久性的抗原特异性 T 细胞，TOX 可能有助于抑制TME内强烈的TCR信号来抑制T细胞过度刺激，诱导T细胞耗竭，同时保护细胞免受激活诱导的细胞死亡。通过诱导染色质重塑来挽救T_{ex}细胞的保护性记忆反应是一个艰巨的挑战。除了抑制耗竭之外，招募新的效应细胞的联合疗法可能也是建立针对肿瘤的持久免疫保护的一种新策略。

在慢性丙型肝炎病毒感染期间，T_{ex}细胞的终末分化以及相关染色质结构的变化与病毒逃逸有关，这一过程可能是持续表达的病毒表位引起的。在所有T细胞中，识别近期突变表位的T细胞的表型相对不耗竭。在这种情况下，病毒表位的变化创造了一个异质的T细胞池，并不是所有的T细胞都最终耗竭。在病毒感染期间，初始病毒抗原和逃逸抗原都是新抗原（补充4）。因此，病毒清除过程中T细胞耗竭的挽救不是由于新抗原的存在，而是由于对持久性抗原的暴露发生改变。

对免疫检查点阻断敏感最重要的因素之一是高突变负荷。一项Ⅲ期临床试验表明，在接受纳武利尤单抗和伊匹木单抗联合治疗的NSCLC患者中，突变负荷最高的患者群体的PFS是最高的。然而，这种相关性可能是由于基因组不稳定导致的广泛转录变化造成的。这种基因组不稳定性是癌症的标志，由于维持基因组完整性的DNA损伤修复机制的元件功能丧失，导致体细胞突变和TMB增加。然而，体细胞突变并不是这些修复过程中断的唯一后果，基因组完整性的丧失可表现为MSI、染色体不稳定、染色体内不稳定和表观遗传不稳定。重要的是，基因组的不稳定性不仅会影响体细胞突变，还会增加肿瘤内转录的异质性。这种转录异质性可能会改变呈现给TIL的优势表位，而不需要新抗原暴露，例如在癌症睾丸抗原中观察到的结果。潜在的机制可能类似慢性病毒感染期间的变化，转录异质性带来的持久性抗原暴露改变通过增加相对不耗竭的T细胞，使基因不稳定的肿瘤（具有潜在的高突变负荷）对检查点阻断治疗变得敏感。在分化后的异质TIL池中，新近招募的对新的优势表位做出反应的T细胞不会最终分化为耗竭状态，而会对检查点抑制剂更有反应。如果实际机制与上述构想一致，那么调控胸腺淋巴细胞输出和初始T细胞招募也可以形成一个能够识别肿瘤抗原的非耗竭T细胞池。

另一种与前者不互斥的假说是，癌细胞基因组完整性的丧失会改变炎症微环境，使得肿瘤对检查点抑制剂敏感。癌细胞的DNA损伤导致微核在细胞内聚集，胞质中的cGMP-AMP合酶（cGMP-AMP synthase，cGAS）在检测到这一变化后激活Ⅱ型干扰素反应，随后产生的Ⅰ型干扰素可以改变T细胞和单核巨噬细胞的生物学特性，以促进抗肿瘤免疫反应，包括对检查点抑制剂更加敏感。因此，TME内基因组不稳定性和T细胞反应之间的联系可能是炎症环境改变和Ⅱ型干扰素产生的间接结果。

对于持续性抗原驱动的耗竭，CAR T细胞疗法也给我们带来了一些启示。与内源性T细胞一样，第一代CAR T细胞最终会耗竭，在最初的临床疗效持续一段时间后，CAR T细胞效应功能便会降低。重要的是，T细胞表面的低CAR密度与更有效的应答相关。因此，在第二代CAR T细胞疗法中，内源性TCR启动子被用于驱动受体的表达，从而限制细胞表面的CAR密度，减少紧张性CAR信号并防止耗竭。与高表面受体密度的CAR T细胞相比，调节后较低的CAR密度可以更长时间地维持效应性T细胞的反应，促进T细胞更高效地清除恶性细胞。这些数据表明，TCR密度以及T细胞是否向耗竭状态分化，同时取决于T细胞内部和外部的生物学因素。因此，了解哪些外部信号或转录调节因子在癌症环境中改变了细胞表面的TCR浓度，可能会为避免TME中早期T细胞功能障碍或耗竭开辟新的治疗途径。有趣的是，CAR介导的紧张性信号，其伴随的共刺激信号（由CD28或4-1BB介导）的差异可以改变T细胞的耗竭状态，从而影响体内实验中的T细胞反应。

对表达外源性TCR的细胞疗法的进一步研究与实施，需要我们对TCR的亲和力、特异性和细胞表面密度如何调节T细胞分化和功能有更深入的了解。在对滑膜肉瘤患者的临床研究中，转移识别NY-ESO-1睾丸抗原的自体T细胞可以促进抗肿瘤免疫反应。这些发现揭示了实体肿瘤细胞免疫疗法中一条很有前途的新途径。此外，在CAR T细胞和TCR T细胞疗法中，运用基因插入或过继细胞等分子工程手段，可能帮助规避持续性抗原驱动的T细胞耗竭，类似于在CAR T细胞和TCR T细胞输注之前去除PD1。然而，在这些方法用于患者之前，可能需要在体外实验中进一步明确肿瘤内抑制细胞类型对这些方法的影响。对持久性抗原和肿瘤炎症环境对TIL功能影响的更深入了解将进一步促进这些治疗方法的发展。

更全面地了解在肿瘤发生过程中引导T细胞分化至无法挽救的耗竭状态的各种外部刺激，可能是设计更有效的联合策略的关键。除了持久性抗原这一影响耗竭的不可或缺的因素外，缺乏促炎刺激同样也对T细胞耗竭有一定作用。依赖于抗原提呈细胞的促炎细胞因子产生缺陷和其他免疫因素的缺陷导致T细胞对恶性细胞的反应减弱。这些观察结果与肿瘤内自我耐受CD8$^+$T细胞的存在是一致的，并强调了在肿瘤形成过程中，外部信号在CTL反应成熟过程中的重要性。然而，针对肿瘤免疫格局复杂性的研究表明，高炎症状态对抗肿瘤免疫并不总是有利的。例如，促炎细胞因子IL-6和JAK-STAT3信号级联可以促进某些癌症中免疫抑制微环境的形成。在小鼠模型和体外细胞培养实验中，阻断IL-6后免疫格局发生变化，这些变化增加了检查点阻断治疗的疗效。在临床上，托珠单抗（tocilizumab，一种抗IL-6单抗）可以保护患者免受PD1阻断介导的毒性作用。这些数据表明，新激活的T细胞的持续募集以及适当的炎症环境，应该可以促进癌细胞的清除并强化防止复发的长期记忆T细胞反应。

六、肿瘤微环境

（一）TME的基本性质

肿瘤包含各种类型的正常细胞，它们被复杂的血管和细胞外基质（extracellular matrix，ECM）网络包裹在癌细胞之间。成纤维细胞、内皮细胞、周细胞、神经元、脂肪细胞和免疫细胞都构成了TME的独特环境，而这些不同类型细胞的功能异质性意味着肿瘤具有类似组织或器官的结构。重要的是，这些非癌细胞对肿瘤的发展有很大贡献。在TME复杂的血管系统和细胞外基质中，肿瘤细胞通过细胞表面受体和可溶性因子进行通信，创造一个促进癌细胞存活和增殖的环境，从而促进肿瘤生长。

在正常组织中，单核巨噬系统（mononuclear phagocytic system，MPS）的细胞，包括单核细胞、巨噬细胞和树突状细胞，与体细胞通信，促进器官发育和维持自身稳定。MPS在器官发生、组织修复和防止感染方面发挥作用。MPS细胞产生必要的生长和炎症因子以协调淋巴细胞反应，参与ECM的维持，促进血管生成和组织衰弱，并清除凋亡细胞。探索在正常组织发生和修复过程中支持MPS的关键通信事件，以及这些事件与病原体清除和自身免疫性疾病中的MPS功能有何不同，将帮助我们更好地理解TME中的类似过程。

在癌症中，MPS既可以促进T细胞介导的癌细胞清除，也可以促进肿瘤的发展。在促肿瘤形成方面，单核巨噬细胞有助于关键致癌事件的发生，如血管生成开关和免疫抑制（**图1-2-2**）。在包括乳腺癌、宫颈癌、膀胱癌和胰腺癌在内的超过80%的肿瘤中，髓系细胞尤其是单核巨噬细胞的瘤内和外周聚集与预后不良相关。与这些临床发现相一致的是，去除临床前小鼠模型中的MPS细胞可以减缓肿瘤生长。目前正在进行靶向MPS支持并向TME聚集的已知方面药物的Ⅰ期和Ⅱ期临床试验。部分治疗方法已经开始显示出疗效；然而，它们作为治疗人类疾病的药物的有效性尚未明确。靶向MPS生物学特点在TME内是在时空上定义的，可以广泛地归类为阻止单核吞噬细胞吸引正在发展的肿瘤并参与其生长，或者干扰MPS对TME的功能支持。然而，在TME中驱动免疫原性反应信号的复杂性使得很难确定临床上可操作的靶点来调节癌症环境中的单核吞噬细胞功能。

（二）阻断吞噬细胞募集

外周血中异质性髓系细胞是肿瘤相关单核巨噬细胞的主要来源。髓系细胞群体主要由来自骨髓的造血祖细胞的未成熟后代组成。髓系细胞从骨髓到外周血的正常生理动态变化受到激素、趋化因子和黏附分子的调节。单核巨噬细胞是髓系细胞群的一个亚群，而树突状细胞和单核细胞是单核巨噬细胞群的亚群，可以通过它们不同的个体发育、转录调节和功能模式来识别。炎症和组织特异性信号招募并引导单核吞噬细胞成熟为组织特异性或状态特异性的异质群体，这些群体中的单核巨噬细胞在个体发育上不同于常驻组织的巨噬细胞，后者通常来自发育过程中的卵黄囊和胎肝。

在外周血中的各种髓系细胞中，经典单核细胞被认为是具有促肿瘤功能的肿瘤相关巨噬细胞（tumor-associated macrophage，TAM）的潜在来源。肿瘤在发展过程中招募外周血单核细胞到TME中后再与这些细胞相互作用。在TME内，单核细胞成熟为TAM，为恶性细胞的生长和转移提供重要的功能支持。在临床患者中，单核细胞数量的增加与TAM密度增加相关，并与预后不良和转移相关。临床前实验和临床数据表明，这些外周血来源的单核巨噬细胞促进了恶性细胞的扩张。此外，这些证据也表明单核细胞在分化时的复杂性导致了外周和肿瘤内单核细胞的多样性，以及在临床和非临床癌症环境中的多样性。在一些文献中，这些细胞被称为M1或M2巨噬细胞或髓系来源的抑制细胞（myeloid-derived suppressor cell，MDSC）。在本节中，我们避免使用这个术语，以强调认识单核巨噬细胞发育和成熟全过程的重要性。M1和M2的分类与体外巨噬细胞的还原极化相关。然而，TME内的巨噬细胞和进入TME的单核细胞具有许多过渡细胞状态，仅用M1和M2亚型无法准确表示这些状态。因此，在本节中，我们将避免对癌症环境中所有单核吞噬细胞的特定功能终点（M1或M2）做出假设。

外周血髓系细胞群的稳定维持严重依赖于其趋化因子受体CCR2的表达。TME可以产生CCR2配体CCL2（也被称为MCP1）并吸引单核细胞。一旦进入TME，这些单核细胞就会成熟并发挥促癌功能。在临床前模型中，通过在基因或治疗层面阻断CCR2-CCL2轴来抑制对单核细胞的吸引，可以减少肿瘤的生长和（或）转移。这些发现引出了针对CCR2-CCL2轴的Ⅰ/Ⅱ期临床试验，其目的是减少肿瘤等疾病对髓系细胞的吸引力（相关综述请参阅参考文献）。

尽管CCR2-CCL2轴对于依赖单核细胞的感染处理是必要的，但在CCR2缺陷小鼠的循环中，仍然发现的少数单核细胞不需要CCR2-CCL2信号来进入炎症部位。这一观察表明存在额外的信号，这些信号和CCR2-CCL2信号被TME共同选择以招募和使髓系细胞成熟，并促进肿瘤生长。例如，集落刺激因子1（colony-stimulating factor 1，CSF1）参与了TME对髓系细胞的募集。

CSF1是一种巨噬细胞生长因子和趋化因子，对单核巨噬细胞的募集、存活、增殖和分化具有重要作用。CSF1受体（CSF1 receptor，CSF1R）依赖的信号对巨噬细胞的成熟和稳定状态的维持至关重要，并与维持组织驻留巨噬细胞群密切相关。在临床前癌症模型中，CSF1的产生促进单核巨噬细胞的招募和成熟，从而促进肿瘤的发展。相反，在临床前模型中阻断CSF1R信号会限制单核细胞的募集，改变TME内的巨噬细胞功能，促进抗肿瘤免疫，并增加检查点抑制剂的疗效。在乳腺癌患者中，CSF1反应特征与不良预后和TP53功能丧失突变发生率增加相关。目前正在对几种实体肿瘤进行干扰CSF1-CSF1R信号轴药物的临床试验，以求减少TME内单核巨噬细胞的招募和成熟。在一些已完成的Ⅰ期和Ⅱ期试验中，观察到了有限的毒性和部分抗肿瘤免疫的特征。尽管有充分的临床前证据支持在人类癌症中阻断CSF1R的可行性，但使用抗CSF1R抗体治疗胰腺癌的Ⅱ期试验未获成功（NCT03336216）。与靶向CCL2轴的药物试验类似，CSF1靶向药物的临床益处很小，这再次表明募集单核细胞的细胞因子之间存在功能上的重复。

来自临床前研究的证据还表明，一旦单核细胞来源的TAM在TME中成熟，它们就能够自

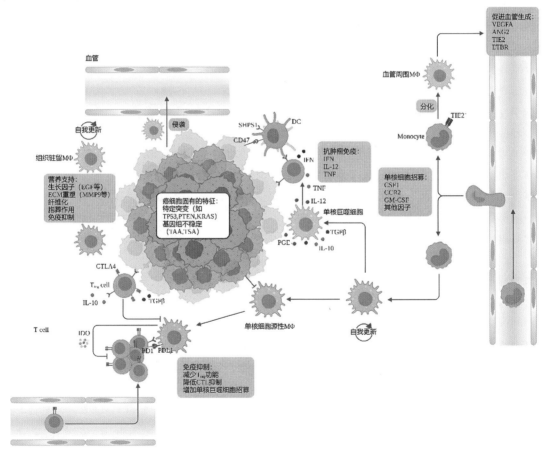

图 1-2-2 TME 内针对肿瘤形成过程的治疗选择

ANG2，血管生成素2；CCR2，C-C趋化因子受体2型；CSF1，集落刺激因子1；CTL，细胞毒性T淋巴细胞；EGF，表皮生长因子；ETBR，B型内皮素受体；GM-CSF，粒细胞巨噬细胞集落刺激因子；IDO，吲哚胺2,3-双加氧酶；IFN，干扰素；MΦ，巨噬细胞；MMP9，基质金属蛋白酶9；PGE_2，前列腺素E_2；SHPS1，SHP底物1；TAA，肿瘤相关抗原；TCR，T细胞受体；TGFβ，转化生长因子β；TIE2，促血管生成素1受体；TNF，肿瘤坏死因子；T_{reg}，调节性T细胞；TSA，肿瘤特异性抗原；VEGFA，血管内皮生长因子A。

我更新和增殖。这项研究显示，在这些TAM种群建立之后，它们可能不需要额外的未成熟单核细胞的招募来维持它们的数量。因此，可能存在一个时间窗口使得阻断TME对单核细胞的招募具有治疗效果。减少巨噬细胞募集的治疗途径作为防止巨噬细胞依赖的复发或转移的联合治疗策略的一部分可能是非常有效的。

可移植的临床前小鼠模型和人类疾病之间的肿瘤生长动力学差异提醒我们需要谨慎对待在动物模型上的研究结果。可移植的小鼠肿瘤模型中的肿瘤比自发的小鼠肿瘤模型中的肿瘤发展得快得多，并且缺乏在人类疾病中发现的TME特征。因此，使用自发的小鼠肿瘤发生模型可能是更好的选择，因为在自发模型中，肿瘤具有与人类疾病相关的基因组特征和相似的发育过程以及TME。

肿瘤微环境（TME）包含多种不同类型的正常细胞。这些非癌细胞通过复杂的细胞网络提供功能支持和（或）产生促进癌细胞生存和增殖的可溶性因子，进而促进肿瘤的发生。例如，单核巨噬细胞（mononuclear phagocyte，MPC）在经历一段短暂状态（红色和蓝色MPC）后，可以促进T细胞介导的癌细胞清除和抗肿瘤细胞因子的产生（红色MPC），或者通过营养支持或抑制反应性T细胞（蓝色MPC）促进肿瘤发生。血管周围MPC可通过与内皮细胞直接相互作用和产生可溶性促血管生成因子来促进血管生成开关。因此，针对这些过程的干预措施可能是潜在的治疗方法。通过趋化因子和生长因子阻止血液单核细胞募集到TME的药物可能是抗肿瘤的，而使促进血管生成或单核细胞分化和渗出的分子失活的药物也可能是抗肿瘤的。MPC提供的营养支持包括产生生长因子以及合成可以促进细胞外基质（ECM）重塑和纤维化的因子，这些过程为干预措施提供了许多潜在的靶点。癌细胞固有的特征，例如致癌基因突变和基因组不稳定性，也同样是治疗的目标，提示我们在设计针对免疫系统的治疗方案时，应该同时考虑这些特征。从外周血中招募到TME的单核细胞来源的树突状细胞作为特异性抗原提呈细胞，能够促进抗肿瘤免疫反应。

（三）干扰TME中的MPS

在TME中，已经发现并确定了树突状细胞和巨噬细胞在个体发育和功能上不同的群体，它们通过影响TIL进入肿瘤和激活来调节抗肿瘤免疫反应。巨噬细胞和树突状细胞既可以为肿瘤提供营养支持，也可以促进肿瘤的排斥反应。树突状细胞向TIL呈递抗原和共刺激分子，但也可以通过产生细胞因子或诱导和维持TME内的耐受性T细胞来驱动耐受性。

TAM在空间上分布于肿瘤边界、坏死区域周围和内部以及血管附近。这种异质性分布与TAM功能多样性相对应。TAM抑制免疫细胞浸润，清除凋亡细胞，促进肿瘤血管生成并促进肿瘤细胞转移。干扰与TAM促肿瘤功能相关的通信事件有可能破坏TME并抑制癌症生长。下文概述了正在探索中的TME关键方向，以确定能够改变TME中TAM功能的新靶点和（或）免疫治疗剂。

1. 清道夫受体

快速扩张的肿瘤中包含了聚集凋亡和坏死细胞的区域。这些垂死和已死亡的细胞被TAM通过胞葬作用清除。胞葬作用通常发生在炎症消退期间，这一点在病原体清除的晚期可以观察到。胞葬作用导致巨噬细胞依赖的免疫抑制，通过增加免疫抑制因子的产生并同时减少促炎分子的产生，从而减轻自身免疫并防止对周围健康组织的过度损伤。这种免疫抑制作用在体外即使通过强大的内毒素刺激也无法克服，从而保护机体免受内毒素诱导的感染性休克。这种巨噬细胞表型转变的生理功能可能源于机体对健康组织自身免疫性破坏的预防，这种破坏可由稳态凋亡细胞清除、组织修复和炎症消退引发。

临床前研究支持凋亡细胞影响肿瘤进展的观点。例如，与癌细胞同基因型的低致瘤性组织，在与非肿瘤来源的凋亡细胞共同移植后，可以发展成为肿瘤。来自死亡细胞和濒死细胞的配体与巨噬细胞表面表达的清道夫受体结合，包括MARCO、B类清道夫受体1（scavenger receptor class B member 1，SCARB1）、巨噬细胞清道夫受体1（macrophage scavenger receptor 1，MSR1；也称为CD204）和血小板糖蛋白4（platelet glycoprotein；也称为CD36）。治疗性阻断巨噬细胞表面的这些受体有可能改变这些细胞的激活并增加它们的炎症反应，并促进肿瘤消退。

在临床前癌症模型中，MARCO依赖的巨噬细胞激活具有促肿瘤的分泌作用。重要的是，用阻断性抗MARCO单抗治疗肿瘤负荷小鼠会导致肿瘤生长延缓和巨噬细胞抗肿瘤活性的产生，以及促炎细胞因子的产生。同样，SCARB1的缺失可以在体内诱导巨噬细胞的促炎反应，并在体外降低其胞葬作用。CD36可以与死亡细胞和垂死细胞质膜中的氧化磷脂酰丝氨酸结合，以标记这些细胞并促进胞葬作用。一种抑制CD36与凋亡细胞相互作用的单抗可阻止巨噬细胞转化为免疫抑制表型。虽然目前尚无有关抗MSR1治疗的研究，但TAM中MSR1的表达与肿瘤侵袭性以一种CCL2依赖的方式相关。MSR1+TAM的存在是人类癌症的独立预后因素。总的来说，这些临床前和临床的发现表明这些清道夫受体是调节TAM功能的潜在靶点。

2. CD47信号轴

CD47是一种细胞表面免疫球蛋白，同时也是具有多种已知配体的G蛋白偶联受体。CD47在正常组织中普遍表达，在几种癌细胞类型中也有高表达。在健康的非造血细胞中，CD47促进细胞运动、自噬、线粒体生成和干细胞自我更新。Brown等人在含有整合素αVβ3的复合体中首次发现作为其组成部分的CD47。CD47的一个重要配体是SHP底物1（SHP substrate 1，SHPS1；也称为SIRPα），几乎所有的单核吞噬细胞都表达这种蛋白。SHPS1通过免疫受体酪氨酸抑制基序（immunoreceptor tyrosine-based inhibitory motif，ITIM）和与受体CD47的连接促进含有SRC同源2（SRC homology 2，SH2）结构域的磷酸酶SHP1和SHP2的募集和激活。这一信号事件在负调控巨噬细胞和树突状细胞活化中起着重要作用。SHPS1还参与向单核吞噬细胞传递特定的信号以抑制吞噬作用。这种吞噬作用在生物学上与胞葬作用不同：缺乏CD47表达的健康红细胞很容易在外周被巨噬细胞清除。

白血病祖细胞通过上调CD47来逃避巨噬细胞杀伤，CD47-SHPS1依赖的肿瘤细胞吞噬抑制被认为是TME中的髓系细胞检查点。在肿瘤发生过程中，CD47抑制吞噬作用。因此，使用靶向CD47的单克隆抗体在各种移植模型中展现出良好的结果。这种抗肿瘤效果可能源于多种机制，包括促进单核巨噬细胞对癌细胞的清除，改变癌细胞中CD47依赖的信号，以及单核巨噬细胞中ITIM信号的减少。这些潜在机制的多样性可能解释了靶向CD47-SHPS1轴良好的疗效。

几项使用靶向CD47-SHPS1通路药物进行单药治疗的临床试验正处于早期阶段，这些药物包括：Hu5F9-G4（Forty Seven；NCT02216409和NCT02678338），CC-90002（Celgene；NCT02367196）和CC-952519（Celgene；NCT03783403）。一项Hu5F9-G4联合利妥昔单抗（rituximab）治疗复发或难治性B细胞非霍奇金淋巴瘤的Ⅰb期试验显示，抗体介导的吞噬作用效果显著，客观缓解率达50%，完全缓解率达36%，药物毒性也并不明显。目前正在进行其他的药物联合临床试验，以探索Hu5F9-G4联合西妥昔单抗（cetuximab）（NCT02953782）用于实体瘤或晚期结直肠癌患者，以及联合阿扎胞苷（NCT03248479）用于血液系统恶性肿瘤患者的疗效。

除了开发单抗外，调节CD47-SHPS1通路的诱骗受体疗法也正在研究当中。例如，TTI-621（Trillium Therapeutics）是一种重组可溶性诱骗SHPS1-Fc融合蛋白，由SHPS1的CD47结合域与IgG1的Fc结构域融合组成。Fc结构域通过结合Fcγ受体（Fcγ receptor，FcγR）来触发免疫受体酪氨酸激活基序（immunoreceptor tyrosine-based activation motif，ITAM）的信号，从而帮助巨噬细胞激活。因此，TTI-621是一种具有双重功能的诱骗受体，因为它既能阻断抑制性CD47信号，又能通过IgG1 Fc传递激活信号。目前已有两项研究TTI-621临床疗效的临床试验（NCT02663518和NCT02890368），其中一项已终止。Trillium Therapeutics正在开发第二种SHPS1-Fc融合蛋白TTI-622，其中IgG4 Fc结构域取代了TTI-621的IgG1 Fc。与TTI-621相比，这种修饰旨在降低蛋白与FcγR的相互作用，从而减弱激活信号的传递。同时，与TTI-621不同，TTI-622不会显著地与红细胞相结合，从而减轻了贫血等不良反应。ALX148（Alexo Therapeutics）是另一种具有IgG4 Fc结构域的重组SHPS1-Fc融合蛋白。

临床前研究结果表明，ALX148增强了抗肿瘤抗体和检查点抑制剂的作用。值得注意的是，ALX148对表达CD47的红细胞和血小板没有不良影响。目前，ALX148正在进行首个针对晚期实体瘤和淋巴瘤患者的Ⅰ期剂量递增和扩大多中心研究（NCT03013218）。已有的数据显示，ALX148具有较好的耐受性。

3.血管生成开关

巨噬细胞为肿瘤相关血管的形成提供完整的发育支持。在分子水平上，表达血管生成素1受体TIE2的血管周围巨噬细胞与表达血管生成素2（angiogenin 2，ANG2）的内皮细胞相互作用时，会产生血管生成因子VEGFA。这种VEGFA的产生促进肿瘤内新生血管的形成。针对VEGFA本身的治疗在抑制血管生成方面不如针对TIE2和ANG2以破坏血管周围巨噬细胞功能的治疗有效。使用针对VEGFA和TIE2-ANG2相互作用的双特异性抗体展现出更大的前景。在临床前研究中，使用ANG2-VEGFA双特异性抗体可显著阻断血管生成，减少异常血管生长，以限制肿瘤增殖并延长生存期。此外，这种方法同时促进了TME内巨噬细胞的抗肿瘤功能。值得注意的是，这种双特异性抗体比单独抗VEGF的单抗展现出了更好的抗肿瘤效果，表明其可能如前文所述促进了PD1/PDL1阻断的疗效。这些发现不仅确定了免疫治疗潜在的新方向，而且还表明双特异性抗体可能在破坏TME内复杂的通信事件方面特别有效。然而，要实现这一潜在的效果，可能需要更稳定、半衰期更长的双特异性抗体。

4.细胞外基质

巨噬细胞维持正常组织中的ECM，并通过ECM重塑促进肿瘤生长。肿瘤边缘的巨噬细胞通过破坏ECM来促进癌症的生长。巨噬细胞来源的蛋白酶，如基质金属蛋白酶9和组织蛋白酶，通过消化ECM来促进组织和TME重塑。这些活动可以促进肿瘤血管生成和转移，并最终推动肿瘤进展。

巨噬细胞还通过产生必需的生长因子支持TME内的上皮细胞。例如，巨噬细胞合成表皮生长因子（epidermal growth factor，EGF）促进正常和TME内乳腺上皮细胞的增殖。在正常小鼠乳腺脂肪的乳腺上皮细胞和巨噬细胞之间，上皮细胞产生的CSF1和巨噬细胞产生的EGF建立了旁分泌环，并可被癌变细胞所吸收。针对CSF1信号轴的药物临床试验正在进行中，这些药物旨在干扰正常组织和肿瘤交界处TAM的促肿瘤效应。一些研究表明，巨噬细胞对治疗的反应产生了促肿瘤活性，增强了肿瘤的侵袭性。因此，阻断巨噬细胞活性与其他治疗方式相结合可能是肿瘤免疫学未来发展的重要策略。对其他ECM相关因子的研究正在进行中，靶向这些因子可能限制TAM对癌细胞的营养支持。

总的来说，MPS协调免疫反应，并控制免疫介导的癌细胞排斥和耐受之间转变的拐点。这些调控细胞具有改变TME的强大潜力，例如不再为肿瘤生长提供营养支持，而是提供激活肿瘤特异性淋巴细胞所需的炎症信号。使MPS向促进免疫介导清除方向转化的主要障碍在于免疫系统参与肿瘤的复杂性，以及瘤内和瘤间的异质性。此外，了解复杂的、具有高度组织特异性的影响单核巨噬细胞功能成熟的特点，对于在肿瘤发展过程中设计有效的方法来破坏MPS介导的营养支持是至关重要的。

目前而言，针对TME中的关键因素（如肿瘤血管系统）并减少ITIM激活的治疗方法最有希望调节炎症以促进抗肿瘤反应。此外，靶向CD47-SHPS1轴和PD1/PDL1/PDL2的研究表明，通过多种机制调节免疫反应的单药疗法可能有着更好的临床获益。

七、结论与展望

检查点抑制剂已经彻底改变了免疫治疗，给许多患者带来了临床获益。然而，就像对各种病原体的清除一样，需要结合使用多种策略来完全克服许多肿瘤的潜伏生长。识别癌症特异性的弱点，使它们容易受到免疫调节药物的影响，然后将这些新药物与检查点抑制剂结合起来，有可能克服检查点抑制剂目前面临的耐药困境。结合肿瘤细胞的突变景观与规避TME中限制免疫抑制作用的组合靶向策略是未来的发展方向。改善T细胞的归巢，防止T细胞衰竭，调节代谢和细胞因子来支持T细胞攻击肿瘤细胞，这些都是可行的策略，在与检查点抑制剂相结合时显示出一定的前景。此外，靶向已知的依赖于TAM的血管生成，防止单核细胞募集和靶向这些MPS细胞表面的抑制、共刺激和清道夫受体已经在一定程度上获得了临床前成功。将相关的TME调节疗法与检查点阻断相结合将为恶性肿瘤患者带来更好的临床疗效。

肿瘤内异质性（即构成单一肿瘤的细胞在基因组、细胞和表型层面的多样性）是所有抗癌治疗药物的主要障碍。肿瘤细胞固有的克隆层次和异质性使得大多数靶向治疗无法完整地清除所有肿瘤细胞。因此，淋巴细胞识别和清除癌细胞的免疫监视过程被癌细胞克隆异质性所反制，导致免疫编辑使得癌细胞逃避免疫反应（免疫逃逸）。因此，在开发新的免疫治疗策略时，重要的是要考虑肿瘤如何对特定类型的治疗产生耐药性。例如，已发现部分肿瘤细胞通过上调PDL1或沉默其MHC Ⅰ类的表达来逃避抗肿瘤免疫反应。

除了使肿瘤具有难以控制的恶性细胞固有特性外，肿瘤细胞与TME之间也存在复杂的相互作用。肿瘤细胞中的致癌基因突变和信号通路改变导致肿瘤细胞和其他非恶性细胞之间发生过多的复杂通信事件，并促进恶性进展。此外，尽管免疫系统可以识别和清除癌细胞，但这一过程往往因免疫抑制和癌细胞免疫逃逸而复杂化。靶向免疫检查点的治疗恢复了免疫介导的肿瘤清除，这些反应的机制也正在逐渐被人们所认识。最近的证据表明，这些检查点疗法会使正在发展的肿瘤的免疫反应产生复杂的变化，包括对髓系细胞功能的强烈影响。以单核巨噬细胞、TME和淋巴细胞依赖的癌细胞清除之间的动态关系，以及治疗时间、癌症分期和既往治疗等因素为核心的新型治疗策略，一定会为癌症患者带来更合适和更有效的免疫疗法。

延伸阅读1 检查点调节分子CTLA4和PD1

T细胞在发生感染时产生依赖于T细胞受体（T cell receptor，TCR）的免疫反应，其持续时间和幅度受到检查点分子的调节以限制感染期间的免疫病理过程。然而，在肿瘤形成过程中，这种调节作用也限制了抗肿瘤免疫反应。

次级淋巴组织中初始T细胞的激活需要来自抗原提呈细胞（antigen-presenting cell，APC）的两个不同的信号。首先，APC将与主要组织相容性复合体结合的抗原肽呈递给初始T细胞的TCR。随后，APC通过使表面的CD80或CD86与T细胞上的CD28结合的方式提供共刺激信号。在T细胞激活的早期阶段，检查点调节分子CTLA4在T细胞表面上调。CTLA4在结构上与CD28相似，并与其竞争性结合CD80和CD86，从而抑制T细胞的持续激活、增殖和IL-2的分泌，并诱导细胞周期停滞。在CTLA4缺陷的小鼠模型中出现的致命性自身免疫和淋巴增殖性表型也从另一方面展现了CTLA4介导的抑制性功能。与CTLA4不同，检查点调节分子PD1在T细胞激活的后期上调。在与其配体相连接后，PD1通过激活酪氨酸磷酸酶来关闭T细胞的反应。PD1在外周组织中发挥着重要的作用，它促进外周耐受并限制自身免疫反应。检查点抑制剂通过阻断这些对T细胞功能的限制，使淋巴细胞能够继续发挥其抗肿瘤免疫效应。

延伸阅读2 免疫监视和免疫编辑

Burnet和Thomas最早提出细胞诱导免疫在抗肿瘤过程中发挥重要作用的假设。他们假设，癌前病变和肿瘤细胞中积累的基因改变可以为免疫识别提供抗原，并且由于肿瘤生长带来的不良后果，对癌细胞的免疫会发生适应性进化。这种现象被称为"淋巴细胞依赖的免疫监视"，通过清除癌前细胞和肿瘤细胞来促进正常组织的动态平衡和抑制肿瘤的发生。在一项开创性的研究中，含有因部分缺失而失活的*Rag2*基因的小鼠缺乏B淋巴细胞和T淋巴细胞，与野生型小鼠相比更容易被甲基胆蒽（methylcholanthrene，MCA）诱发癌症。同样，干扰素-γ受体1（interferon-γ receptor 1，IFNGR）或信号转导和转录激活因子1（signal transducer and activator of transcription 1，STAT1）的失活增加了MCA诱导后的肿瘤负荷。值得注意的是，相比野生型小鼠，*Rag2-/-*和*Stat1-/-*小鼠在各种组织中肿瘤发生的概率都更高。这些数据证实了免疫监视主要由B淋巴细胞和T淋巴细胞介导。

免疫活性个体的恶性细胞抵抗淋巴细胞介导的细胞杀伤作用并形成肿瘤，这一过程被称为"免疫逃逸"。对免疫缺陷小鼠进行的开创性实验为理解肿瘤生长的动态过程提供了整体框架，以助于我们更好地理解淋巴细胞如何识别并清除癌细胞。具体来说，来自高免疫活性个体的MCA诱导产生的癌细胞在高免疫活性和免疫缺陷个体中均展现了良好的生长态势，相比之下，来自免疫缺陷个体的MCA诱导癌细胞在免疫能力强的小鼠中大部分被消灭。这一现象可以用"免疫编辑"来解释，在免疫杀伤的选择压力下，异质性的肿瘤细胞中可以避免被免疫系统消灭的癌细胞克隆最终存活下来。因此，免疫编辑可以提高免疫系统无法识别或消灭的癌细胞的存活率。

延伸阅读3 T细胞耗竭的本质

目前尚未明确的免疫反应，如与慢性病毒感染或癌症相关的反应，其特征是持续的抗原暴露、免疫抑制和"阴燃"炎症（免疫细胞介导的持续性慢性炎症）。这些特征导致应答T细胞分化成功能以及细胞毒性减少和（或）受限的状态，这种状态通常被称为耗竭。这些耗竭的T细胞（T_{ex}细胞）的表型特征是其效应功能降低，同时抑制性受体PD1、CTLA4、BTLA、TIM3和LAG3上调。此外，在效应CD8$^+$T细胞中，T-box转录调节因子T-bet和eomesodermin（EOMES）的表达不再互相关联，形成了一个对检查点阻断疗法有不同反应的T_{ex}细胞池。更成熟的EOMES^{hi}PD1^{hi} T_{ex}细胞在给予检查点抑制剂后发生细胞死亡，其谱系前代T-bet^{hi}PD1^{mid} T_{ex}细胞在抗PD1治疗后显示出增强的效应功能和增殖能力。最近的证据表明，这些变化可以通过表观遗传修饰来调控：分化程度较高的T_{ex}细胞具有与特定染色质景观相关的转录程序。这种景观不同于未成熟的T_{ex}细胞池，也不同于效应T细胞和记忆T细胞，并限制了细胞对检查点疗法的反应。

延伸阅读4 肿瘤抗原

T细胞受体（TCR）介导的癌细胞清除依赖于淋巴细胞的产生，这些淋巴细胞能够区分突变的自身细胞/癌细胞与健康的自身细胞。有两种不同类型的抗原可以识别癌细胞和非癌细胞：肿瘤特异性抗原（tumor-specific antigen，TSA）和肿瘤相关抗原（tumor-associated antigen，TAA）。TSA不是由健康宿主基因组编码的，包括基因改变产物（新抗原）和病毒编码的基因产物（在致癌病毒引起的肿瘤中）。对临床前模型中肿瘤外显子的二代测序揭示了肿瘤特异性的新抗原，而 Rag^+ 小鼠和疫苗接种实验证明了这些新的多肽可能有助于淋巴细胞识别和清除癌细胞。重要的是，并不是所有的新抗原都具有相同的免疫原性，使得免疫编辑过程在一定程度上受到新抗原的影响。

癌细胞中的表观遗传改变或基因扩增事件导致TAA的表达。这些TAA的编码基因没有改变，但在其起源组织中是新出现或者表达水平远远高于健康组织的（例如，癌症睾丸抗原）。这些抗原的表达通常局限于配子发生时期的细胞，但在各种癌症中也有表达。

尽管不同类型恶性细胞的TSA和TAA的表达可以将它们与健康细胞区分开来，但抗原提呈细胞仍需要在激活后提供必要的共刺激信号以激活T细胞。这个问题可能很重要，因为状态稳定的迁徙树突细胞有助于形成免疫抑制的组织驻留调节性T细胞。除了免疫抑制外，癌细胞还产生抗肿瘤免疫的机制，包括上调PDL1和沉默主要组织相容性复合体Ⅰ。因此，尽管免疫系统能够识别并清除癌细胞，但这一过程往往会因为免疫抑制和癌细胞的逃逸而变得复杂。因此，靶向免疫细胞和癌细胞之间的关键通信事件可以恢复免疫系统的肿瘤清除能力。

陆舜（上海交通大学医学院附属胸科医院）

参考文献

［1］ Warburg O. On respiratory impairment in cancer cells［J］. Science, 1956, 124(3215): 269-270.

［2］ Miller D R. A tribute to Sidney Farber-the father of modern chemotherapy［J］. Br J Haematol, 2006, 134(1): 20-26.

［3］ DeBerardinis R J, Chandel N S. Fundamentals of cancer metabolism［J］. Sci Adv, 2016, 2(5): e1600200.

［4］ Elia I, Haigis M C. Metabolites and the tumour microenvironment: from cellular mechanisms to systemic metabolism［J］. Nat Metab, 2021, 3(1): 21-32.

［5］ Olson K A, Schell J C, Rutter J. Pyruvate and metabolic flexibility: illuminating a path toward selective cancer therapies［J］. Trends Biochem Sci, 2016, 41(3): 219-230.

［6］ Bensard C L, Wisidagama D R, Olson K A, et al. Regulation of tumor initiation by the mitochondrial pyruvate carrier［J］. Cell Metab, 2020, 31(2): 284-300. e7.

［7］ Neinast M D, Jang C, Hui S, et al. Quantitative analysis of the whole-body metabolic fate of branched-chain amino acids［J］. Cell Metab, 2019, 29(2): 417-429.e4.

［8］ Sullivan L B, Gui D Y, Vander Heiden M G. Altered metabolite levels in cancer: implications for tumour biology and cancer therapy［J］. Nat Rev Cancer, 2016, 16(11): 680-693.

［9］ Sullivan L B, Luengo A, Danai L V, et al. Aspartate is an endogenous metabolic limitation for tumour growth ［J］. Nat Cell Biol, 2018, 20(7): 782-788.

［10］ Liu G Y, Sabatini D M. mTOR at the nexus of nutrition, growth, ageing and disease［J］. Nat Rev Mol Cell Biol, 2020, 21(4): 183-203.

［11］ Stine Z E, Walton Z E, Altman B J, et al. MYC, metabolism, and cancer［J］. Cancer Discov, 2015, 5(10): 1024-1039.

［12］ Yuneva M, Zamboni N, Oefner P, et al. Deficiency in glutamine but not glucose induces MYC-dependent apoptosis in human cells［J］. J Cell Biol, 2007, 178(1): 93-105.

［13］ Andrejeva G, Rathmell J C. Similarities and distinctions of cancer and immune metabolism in inflammation and tumors［J］. Cell Metab, 2017, 26(1): 49-70.

［14］ Li H, Ning S, Ghandi M, et al. The landscape of cancer cell line metabolism［J］. Nat Med, 2019, 25(5): 850-860.

［15］ Romero R, Sayin V I, Davidson S M, et al. Keap1 loss promotes Kras-driven lung cancer and results in dependence on glutaminolysis［J］. Nat Med, 2017, 23(11): 1362-1368.

［16］ Srinivasan R, Ricketts C J, Sourbier C, et al. New strategies in renal cell carcinoma: targeting the genetic and metabolic basis of disease［J］. Clin Cancer Res, 2015, 21(1): 10-17.

［17］ Yuneva M O, Fan T W M, Allen T D, et al. The metabolic profile of tumors depends on both the responsible genetic lesion and tissue type［J］. Cell Metab, 2012, 15(2): 157-170.

［18］ Ramachandran S, Pan C Q, Zimmermann S C, et al. Structural basis for exploring the allosteric inhibition of human kidney type glutaminase［J］. Oncotarget, 2016, 7(36): 57943-57954.

［19］ Lemberg K M, Vornov J J, Rais R, et al. We're not "DON" yet: optimal dosing and prodrug delivery of 6-diazo-5-oxo-L-norleucine［J］. Mol Cancer Ther, 2018, 17(9): 1824-1832.

［20］ Leone R D, Zhao L, Englert J M, et al. Glutamine blockade induces divergent metabolic programs to overcome tumor immune evasion［J］. Science, 2019, 366(6468): 1013-1021.

［21］ Mendez-Lucas A, Lin W, Driscoll P C, et al. Identifying strategies to target the metabolic flexibility of tumours［J］. Nat Metab, 2020, 2(4): 335-350.

［22］ Hein M Y, Hubner N C, Poser I, et al. A human interactome in three quantitative dimensions organized by stoichiometries and abundances［J］. Cell, 2015, 163(3): 712-723.

［23］ Nalawansha D A, Crews C M. PROTACs: an emerging therapeutic modality in precision medicine［J］. Cell Chem Biol, 2020, 27(8): 998-1014.

［24］ Oshima N, Ishida R, Kishimoto S, et al. Dynamic imaging of LDH inhibition in tumors reveals rapid in vivo metabolic rewiring and vulnerability to combination therapy［J］. Cell Rep, 2020, 30(6): 1798-1810.

［25］ Zhou R, Pantel A R, Li S, et al.［18F］(2 S,4 R)4-fluoroglutamine PET detects glutamine pool size changes in triple-negative breast cancer in response to glutaminase inhibition［J］. Cancer Res, 2017, 77(6): 1476-1484.

［26］ Flier J S, Mueckler M M, Usher P, et al. Elevated levels of glucose transport and transporter messenger RNA are induced by ras or src oncogenes［J］. Science, 1987, 235(4795): 1492-1495.

［27］ Shim H, Dolde C, Lewis B C, et al. c-Myc transactivation of LDH-A: implications for tumor metabolism and growth［J］. Proc Natl Acad Sci USA, 1997, 94(13): 6658-6663.

［28］ van Wijk R, van Solinge W W. The energy-less red blood cell is lost: erythrocyte enzyme abnormalities of glycolysis［J］. Blood, 2005, 106(13): 4034-4042.

［29］ Maekawa M, Sudo K, Nagura K, et al. Population screening of lactate dehydrogenase deficiencies in Fukuoka prefecture in Japan and molecular characterization of three independent mutations in the lactate dehydrogenase-B(H) gene［J］. Hum Genet, 1994, 93: 74-76.

［30］ Kanno T, Sudo K, Maekawa M, et al. Lactate dehydrogenase M-subunit deficiency: a new type of hereditary exertional myopathy［J］. Clin Chim Acta, 1988, 173(1): 89-98.

［31］ Abu-Elheiga L, Matzuk M M, Kordari P, et al. Mutant mice lacking acetyl-CoA carboxylase 1 are embryonically lethal［J］. Proc Natl Acad Sci USA, 2005, 102(34): 12011-12016.

［32］ Chirala S S, Chang H, Matzuk M, et al. Fatty acid synthesis is essential in embryonic development: fatty acid synthase null mutants and most of the heterozygotes die in utero［J］. Proc Natl Acad Sci USA, 2003, 100(11): 6358-6363.

［33］ Miyazaki M, Man W C, Ntambi J M. Targeted disruption of stearoyl-CoA desaturase1 gene in mice causes atrophy of sebaceous and meibomian glands and depletion of wax esters in the eyelid［J］. J Nutr, 2001, 131(9): 2260-2268.

［34］ Bridges H R, Jones A J, Pollak M N, et al. Effects of metformin and other biguanides on oxidative phosphorylation in mitochondria［J］. Biochem J, 2014, 462(3): 475-487.

［35］ Yap T A, Rodon Ahnert J, Piha-Paul S A, et al. Phase I trial of IACS-010759 (IACS), a potent, selective inhibitor of complex I of the mitochondrial electron transport chain, in patients (pts) with advanced solid tumors［J］. J Clin Oncol, 2019, 37: 3014-3014.

［36］ Chan D A, Sutphin P D, Nguyen P, et al. Targeting GLUT1 and the Warburg effect in renal cell carcinoma by chemical synthetic lethality［J］. Sci Transl Med, 2011, 3(94): 94ra70.

［37］ Adams D J, Ito D, Rees M G, et al. NAMPT is the cellular target of STF-31-like small-molecule probes［J］.

ACS Chem Biol, 2014, 9(10): 2247-2254.

［38］ Reckzeh E S, Karageorgis G, Schwalfenberg M, et al. Inhibition of glucose transporters and glutaminase synergistically impairs tumor cell growth［J］. Cell Chem Biol, 2019, 26(9): 1214-1228. e25.

［39］ Siebeneicher H, Cleve A, Rehwinkel H, et al. Identification and optimization of the first highly selective GLUT1 inhibitor BAY-876［J］. ChemMedChem, 2016, 11(20): 2261-2271.

［40］ Wu Q, Ba-Alawi W, Deblois G, et al. GLUT1 inhibition blocks growth of RB1-positive triple negative breast cancer［J］. Nat Commun, 2020, 11(1): 4205.

［41］ Kim J W, Gao P, Liu Y C, et al. Hypoxia-inducible factor 1 and dysregulated c-Myc cooperatively induce vascular endothelial growth factor and metabolic switches hexokinase 2 and pyruvate dehydrogenase kinase 1［J］. Mol Cell Biol, 2007, 27(21): 7381-7393.

［42］ Patra K C, Wang Q, Bhaskar P T, et al. Hexokinase 2 is required for tumor initiation and maintenance and its systemic deletion is therapeutic in mouse models of cancer［J］. Cancer Cell, 2013, 24(2): 213-228.

［43］ Ganapathy-Kanniappan S, Geschwind J F H, Kunjithapatham R, et al. Glyceraldehyde-3-phosphate dehydrogenase(GAPDH) is pyruvylated during 3-bromopyruvate mediated cancer cell death［J］. Anticancer Res, 2009, 29(12): 4909-4918.

［44］ Liu Y, Li M, Zhang Y, et al. Structure-based discovery of novel hexokinase 2 inhibitors［J］. Bioorg Chem, 2020, 96: 103609.

［45］ Zheng M, Wu C, Yang K, et al. Novel selective hexokinase 2 inhibitor Benitrobenrazide blocks cancer cells growth by targeting glycolysis［M］. Pharmacol Res, 2021, 164: 105367.

［46］ Muller F L, Colla S, Aquilanti E, et al. Passenger deletions generate therapeutic vulnerabilities in cancer［J］. Nature, 2012, 488(7411): 337-342.

［47］ Lin Y H, Satani N, Hammoudi N, et al. An enolase inhibitor for the targeted treatment of ENO1-deleted cancers［J］. Nat Metab, 2020, 2(12): 1413-1426.

［48］ Suzuki A, Puri S, Leland P, et al. Subcellular compartmentalization of PKM2 identifies anti-PKM2 therapy response in vitro and in vivo mouse model of human non-small-cell lung cancer［J］. PLoS ONE, 2019, 14(5): e0217131.

［49］ Lau A N, Israelsen W J, Roper J, et al. PKM2 is not required for colon cancer initiated by APC loss［J］. Cancer Metab, 2017, 5-10.

［50］ Hillis A L, Lau A N, Devoe C X, et al. PKM2 is not required for pancreatic ductal adenocarcinoma［J］. Cancer Metab, 2018, 6:17.

［51］ Israelsen W J, Dayton T L, Davidson S M, et al. PKM2 isoform-specific deletion reveals a differential requirement for pyruvate kinase in tumor cells［J］. Cell, 2013, 155(2): 397-409.

［52］ Kaplan N O, Everse J. Regulatory characteristics of lactate dehydrogenases［J］. Adv Enzym Regul, 1972, 10: 323-336.

［53］ Sonveaux P, Végran F, Schroeder T, et al. Targeting lactate-fueled respiration selectively kills hypoxic tumor cells in mice［J］. J Clin Invest, 2008, 118(12): 3930-3942.

［54］ Billiard J, Dennison J B, Briand J, et al. Quinoline 3-sulfonamides inhibit lactate dehydrogenase A and reverse aerobic glycolysis in cancer cells［J］. Cancer Metab, 2013, 1(1): 19.

［55］ Pusapati R V, Daemen A, Wilson C, et al. mTORC1-dependent metabolic reprogramming underlies escape from glycolysis addiction in cancer cells［J］. Cancer Cell, 2016, 29(4): 548-562.

［56］ Rai G, Brimacombe K R, Mott B T, et al. Discovery and optimization of potent, cell-active pyrazole-based inhibitors of lactate dehydrogenase (LDH)［J］. J Med Chem, 2017, 60(22): 9184-9204.

［57］ Yeung C, Gibson A E, Issaq S H, et al. Targeting glycolysis through inhibition of lactate dehydrogenase impairs tumor growth in preclinical models of Ewing sarcoma［J］. Cancer Res, 2019, 79(19): 5060-5073.

［58］ Friberg A, Rehwinkel H, Nguyen D, et al. Structural evidence for isoform-selective allosteric inhibition of lactate dehydrogenase A［J］. ACS Omega, 2020, 5(22): 13034-13041.

［59］ Zdralevic M, Brand A, Di Ianni L, et al. Double genetic disruption of lactate dehydrogenases A and B is required to ablate the "Warburg effect" restricting tumor growth to oxidative metabolism［J］. J Biol Chem, 2018, 293(41): 15947-15961.

［60］ Altman B J, Stine Z E, Dang C V. From Krebs to clinic: glutamine metabolism to cancer therapy［J］. Nat Rev Cancer, 2016, 16(10): 619-634.

［61］ Schulte M L, Fu A, Zhao P, et al. Pharmacological blockade of ASCT2-dependent glutamine transport leads to antitumor efficacy in preclinical models［J］. Nat Med, 2018, 24(2): 194-202.

［62］ Edwards D N, Ngwa V M, Raybuck A L, et al. Selective glutamine metabolism inhibition in tumor cells improves anti-tumor T lymphocyte activity in triple-negative breast cancer［M］. J Clin Invest, 2021, 131(4):e140100.

［63］ Jin H, Wang S, Zaal EA, et al. A powerful drug combination strategy targeting glutamine addiction for the treatment of human liver cancer［M］. eLife, 2020, 9.

［64］ Broer A, Fairweather S, Broer S. Disruption of amino acid homeostasis by novel ASCT2 inhibitors involves multiple targets［J］. Front Pharmacol, 2018, 9: 785.

［65］ Najumudeen A K, Ceteci F, Fey S K, et al. The amino acid transporter SLC7A5 is required for efficient growth of KRAS-mutant colorectal cancer［J］. Nat Genet, 2021, 53(1): 16-26.

［66］ Okunushi K, Furihata T, Morio H, et al. JPH203, a newly developed anti-cancer drug, shows a preincubation inhibitory effect on L-type amino acid transporter 1 function［J］. J Pharmacol Sci, 2020, 144(1): 16-22.

［67］ Enomoto K, Sato F, Tamagawa S, et al. A novel therapeutic approach for anaplastic thyroid cancer through inhibition of LAT1［J］. Sci Rep, 2019, 9(1): 14616.

［68］ Rais R, Jancarik A, Tenora L, et al. Discovery of 6-diazo-5-oxo-l-norleucine (DON) prodrugs with enhanced CSF delivery in monkeys: a potential treatment for glioblastoma［J］. J Med Chem, 2016, 59(18): 8621-8633.

［69］ Tenora L, Alt J, Dash R P, et al. Tumor-targeted delivery of 6-diazo-5-oxo-l-norleucine (DON) using substituted acetylated lysine prodrugs［J］. J Med Chem, 2019, 62(7): 3524-3538.

［70］ Hanaford A R, Alt J, Rais R, et al. Orally bioavailable glutamine antagonist prodrug JHU-083 penetrates mouse brain and suppresses the growth of MYC-driven medulloblastoma［J］. Transl Oncol, 2019, 12(10): 1314-1322.

［71］ Oh M H, Sun I H, Zhao L, et al. Targeting glutamine metabolism enhances tumor-specific immunity by modulating suppressive myeloid cells［J］. J Clin Invest, 2020, 130(7): 3865-3884.

［72］ Gao P, Tchernyshyov I, Chang T C, et al. c-Myc suppression of miR-23a/b enhances mitochondrial glutaminase expression and glutamine metabolism［J］. Nature, 2009, 458(7239): 762-765.

［73］ Hu W, Zhang C, Wu R, et al. Glutaminase 2, a novel p53 target gene regulating energy metabolism and antioxidant function［J］. Proc Natl Acad Sci USA, 2010, 107(16): 7455-7460.

［74］ Xiang Y, Stine Z E, Xia J, et al. Targeted inhibition of tumor-specific glutaminase diminishes cell-autonomous tumorigenesis［J］. J Clin Invest, 2015, 125(6): 2293-2306.

［75］ Lukey M J, Cluntun A A, Katt W P, et al. Liver-type glutaminase GLS2 is a druggable metabolic node in luminal-subtype breast cancer［J］. Cell Rep, 2019, 29(1): 76-88.e7.

［76］ Johnson M O, Wolf M M, Madden M Z, et al. Distinct regulation of Th17 and Th1 cell differentiation by glutaminase-dependent metabolism［J］. Cell, 2018, 175(7): 1780-1795.e19.

［77］ Tannir N M, Agarwal N, Porta C, et al. CANTATA: Primary analysis of a global, randomized, placebo (Pbo)-controlled, double-blind trial of telaglenastat (CB-839) + cabozantinib versus Pbo + cabozantinib in advanced/ metastatic renal cell carcinoma (mRCC) patients (pts) who progressed on immune checkpoint inhibitor (ICI) or anti-angiogenic therapies［J］. J Clin Oncol, 2021, 39: 4501-4501.

［78］ Yao C H, Liu G Y, Wang R, et al. Identifying off-target effects of etomoxir reveals that carnitine palmitoyltransferase I is essential for cancer cell proliferation independent of beta-oxidation［J］. PLoS Biol, 2018, 16(3): e2003782.

［79］ Camarda R, Zhou A Y, Kohnz R A, et al. Inhibition of fatty acid oxidation as a therapy for MYC-overexpressing triple-negative breast cancer［J］. Nat Med, 2016, 22(4): 427-432.

［80］ Pacilli A, Calienni M, Margarucci S, et al. Carnitine-acyltransferase system inhibition, cancer cell death, and prevention of myc-induced lymphomagenesis［J］. J Natl Cancer Inst, 2013, 105(7): 489-498.

［81］ Granchi C. ATP citrate lyase (ACLY) inhibitors: an anti-cancer strategy at the crossroads of glucose and lipid metabolism［J］. Eur J Med Chem, 2018, 157: 1276-1291.

［82］ Zhao S, Torres A, Henry R A, et al. ATP-citrate lyase controls a glucose-to-acetate metabolic switch［J］. Cell Rep, 2016, 17(4): 1037-1052.

［83］ Huang Z, Zhang M, Plec A A, et al. ACSS2 promotes systemic fat storage and utilization through selective regulation of genes involved in lipid metabolism［J］. Proc Natl Acad Sci USA, 2018, 115(40): E9499-E9506.

［84］ Schug Z T, Peck B, Jones D T, et al. Acetyl-CoA synthetase 2 promotes acetate utilization and maintains cancer cell growth under metabolic stress［J］. Cancer Cell, 2015, 27(1): 57-71.

［85］ Miller K D, Pniewski K, Perry C E,, et al. Targeting ACSS2 with a transition state mimetic inhibits triple-negative breast cancer growth［M］. Cancer Res, 2021, 81(5): 1252-1264.

［86］ Miller K D, Pniewski K, Perry C E, et al. Targeting ACSS2 with a transition state mimetic inhibits triple-negative breast cancer growth［M］. Cancer Res, 2021, 81(5): 1252-1264.

［87］ Cerami E, Gao J, Dogrusoz U, et al. The cBio cancer genomics portal: an open platform for exploring multidimensional cancer genomics data［J］. Cancer Discov, 2012, 2(5): 401-404.

［88］ Louis P, Hold G L, Flint H J. The gut microbiota, bacterial metabolites and colorectal cancer［J］. Nat Rev Microbiol, 2014, 12(10): 661-672.

［89］ Svensson R U, Parker S J, Eichner L J, et al. Inhibition of acetyl-CoA carboxylase suppresses fatty acid synthesis and tumor growth of non-small-cell lung cancer in preclinical models［J］. Nat Med, 2016, 22(10): 1108-1119.

［90］ Harriman G, Greenwood J, Bhat S, et al. Acetyl-CoA carboxylase inhibition by ND-630 reduces hepatic steatosis, improves insulin sensitivity, and modulates dyslipidemia in rats［J］. Proc Natl Acad Sci USA, 2016, 113(13): E1796-E1805.

［91］ Bergman A, Carvajal-Gonzalez S, Tarabar S, et al. Safety, tolerability, pharmacokinetics, and pharmacodynamics of a liver-targeting acetyl-CoA carboxylase inhibitor (PF-05221304): a three-part randomized phase 1 study［J］. Clin Pharmacol Drug Dev, 2020, 9(4): 514-526.

［92］ Kuhajda F P, Jenner K, Wood F D, et al. Fatty acid synthesis: a potential selective target for antineoplastic therapy［J］. Proc Natl Acad Sci USA, 1994, 91(14): 6379-6383.

［93］ Alli P M, Pinn M L, Jaffee E M, et al. Fatty acid synthase inhibitors are chemopreventive for mammary cancer in neu-N transgenic mice［J］. Oncogene, 2005, 24(1): 39-46.

［94］ Zaytseva Y Y, Rychahou P G, Le A T, et al. Preclinical evaluation of novel fatty acid synthase inhibitors in primary colorectal cancer cells and a patient-derived xenograft model of colorectal cancer［J］. Oncotarget, 2018, 9(37): 24787-24800.

［95］ Halbleib K, Pesek K, Covino R, et al. Activation of the unfolded protein response by lipid bilayer stress［J］. Mol Cell, 2017, 67(4): 673-684. e8.

［96］ Peck B, Schug Z T, Zhang Q, et al. Inhibition of fatty acid desaturation is detrimental to cancer cell survival in metabolically compromised environments［J］. Cancer Metab, 2016, 4:6.

［97］ Flowers J B, Rabaglia M E, Schueler K L, et al. Loss of stearoyl-CoA desaturase-1 improves insulin sensitivity in lean mice but worsens diabetes in leptin-deficient obese mice［J］. Diabetes, 2007, 56(5): 1228-1239.

［98］ Liu G. Recent advances in stearoyl-CoA desaturase 1 inhibitors for dyslipidemia and obesity［J］. Curr Top Med Chem, 2010, 10(4): 419-433.

［99］ Ntambi J M, Miyazaki M, Stoehr J P, et al. Loss of stearoyl-CoA desaturase-1 function protects mice against adiposity［J］. Proc Natl Acad Sci USA, 2002, 99(17): 11482-11486.

［100］ Brigandi R A, Zhu J, Murnane A A, et al. A phase 1 randomized, placebo-controlled trial with a topical inhibitor of stearoyl-coenzyme A desaturase 1 under occluded and nonoccluded conditions［J］. Clin Pharmacol Drug Dev, 2019, 8(3): 270-280.

［101］ Nikiforov M A, Chandriani S, O'Connell B, et al. A functional screen for Myc-responsive genes reveals serine hydroxymethyltransferase, a major source of the one-carbon unit for cell metabolism［J］. Mol Cell Biol, 2002, 22(16): 5793-5800.

［102］ Pacold M E, Brimacombe K R, Chan S H, et al. A PHGDH inhibitor reveals coordination of serine synthesis and one-carbon unit fate［J］. Nat Chem Biol, 2016, 12(6): 452-458.

［103］ Tajan M, Hennequart M, Cheung E C, et al. Serine synthesis pathway inhibition cooperates with dietary serine and glycine limitation for cancer therapy［J］. Nat Commun, 2021, 12(1): 366.

［104］ Ngo B, Kim E, Osorio-Vasquez V, et al. Limited environmental serine and glycine confer brain metastasis sensitivity to PHGDH inhibition［J］. Cancer Discov, 2020, 10(9): 1352-1373.

［105］ Paiardini A, Fiascarelli A, Rinaldo S, et al. Screening and in vitro testing of antifolate inhibitors of human cytosolic serine hydroxymethyltransferase［J］. ChemMedChem, 2015, 10(3): 490-497.

［106］ Ducker G S, Ghergurovich J M, Mainolfi N, et al. Human SHMT inhibitors reveal defective glycine import as a targetable metabolic vulnerability of diffuse large B-cell lymphoma［J］. Proc Natl Acad Sci USA, 2017, 114(43): 11404-11409.

［107］ Garcia-Canaveras J C, Lancho O, Ducker G S, et al. SHMT inhibition is effective and synergizes with methotrexate in T-cell acute lymphoblastic leukemia［J］. Leukemia, 2021, 35(2): 377-388.

［108］Minton D R, Nam M, McLaughlin D J, et al. Serine catabolism by SHMT2 is required for proper mitochondrial translation initiation and maintenance of formylmethionyl-tRNAs［J］. Mol Cell, 2018, 69(4): 610-621. e5.

［109］Geeraerts S L, Kampen K R, Rinaldi G, et al. Repurposing the antidepressant sertraline as SHMT inhibitor to suppress serine/glycine synthesis-addicted breast tumor growth［J］. Mol Cancer Ther, 2021, 20(1): 50-63.

［110］Chen K, Sheng J, Ma B, et al. Suppression of hepatocellular carcinoma by mycophenolic acid in experimental models and in patients［J］. Transplantation, 2019, 103(5): 929-937.

［111］Jin R, Liu B, Liu X, et al. Leflunomide suppresses the growth of LKB1-inactivated tumors in the immunocompetent host and attenuates distant cancer metastasis［J］. Mol Cancer Ther, 2021, 20(2): 274-283.

［112］Rosenzweig M, Palmer J, Tsai N C, et al. Repurposing leflunomide for relapsed/refractory multiple myeloma: a phase 1 study［J］. Leuk Lymphoma, 2020, 61(7): 1669-1677.

［113］McDonald G, Chubukov V, Coco J, et al. Selective vulnerability to pyrimidine starvation in hematologic malignancies revealed by AG-636, a novel clinical-stage inhibitor of dihydroorotate dehydrogenase［J］. Mol Cancer Ther, 2020, 19(12): 2502-2515.

［114］Wolpaw A J, Dang C V. Exploiting metabolic vulnerabilities of cancer with precision and accuracy［J］. Trends Cell Biol, 2018, 28(3): 201-212.

［115］Augustin R C, Delgoffe G M, Najjar Y G. Characteristics of the tumor microenvironment that influence immune cell functions: hypoxia, oxidative stress, metabolic alterations［J］. Cancers, 2020, 12(12): 3802.

［116］Varanasi S K, Kumar S V, Rouse B T. Determinants of tissue-specific metabolic adaptation of T cells［J］. Cell Metab, 2020, 32(6): 908-919.

［117］Henrich F C, Singer K, Poller K, et al. Suppressive effects of tumor cell-derived 5'-deoxy-5'-methylthioadenosine on human T cells［J］. Oncoimmunology, 2016, 5(8): e1184802.

［118］DePeaux K, Delgoffe G M. Metabolic barriers to cancer immunotherapy［J］. Nat Rev Immunol, 2021, 21(12): 785-797.

［119］Galluzzi L, Kroemer G. Potent immunosuppressive effects of the oncometabolite R-2-hydroxyglutarate［J］. Oncoimmunology, 2018, 7(12): e1528815.

［120］Zhu X G, Chudnovskiy A, Baudrier L, et al. Functional genomics in vivo reveal metabolic dependencies of pancreatic cancer cells［J］. Cell Metab, 2021, 33(1): 211-221. e6.

［121］Biancur D E, Kapner K S, Yamamoto K, et al. Functional genomics identifies metabolic vulnerabilities in pancreatic cancer［J］. Cell Metab, 2021, 33(1): 199-210. e8.

［122］Chen D S, Mellman I. Oncology meets immunology: the cancer-immunity cycle［J］. Immunity, 2013, 39(1): 1-10.

［123］Postow M A, Callahan M K, Wolchok J D. Immune checkpoint blockade in cancer therapy［J］. J Clin Oncol, 2015, 33(17): 1974-1982.

［124］Curran M A, Montalvo W, Yagita H, et al. PD-1 and CTLA-4 combination blockade expands infiltrating T cells and reduces regulatory T and myeloid cells within B16 melanoma tumors［J］. Proc Natl Acad Sci USA, 2010, 107(9): 4275-4280.

［125］Wolchok J D, Kluger H, Callahan M K, et al. Nivolumab plus ipilimumab in advanced melanoma［J］. N Engl J Med, 2013, 369(2): 122-133.

［126］Hargadon K M, Johnson C E, Williams C J. Immune checkpoint blockade therapy for cancer: an overview of

FDA-approved immune checkpoint inhibitors［J］. Int Immunopharmacol, 2018, 62: 29-39.

［127］Tang J, Pearce L, O'Donnell-Tormey J, et al. Trends in the global immuno-oncology landscape［J］. Nat Rev Drug Discov, 2018, 17(11): 783-784.

［128］CRI Anna-Maria Kellen Clinical Accelerator Team. PD-1/PD-L1 landscape［J］. Cancer Research Institute, 2019, 221-224.

［129］Keenan T E, Burke K P, Van Allen E M. Genomic correlates of response to immune checkpoint blockade［J］. Nat Med, 2019, 25(3): 389-402.

［130］Sharma P, Allison J P. The future of immune checkpoint therapy［J］. Science, 2015, 348(6230): 56-61.

［131］Daud A I, Loo K, Pauli M L, et al. Tumor immune profiling predicts response to anti-PD-1 therapy in human melanoma［J］. J Clin Invest, 2016, 126(9): 3447-3452.

［132］Wei S C, Levine J H, Cogdill A P, et al. Distinct cellular mechanisms underlie anti-CTLA-4 and anti-PD-1 checkpoint blockade［J］. Cell, 2017, 170(6): 1120-1133. e17.

［133］Krieg C, Nowicka M, Guglietta S, et al. High-dimensional single-cell analysis predicts response to anti-PD-1 immunotherapy［J］. Nat Med, 2018, 24(2): 144-153.

［134］Fehlings M, Simoni Y, Penny H L, et al. Checkpoint blockade immunotherapy reshapes the high-dimensional phenotypic heterogeneity of murine intratumoural neoantigen-specific CD8+ T cells［J］. Nat Commun, 2017, 8(1): 562.

［135］Zou W. Immunosuppressive networks in the tumour environment and their therapeutic relevance［J］. Nat Rev Cancer, 2005, 5(4): 263-274.

［136］Pylayeva-Gupta Y, Lee K E, Hajdu C H, et al. Oncogenic Kras-induced GM-CSF production promotes the development of pancreatic neoplasia［J］. Cancer Cell, 2012, 21(6): 836-847.

［137］Charoentong P, Finotello F, Angelova M, et al. Pan-cancer immunogenomic analyses reveal genotype-immunophenotype relationships and predictors of response to checkpoint blockade［J］. Cell Rep, 2017, 18 (1): 248-262.

［138］Hingorani S R, Wang L, Multani A S, et al. Trp53R172H and KrasG12D cooperate to promote chromosomal instability and widely metastatic pancreatic ductal adenocarcinoma in mice［J］. Cancer Cell, 2005, 7(5): 469-483.

［139］Li J, Byrne K T, Yan F, et al. Tumor cell-intrinsic factors underlie heterogeneity of immune cell infiltration and response to immunotherapy［J］. Immunity, 2018, 49(1): 178-193. e7.

［140］Ruscetti M, Morris J P, Mezzadra R, et al. Senescence-induced vascular remodeling creates therapeutic vulnerabilities in pancreas cancer［J］. Cell, 2020, 181(2): 424-441. e21.

［141］Jerby-Arnon L, Shah P, Cuoco M S, et al. A cancer cell program promotes T cell exclusion and resistance to checkpoint blockade［J］. Cell, 2018, 175(4): 984-997. e24

［142］Jansen C S, Prokhnevska N, Master V A, et al. An intra-tumoral niche maintains and differentiates stem-like CD8 T cells［J］. Nature, 2019, 576(7785): 465-470.

［143］Mandal R, Samstein R M, Lee K W, et al. Genetic diversity of tumors with mismatch repair deficiency influences anti-PD-1 immunotherapy response［J］. Science, 2019, 364(6439): 485-491.

［144］Salmon H, Idoyaga J, Rahman A, et al. Expansion and activation of CD103+ dendritic cell progenitors at the tumor site enhances tumor responses to therapeutic PD-L1 and BRAF inhibition［J］. Immunity, 2016, 44(4): 924-938.

［145］Cooper Z A, Frederick D T, Ahmed Z, et al. Combining checkpoint inhibitors and BRAF-targeted agents against metastatic melanoma［J］. Oncoimmunology, 2013, 2(5): e24320.

［146］Ascierto P A, Ferrucci P F, Stephens R, et al. KEYNOTE-022 part 3: phase Ⅱ randomized study of 1L dabrafenib (D) and trametinib (T) plus pembrolizumab (Pembro) or placebo (PBO) for BRAF-mutant advanced melanoma［J］. Ann Oncol, 2018, 29: vⅧ 442.

［147］Ascierto P A, Ferrucci P F, Fisher R,et al. Dabrafenib, trametinib and pembrolizumab or placebo in BRAF-mutant melanoma［J］. Nat Med, 2019, 25(6): 941-946.

［148］Reddy S M, Reuben A, Wargo J A. Influences of BRAF inhibitors on the immune microenvironment and the rationale for combined molecular and immune targeted therapy［J］. Curr Oncol Rep, 2016, 18: 1-9.

［149］Coelho M A, de Carné Trécesson S, Rana S,et al. Oncogenic RAS signaling promotes tumor immunoresistance by stabilizing PD-L1 mRNA［J］. Immunity, 2017, 47(6): 1083-1099. e6.

［150］George S, Miao D, Demetri G D,et al. Loss of PTEN is associated with resistance to anti-PD-1 checkpoint blockade therapy in metastatic uterine leiomyosarcoma［J］. Immunity, 2017, 46(2): 197-204.

［151］Shaked Y. The pro-tumorigenic host response to cancer therapies［J］. Nat Rev Cancer, 2019, 19(12): 667-685.

［152］Lauss M, Donia M, Harbst K,et al. Mutational and putative neoantigen load predict clinical benefit of adoptive T cell therapy in melanoma［J］. Nat Commun, 2017, 8(1): 1738.

［153］Fellner, C. Ipilimumab (Yervoy) prolongs survival in advanced melanoma: serious side effects and a hefty price tag may limit its use［J］. P T, 2012, 37(9): 503-530.

［154］Ribas A, Kefford R, Marshall M A,et al. Phase Ⅲ randomized clinical trial comparing tremelimumab with standard-of-care chemotherapy in patients with advanced melanoma［J］. J Clin Oncol, 2013, 31(5): 616-622.

［155］Rizvi N A, Cho B C, Reinmuth N,et al. Durvalumab with or without tremelimumab vs platinum-based chemotherapy as first-line treatment for metastatic non-small cell lung cancer: MYSTIC［J］. Ann Oncol, 2018, 29: x40-x41.

［156］Maio M, Scherpereel A, Calabrò L,et al. Tremelimumab as second-line or third-line treatment in relapsed malignant mesothelioma (DETERMINE): a multicentre, international, randomised, double-blind, placebo-controlled phase 2b trial［J］. Lancet Oncol, 2017, 18(9): 1261-1273.

［157］Romano E, Kusio-Kobialka M, Foukas P G,et al. Ipilimumab-dependent cell-mediated cytotoxicity of regulatory T cells ex vivo by nonclassical monocytes in melanoma patients［J］. Proc Natl Acad, 2015, 112 (19): 6140-6145.

［158］Furness A J S, Vargas F A, Peggs K S, et al. Impact of tumour microenvironment and Fc receptors on the activity of immunomodulatory antibodies［J］. Trends Immunol, 2014, 35(7): 290-298.

［159］Kelley R K, Sangro B, Harris W P,et al. Efficacy, tolerability, and biologic activity of a novel regimen of tremelimumab (T) in combination with durvalumab (D) for patients (pts) with advanced hepatocellular carcinoma (aHCC)［J］. J Clin Oncol, 2020, 38: 4508.

［160］Mahoney K M, Freeman G J, McDermott D F. The next immune-checkpoint inhibitors: PD-1/PD-L1 blockade in melanoma［J］. Clin Ther, 2015, 37(4): 764-782.

［161］Burstein H J, Krilov L, Aragon-Ching J B,et al. Clinical cancer advances 2017: annual report on progress against cancer from the American Society of Clinical Oncology［J］. J Clin Oncol, 2017, 35(12): 1341-

1367.

［162］Drugs.com. Yervoy FDA approval history［EB/OL］.

［163］Hodi F S, Chiarion-Sileni V, Gonzalez R,et al. Nivolumab plus ipilimumab or nivolumab alone versus ipilimumab alone in advanced melanoma (CheckMate 067): 4-year outcomes of a multicentre, randomised, phase 3 trial［J］. Lancet Oncol, 2018, 19(11): 1480-1492.

［164］Schmidt C. The benefits of immunotherapy combinations［J］. Nature, 2017, 552(7685): S67-S69.

［165］Simpson T R, Li F, Montalvo-Ortiz W,et al. Fc-dependent depletion of tumor-infiltrating regulatory T cells co-defines the efficacy of anti-CTLA-4 therapy against melanoma［J］. J Exp Med, 2013, 210(9): 1695-1710.

［166］Emens L A, Esteva F, Beresford M,et al. Abstract PD3-01: Results from KATE2, a randomized phase 2 study of atezolizumab (atezo)+trastuzumab emtansine (T-DM1) vs placebo (pbo)+T-DM1 in previously treated HER2+ advanced breast cancer (BC)［J］. Cancer Res, 2019, 79(Suppl. 4): PD3-01.

［167］Olson B, Li Y, Lin Y, et al. Mouse models for cancer immunotherapy research［J］. Cancer Discov, 2018, 8 (11): 1358-1365.

［168］Buqué A, Galluzzi L. Modeling tumor immunology and immunotherapy in mice［J］. Trends Cancer, 2018, 4(9): 599-601.

［169］Zia M I, Siu L L, Pond G R, et al. Comparison of outcomes of phase Ⅱ studies and subsequent randomized control studies using identical chemotherapeutic regimens［J］. J Clin Oncol, 2005, 23(28): 6982-6991.

［170］Bendell J C, Kim T W, Goh B C,et al. Clinical activity and safety of cobimetinib (cobi) and atezolizumab in colorectal cancer (CRC)［J］. J Clin Oncol, 2016, 34: 3502.

［171］Hellmann M D, Kim T W, Lee C B,et al. Phase Ib study of atezolizumab combined with cobimetinib in patients with solid tumors［J］. Ann Oncol, 2019, 30(7): 1134-1142.

［172］Eng C, Kim T W, Bendell J,et al. Atezolizumab with or without cobimetinib versus regorafenib in previously treated metastatic colorectal cancer (IMblaze370): a multicentre, open-label, phase 3, randomised, controlled trial［J］. Lancet Oncol, 2019, 20(6): 849-861.

［173］Mushti S L, Mulkey F, Sridhara R. Evaluation of overall response rate and progression-free survival as potential surrogate endpoints for overall survival in immunotherapy trials［J］. Clin Cancer Res, 2018, 24(10): 2268-2275.

［174］Seruga B, Ocana A, Amir E, et al. Failures in phase Ⅲ: causes and consequences［J］. Clin Cancer Res, 2015, 21(20): 4552-4560.

［175］Davis A A, Patel V G. The role of PD-L1 expression as a predictive biomarker: an analysis of all US food and drug administration (FDA) approvals of immune checkpoint inhibitors［J］. J Immunother Cancer, 2019, 7(1): 278.

［176］Marabelle A, Le D T, Ascierto P A,et al. Efficacy of pembrolizumab in patients with noncolorectal high microsatellite instability/mismatch repair-deficient cancer: results from the phase Ⅱ KEYNOTE-158 study ［J］. J Clin Oncol, 2020, 38(1): 1-10.

［177］Marabelle A, Fakih M G, Lopez J,et al. 1192O — association of tumour mutational burden with outcomes in patients with select advanced solid tumours treated with pembrolizumab in KEYNOTE-158［J］. Ann Oncol, 2019, 30: v477-v478.

［178］Bellone M, Calcinotto A. Ways to enhance lymphocyte trafficking into tumors and fitness of tumor infiltrating lymphocytes［J］. Front Oncol, 2013, 3: 231.

［179］Beatty G L, Moon E K. Chimeric antigen receptor T cells are vulnerable to immunosuppressive mechanisms present within the tumor microenvironment［J］. Oncoimmunology, 2014, 3(11): e970027.

［180］Sackstein R, Schatton T, Barthel S R. T-lymphocyte homing: an underappreciated yet critical hurdle for successful cancer immunotherapy［J］. Lab Invest, 2017, 97(6): 669-697.

［181］Slaney C Y, Kershaw M H, Darcy P K. Trafficking of T cells into tumors［J］. Cancer Res, 2014, 74(24): 7168-7174.

［182］Lanitis E, Dangaj D, Irving M, et al. Mechanisms regulating T-cell infiltration and activity in solid tumors［J］. Ann Oncol, 2017, 28: xⅡ18-xⅡ32.

［183］Ferrara N, Hillan K J, Gerber H P, et al. Discovery and development of bevacizumab, an anti-VEGF antibody for treating cancer［J］. Nat Rev Drug Discov, 2004, 3(5): 391-400.

［184］Teng M W L, Ngiow S F, Ribas A, et al. Classifying cancers based on T-cell infiltration and PD-L1［J］. Cancer Res, 2015, 75(11): 2139-2145.

［185］Abastado J P The next challenge in cancer immunotherapy: controlling T-cell traffic to the tumor［J］. Cancer Res, 2012, 72(9): 2159-2161.

［186］Hindley J P, Jones E, Smart K,et al. T-cell trafficking facilitated by high endothelial venules is required for tumor control after regulatory T-cell depletion［J］. Cancer Res, 2012, 72(21): 5473-5482.

［187］Lutsiak M E C, Semnani R T, De Pascalis R,et al. Inhibition of CD4+25+ T regulatory cell function implicated in enhanced immune response by low-dose cyclophosphamide［J］. Blood, 2005, 105(7): 2862-2868.

［188］Demaria S, Volm M D, Shapiro R L,et al. Development of tumor-infiltrating lymphocytes in breast cancer after neoadjuvant paclitaxel chemotherapy［J］. Clin Cancer Res, 2001, 7(10): 3025-3030.

［189］Nardin A, Wong W C, Tow C,et al. Dacarbazine promotes stromal remodeling and lymphocyte infiltration in cutaneous melanoma lesions［J］. J Invest Dermatol, 2011, 131(9): 1896-1905.

［190］Maxwell M B, Maher K E. Chemotherapy-induced myelosuppression［J］. Semin Oncol Nurs, 1992, 8(2): 113-123.

［191］Javarappa K K, Tsallos D, Heckman C A. A multiplexed screening assay to evaluate chemotherapy-induced myelosuppression using healthy peripheral blood and bone marrow［J］. SLAS Discov, 2018, 23(7): 687-696.

［192］Osada T, Chong G, Tansik R,et al. The effect of anti-VEGF therapy on immature myeloid cell and dendritic cells in cancer patients［J］. Cancer Immunol Immunother, 2008, 57(8): 1115-1124.

［193］Ohm J E, Gabrilovich D I, Sempowski G D,et al. VEGF inhibits T-cell development and may contribute to tumor-induced immune suppression［J］. Blood, 2003, 101(12): 4878-4886.

［194］Wallin J J, Bendell J C, Funke R,et al. Atezolizumab in combination with bevacizumab enhances antigen-specific T-cell migration in metastatic renal cell carcinoma［J］. Nat Commun, 2016, 7(1): 12624.

［195］Socinski M A, Jotte R M, Cappuzzo F,,et al. Atezolizumab for first-line treatment of metastatic nonsquamous NSCLC［J］. N Engl J Med, 2018, 378(24): 2288-2301.

［196］US Food and Drug Administration. FDA approves atezolizumab with chemotherapy and bevacizumab for first-line treatment of metastatic non-squamous NSCLC［EB/OL］(2018).

［197］The ASCO Post. FDA grants breakthrough therapy designation for atezolizumab/bevacizumab combination as first-line treatment for advanced or metastatic HCC[EB/OL](2021).

[198] Finn R S, Qin S, Ikeda M, et al. Atezolizumab plus bevacizumab in unresectable hepatocellular carcinoma[J]. N Engl J Med, 2020, 382(20): 1894-1905.

[199] US Food and Drug Administration. FDA approves atezolizumab plus bevacizumab for unresectable hepatocellular carcinoma[EB/OL]. FDA. https://www.fda.gov/drugs/drug-approvals-and-databases/fda-approves-atezolizumab-plus-bevacizumab-unresectable-hepatocellular-carcinoma(2020).

[200] Rini B I, Plimack E R, Stus V, et al. Pembrolizumab plus axitinib versus sunitinib for advanced renal-cell carcinoma[J]. N Engl J Med, 2019, 380(12): 1116-1127.

[201] US Food and Drug Administration. FDA approves pembrolizumab plus axitinib for advanced renal cell carcinoma[EB/OL]. FDA. https://www.fda.gov/drugs/drug-approvals-and-databases/fda-approves-pembrolizumab-plus-axitinib-advanced-renal-cell-carcinoma(2019).

[202] Lanitis E, Irving M, Coukos G. Targeting the tumor vasculature to enhance T cell activity[J]. Curr Opin Immunol, 2015, 33: 55-63.

[203] Reichetzeder C, Tsuprykov O, Hocher B. Endothelin receptor antagonists in clinical research —— lessons learned from preclinical and clinical kidney studies[J]. Life, 2014, 118(2): 141-148.

[204] Kandalaft L E, Facciabene A, Buckanovich R J, et al. Endothelin B receptor, a new target in cancer immune therapy[J]. Clin Cancer, 2009, 15(14): 4521-4528.

[205] Ott P A, Hodi F S, Buchbinder E I. Inhibition of immune checkpoints and vascular endothelial growth factor as combination therapy for metastatic melanoma: an overview of rationale, preclinical evidence, and initial clinical data[J]. Front, 2015, 5: 202.

[206] Yang B, Kang H, Fung A, et al. The role of interleukin 17 in tumour proliferation, angiogenesis, and metastasis[J]. Mediators Inflamm, 2014, 623759.

[207] Deliyanti D, Talia D M, Zhu T, et al. Foxp3+ Tregs are recruited to the retina to repair pathological angiogenesis[J]. Nat Commun, 2017, 8(1): 748.

[208] Leung O M, Li J, Li X, et al. Regulatory T cells promote apelin-mediated sprouting angiogenesis in type 2 diabetes[J]. Cell, 2018, 24(6): 1610-1626.

[209] Lugade A A, Moran J P, Gerber S A, et al. Local radiation therapy of B16 melanoma tumors increases the generation of tumor antigen-specific effector cells that traffic to the tumor[J]. Immunol, 2005, 174(12): 7516-7523.

[210] Harding S M, Benci J L, Irianto J, et al. Mitotic progression following DNA damage enables pattern recognition within micronuclei[J]. Nature, 2017, 548(7668): 466-470.

[211] Quezada S A, Peggs K S, Simpson T R, et al. Limited tumor infiltration by activated T effector cells restricts the therapeutic activity of regulatory T cell depletion against established melanoma[J]. Exp, 2008, 205(9): 2125-2138.

[212] Peng W, Liu C, Xu C, et al. PD-1 blockade enhances T-cell migration to tumors by elevating IFN-γ inducible chemokines[J]. Cancer, 2012, 72(20): 5209-5218.

[213] Hong M, Puaux A L, Huang C, et al. Chemotherapy induces intratumoral expression of chemokines in cutaneous melanoma, favoring T-cell infiltration and tumor control[J]. Cancer, 2011, 71(22): 6997-7009.

[214] Muthuswamy R, Berk E, Junecko B F, et al. NF-κB hyperactivation in tumor tissues allows tumor-selective reprogramming of the chemokine microenvironment to enhance the recruitment of cytolytic T effector cell

［J］. Cancer, 2012, 72(15): 3735-3743.

［215］Harlin H, Meng Y, Peterson A C, et al. Chemokine expression in melanoma metastases associated with CD8+ T-cell recruitment［J］. Cancer, 2009, 69(7): 3077-3085.

［216］Mulligan A M, Raitman I, Feeley L, et al. Tumoral lymphocytic infiltration and expression of the chemokine CXCL10 in breast cancers from the Ontario Familial Breast Cancer Registry［J］. Clin Cancer, 2013, 19(2): 336-346.

［217］Kerkar S P, Goldszmid R S, Muranski P, et al. IL-12 triggers a programmatic change in dysfunctional myeloid-derived cells within mouse tumors.［J］J ClinInvest, 2011, 121(12): 4746-4757.

［218］Tsai A K, Davila E. Producer T cells: using genetically engineered T cells as vehicles to generate and deliver therapeutics to tumors.［J］Oncoimmunology, 2016, 5(5): e1122158.

［219］Sasaki K, Pardee A D, Okada H, et al IL-4 inhibits VLA-4 expression on Tc1 cells resulting in poor tumor infiltration and reduced therapy benefit［J］. Immunol, 2008, 38(10): 2865-2873.

［220］Nakayama F, Teraki Y, Kudo T, et al. Expression of cutaneous lymphocyte-associated antigen regulated by a set of glycosyltransferases in human T cells: involvement of α 1, 3-fucosyltransferase V Ⅱ and β 1,4-galactosyltransferase I［J］. Invest Dermatol, 2000, 115(2): 299-306.

［221］Hu J, Sun C, Bernatchez C, et al. T-cell homing therapy for reducing regulatory T cells and preserving effector T-cell function in large solid tumors［J］. Clin Cancer, 2018, 24(12): 2920-2934.

［222］Berraondo P, Etxeberria I, Ponz-Sarvise M, et al. Revisiting interleukin-12 as a cancer immunotherapy agent ［J］. Clin Cancer Res, 2018, 24(12): 2716-2718.

［223］Kershaw M H, Wang G, Westwood J A, et al. Redirecting migration of T cells to chemokine secreted from tumors by genetic modification with CXCR2 ［J］. Gene, 2002, 13(16): 1971-1980.

［224］Peng W, Ye Y, Rabinovich B A, et al. Transduction of tumor-specific T cells with CXCR2 chemokine receptor improves migration to tumor and antitumor immune responses［J］. Clin Cancer, 2010, 16(22): 5458-5468.

［225］Di Stasi A, De Angelis B, Rooney C M, et al. T lymphocytes coexpressing CCR4 and a chimeric antigen receptor targeting CD30 have improved homing and antitumor activity in a Hodgkin tumor model［J］. Blood, 2009, 113(25): 6392-6402.

［226］Olofsson P S, Steinberg B E, Sobbi R, et al. Blood pressure regulation by CD4+ lymphocytes expressing choline acetyltransferase［J］. Biotechnol, 2016, 34(10): 1066-1071.

［227］Cox M A, Duncan G S, Lin G H Y, et al. Choline acetyltransferase-expressing T cells are required to control chronic viral infection［J］. Science, 2019, 363(6427):639-644.

［228］Pellegrini M, Calzascia T, Elford A R, et al. Adjuvant IL-7 antagonizes multiple cellular and molecular inhibitory networks to enhance immunotherapies［J］. Nat Med, 2009, 15(5): 528-536.

［229］Chang C H, Qiu J, O'Sullivan D, et al. Metabolic competition in the tumor microenvironment is a driver of cancer progression［J］. Cell, 2015, 162(6): 1229-1241.

［230］Wang R, Green D R. Metabolic checkpoints in activated T cells［J］. Nat Immunol, 2012, 13(10):907-915.

［231］Shimizu T, Nomiyama S, Hirata F, et al. Indoleamine 2,3-dioxygenase. Purification and some properties［J］. J Biol Chem, 1978, 253(13): 4700-4706.

［232］Moon Y W, Hajjar J, Hwu P, et al. Targeting the indoleamine 2,3-dioxygenase pathway in cancer［J］. J Immunother Cancer, 2015, 3: 1-10.

［233］Munn D H, Mellor A L. Indoleamine 2,3-dioxygenase and tumor-induced tolerance［J］. Invest, 2007, 117(5):

1147-1154.

［234］Weber W P, Feder-Mengus C, Chiarugi A, et al. Differential effects of the tryptophan metabolite 3-hydroxyanthranilic acid on the proliferation of human CD8+ T cells induced by TCR triggering or homeostatic cytokines［J］. Immunol, 2006, 36(2): 296-304.

［235］Prendergast G C, Smith C, Thomas S, et al. Indoleamine 2,3-dioxygenase pathways of pathogenic inflammation and immune escape in cancer［J］. Cancer Immunol, 2014, 63(7): 721-735.

［236］Long G V, Dummer R, Hamid O, et al. Epacadostat (E) plus pembrolizumab (P) versus pembrolizumab alone in patients (pts) with unresectable or metastatic melanoma: results of the phase 3 ECHO-301/KEYNOTE-252 study［J］. Oncol, 2018, 36(15_suppl): 108.

［237］Li H, Bullock K, Gurjao C, et al. Metabolomic adaptations and correlates of survival to immune checkpoint blockade［J］. Nat Commun, 2019, 10(1): 4346.

［238］Luke J, Siu L L, Santucci-Pereira J, et al. Interferon γ (IFN-γ) gene signature and tryptophan 2,3-dioxygenase 2 (TDO2) gene expression: a potential predictive composite biomarker for linrodostat mesylate (BMS-986205; indoleamine 2,3-dioxygenase 1 inhibitor［IDO1i］) + nivolumab (NIVO)［J］. Oncol, 2019, 30(Suppl_5): v760-v761.

［239］Bradley L M, Haynes L, Swain S L. IL-7: maintaining T-cell memory and achieving homeostasis［J］. Trends Immunol, 2005, 26(3): 172-176.

［240］Pauken K E, Sammons M A, Odorizzi P M, et al. Epigenetic stability of exhausted T cells limits durability of reinvigoration by PD-1 blockade［J］. Science, 2016, 354(6316): 1160-1165.

［241］Shi L Z, Fu T, Guan B, et al. Interdependent IL-7 and IFN-γ signalling in T-cell controls tumour eradication by combined α-CTLA-4+α-PD-1 therapy［J］. Nat Commun, 2016, 7(1): 12335.

［242］Pellegrini M, Calzascia T, Toe J G, et al. IL-7 engages multiple mechanisms to overcome chronic viral infection and limit organ pathology［J］. Cell, 2011, 144(4): 601-613.

［243］Sportès C, Babb R R, Krumlauf M C, et al. Phase I study of recombinant human interleukin-7 administration in subjects with refractory malignancy［J］. Clin Cancer Res, 2010, 16(2): 727-735.

［244］Tian Y, Zajac A J. IL-21 and T cell differentiation: consider the context［J］. Trends Immunol, 2016, 37(8): 557-568.

［245］Pellegrini M, Mak T W, Ohashi P S. Fighting cancers from within: augmenting tumor immunity with cytokine therapy［J］. Trends Pharmacol Sci, 2010, 31(8): 356-363.

［246］Korn T, Bettelli E, Gao W, et al. IL-21 initiates an alternative pathway to induce proinflammatory TH17 cells［J］. Nature, 2007, 448(7152): 484-487.

［247］Punt S, Dronkers E A C, Welters M J P, et al. A beneficial tumor microenvironment in oropharyngeal squamous cell carcinoma is characterized by a high T cell and low IL-17+ cell frequency［J］. Cancer Immunol Immunother, 2016, 65(4): 393-403.

［248］Elsaesser H, Sauer K, Brooks D G. IL-21 is required to control chronic viral infection［J］. Science, 2009, 324(5934): 1569-1572.

［249］Kurachi M, Barnitz R A, Yosef N, et al. The transcription factor BATF operates as an essential differentiation checkpoint in early effector CD8+ T cells［J］. Immunol, 2014, 15(4): 373-383.

［250］Gu Y Z, Fan C W, Lu R, et al. Forced co-expression of IL-21 and IL-7 in whole-cell cancer vaccines promotes antitumor immunity［J］. Science, 2016, 6(1): 32351.

［251］Søndergaard H, Galsgaard E D, Bartholomaeussen M, et al. Intratumoral interleukin-21 increases antitumor immunity, tumor-infiltrating CD8+ T-cell density and activity, and enlarges draining lymph nodes［J］. Immunother, 2010, 33(3): 236-249.

［252］Mittal D, Caramia F, Michiels S, et al. Improved treatment of breast cancer with anti-HER2 therapy requires interleukin-21 signaling in CD8+ T cells［J］. Cancer Res, 2016, 76(2): 264-274.

［253］Vallières F, Girard D. Mechanism involved in interleukin-21-induced phagocytosis in human monocytes and macrophages［J］. Clin Exp Immunol, 2017, 187(2): 294-303.

［254］Wan C K, Li P, Spolski R, et al. IL-21-mediated non-canonical pathway for IL-1β production in conventional dendritic cells［J］. Nat Commun, 2015, 6(1): 7988.

［255］Xue L, Hickling T, Song R, et al. Contribution of enhanced engagement of antigen presentation machinery to the clinical immunogenicity of a human interleukin (IL)-21 receptor-blocking therapeutic antibody［J］. Clin Exp Immunol, 2016, 183(1): 102-113.

［256］Végran F, Berger H, Boidot R, et al. The transcription factor IRF1 dictates the IL-21-dependent anticancer functions of TH9 cells［J］. Nat Immunol, 2014, 15(8): 758-766.

［257］Schietinger A, Philip M, Krisnawan V E, et al. Tumor-specific T cell dysfunction is a dynamic antigen-driven differentiation program initiated early during tumorigenesis［J］. Immunity, 2016, 45(2): 389-401.

［258］Philip M, Fairchild L, Sun L, et al. Chromatin states define tumour-specific T cell dysfunction and reprogramming［J］. Nature, 2017, 545(7655): 452-456.

［259］Mognol G P, Spreafico R, Wong V, et al. Exhaustion-associated regulatory regions in CD8+ tumor-infiltrating T cells［J］. Proc Natl Acad Sci USA, 2017, 114(13): E2776-E2785.

［260］Im S J, Hashimoto M, Gerner M Y, et al. Defining CD8+ T cells that provide the proliferative burst after PD-1 therapy［J］. Nature, 2016, 537(7620): 417-421.

［261］Miller B C, Sen D R, Al Abosy R, et al. Subsets of exhausted CD8+ T cells differentially mediate tumor control and respond to checkpoint blockade［J］. Nat Immunol, 2019, 20(3): 326-336.

［262］Siddiqui I, Schaeuble K, Chennupati V, et al. Intratumoral Tcf1+PD-1+CD8+ T cells with stem-like properties promote tumor control in response to vaccination and checkpoint blockade immunotherapy［J］. Immunity, 2019, 50(1): 195-211. e10.

［263］Jadhav R R, Im S J, Hu B, et al. Epigenetic signature of PD-1+ TCF1+ CD8 T cells that act as resource cells during chronic viral infection and respond to PD-1 blockade［J］. Proc Natl Acad Sci USA, 2019, 116(28): 14113-14118.

［264］Scott A C, Dündar F, Zumbo P, et al. TOX is a critical regulator of tumour-specific T cell differentiation［J］. Nature, 2019, 571(7764): 270-274.

［265］Sen D R, Kaminski J, Barnitz R A, et al. The epigenetic landscape of T cell exhaustion［J］. Science, 2016, 354(6316): 1165-1169.

［266］Le D T, Durham J N, Smith K N, et al. Mismatch repair deficiency predicts response of solid tumors to PD-1 blockade［J］. Science, 2017, 357(6349): 409-413.

［267］Hellmann M D, Ciuleanu T E, Pluzanski A, et al. Nivolumab plus ipilimumab in lung cancer with a high tumor mutational burden［J］. N Engl J Med, 2018, 378(22): 2093-2104.

［268］Sonugür F G, Akbulut H. The role of tumor microenvironment in genomic instability of malignant tumors［J］. Front Genet, 2019, 10: 1063.

［269］Negrini S, Gorgoulis V G, Halazonetis T D. Genomic instability — an evolving hallmark of cancer［J］. Nat Rev Mol Cell Biol, 2010, 11(3): 220-228.

［270］Thomas R, Al-Khadairi G, Roelands J, et al. NY-ESO-1 based immunotherapy of cancer: current perspectives ［J］. Front Immunol, 2018, 9: 947.

［271］Whitehurst A W. Cause and consequence of cancer/testis antigen activation in cancer［J］. Annu Rev Pharmacol Toxicol, 2014, 54: 251-272.

［272］Mackenzie K J, Carroll P, Martin C A, et al. cGAS surveillance of micronuclei links genome instability to innate immunity［J］. Nature, 2017, 548(7668): 461-465.

［273］Li T, Chen Z J. The cGAS–cGAMP–STING pathway connects DNA damage to inflammation, senescence, and cancer［J］. Journal of Experimental Medicine, 2018, 215(5): 1287-1299.

［274］Woo S R, Fuertes M B, Corrales L, et al. STING-dependent cytosolic DNA sensing mediates innate immune recognition of immunogenic tumors［J］. Immunity, 2014, 41(5): 830-842.

［275］Wang H, Hu S, Chen X, et al. cGAS is essential for the antitumor effect of immune checkpoint blockade［J］. Proceedings of the National Academy of Sciences of the United States of America, 2017, 114(7): 1637-1642.

［276］Long A H, Haso W M, Shern J F, et al. 4-1BB costimulation ameliorates T cell exhaustion induced by tonic signaling of chimeric antigen receptors［J］. Nature Medicine, 2015, 21(6): 581-590.

［277］Walker A J, Majzner R G, Zhang L, et al. Tumor antigen and receptor densities regulate efficacy of a chimeric antigen receptor targeting anaplastic lymphoma kinase［J］. Molecular Therapy, 2017, 25(9): 2189-2201.

［278］Eyquem J, Mansilla-Soto J, Giavridis T, et al. Targeting a CAR to the TRAC locus with CRISPR/Cas9 enhances tumour rejection［J］. Nature, 2017, 543(7643): 113-117.

［279］D'Angelo S P, Melchiori L, Merchant M S, et al. Antitumor activity associated with prolonged persistence of adoptively transferred NY-ESO-1 c259T cells in synovial sarcoma［J］. Cancer Discovery, 2018, 8(8): 944-957.

［280］Rupp L J, Schumann K, Roybal K T, et al. CRISPR/Cas9-mediated PD-1 disruption enhances anti-tumor efficacy of human chimeric antigen receptor T cells［J］. Scientific Reports, 2017, 7(1): 737.

［281］Stadtmauer E A, Fraietta J A, Davis M M, et al. CRISPR-engineered T cells in patients with refractory cancer ［J］. Science, 2020, 367(6481): eaba7365.

［282］Crome S Q, Nguyen L T, Lopez-Verges S, et al. A distinct innate lymphoid cell population regulates tumor-associated T cells［J］. Nature Medicine, 2017, 23(3): 368-375.

［283］Schietinger A, Delrow J J, Basom R S, et al. Rescued tolerant CD8 T cells are preprogrammed to reestablish the tolerant state［J］. Science, 2012, 335(6069): 723-727.

［284］Tsukamoto H, Fujieda K, Miyashita A, et al. Combined blockade of IL6 and PD-1/PD-L1 signaling abrogates mutual regulation of their immunosuppressive effects in the tumor microenvironment［J］. Cancer Research, 2018, 78(17): 5011-5022.

［285］Johnson D E, O'Keefe R A, Grandis J R. Targeting the IL-6/JAK/STAT3 signalling axis in cancer［J］. Nat Rev Clin Oncol, 2018, 15(4): 234-248.

［286］Stroud C R G, Hegde A, Cherry C, et al. Tocilizumab for the management of immune mediated adverse events secondary to PD-1 blockade［J］. PharmPract, 2019, 25(3): 551-557.

［287］Egeblad M, Nakasone E S, Werb Z. Tumors as organs: complex tissues that interface with the entire organism ［J］. Cell, 2010, 18(6): 884-901.

［288］Hanahan D, Weinberg R A. Hallmarks of cancer: the next generation［J］. Cell, 2011, 144(5): 646-674.

［289］GGodwin J W, Pinto A R, Rosenthal N A. Macrophages are required for adult salamander limb regeneration ［J］. Proc Natl Acad Sci USA, 2013, 110(23): 9415-9420.

［290］Lin E Y, Pollard J W. Tumor-associated macrophages press the angiogenic switch in breast cancer［J］. Cancer, 2007, 67(11): 5064-5066.

［291］Franklin R A, Liao W, Sarkar A, et al. The cellular and molecular origin of tumor-associated macrophages［J］. Science, 2014, 344(6186): 921-925.

［292］Almand B, Clark J I, Nikitina E, et al. Increased production of immature myeloid cells in cancer patients: a mechanism of immunosuppression in cancer［J］. Immunol, 2001, 166(1): 678-689.

［293］Gonda K, Shibata M, Ohtake T, et al. Myeloid-derived suppressor cells are increased and correlated with type 2 immune responses, malnutrition, inflammation, and poor prognosis in patients with breast cancer［J］Oncol Lett, 2017, 14(2): 1766-1774.

［294］Hayashi T, Fujita K, Nojima S, et al. Peripheral blood monocyte count reflecting tumor-infiltrating macrophages is a predictive factor of adverse pathology in radical prostatectomy specimens［J］. Prostate, 2017, 77(14): 1383-1388.

［295］Noy R, Pollard J W. Tumor-associated macrophages: from mechanisms to therapy［J］. Immunity, 2014, 41(1): 49-61.

［296］Pollard J W. Trophic macrophages in development and disease［J］. Nat Rev Immunol, 2009, 9(4): 259-270.

［297］Ueno T, Toi M, Saji H, et al. Significance of macrophage chemoattractant protein-1 in macrophage recruitment, angiogenesis, and survival in human breast cancer［J］. Clin. Cancer Res, 2000, 6(8): 3282-3289.

［298］Youn J I, Nagaraj S, Collazo M, et al. Subsets of myeloid-derived suppressor cells in tumor-bearing mice［J］. J Immunol, 2008, 181(8): 5791-5802.

［299］Qian B, Deng Y, Im J H, et al. A distinct macrophage population mediates metastatic breast cancer cell extravasation, establishment and growth［J］. Plos One, 2009, 4(8): e6562.

［300］Mantovani A, Marchesi F, Malesci A, et al. Tumour-associated macrophages as treatment targets in oncology ［J］. Nat Rev Clin Oncol, 2017, 14(7): 399-416.

［301］Méndez-Ferrer S, Lucas D, Battista M, et al. Haematopoietic stem cell release is regulated by circadian oscillations［J］. Nature, 2008, 452(7186): 442-447.

［302］Guilliams M, Ginhoux F, Jakubzick C, et al. Dendritic cells, monocytes and macrophages: a unified nomenclature based on ontogeny［J］. Nat Rev Immunol, 2014, 14(8): 571-578.

［303］Ginhoux F, Jung S. Monocytes and macrophages: developmental pathways and tissue homeostasis.［J］. Nat Rev Immunol, 2014, 14(6): 392-404.

［304］Liu Y, Cao X. The origin and function of tumor-associated macrophages［J］. Cell Mol Cell, 2015, 12(1): 1-4.

［305］Serbina N V, Pamer E G. Monocyte emigration from bone marrow during bacterial infection requires signals mediated by chemokine receptor CCR2［J］. Nat Immunol, 2006, 7(3): 311-317.

［306］Laoui D, Van Overmeire E, De Baetselier P, et al. Functional relationship between tumor-associated macrophages and macrophage colony-stimulating factor as contributors to cancer progression［J］. Front Immunol, 2014, 5: 489.

［307］Webb S E, Pollard J W, Jones G E. Direct observation and quantification of macrophage chemoattraction to the growth factor CSF-1［J］. J Cell Sci, 1996, 109(4): 793-803.

［308］Sasmono R T, Oceandy D, Pollard J W, et al. A macrophage colony-stimulating factor receptor-green fluorescent protein transgene is expressed throughout the mononuclear phagocyte system of the mouse［J］. Blood, 2003, 101(3): 1155-1163.

［309］Zhu Y, Knolhoff B L, Meyer M A, et al. CSF1/CSF1R blockade reprograms tumor-infiltrating macrophages and improves response to T-cell checkpoint immunotherapy in pancreatic cancer models［J］. Cancer Res, 2014, 74(18): 5057-5069.

［310］Ngambenjawong C, Gustafson H H, Pun S H. Progress in tumor-associated macrophage (TAM)-targeted therapeutics［J］. Adv Drug Deliv Rev, 2017, 114: 206-221.

［311］Beck A H, Espinosa I, Edris B, et al. The macrophage colony-stimulating factor 1 response signature in breast carcinoma［J］.Clin Cancer Res, 2009, 15(3): 778-787.

［312］Cannarile M A, Weisser M, Jacob W, et al. Colony-stimulating factor 1 receptor (CSF1R) inhibitors in cancer therapy［J］. J Immunother Cancer, 2017, 5(1): 53.

［313］Butowski N, Colman H, De Groot J F, et al. Orally administered colony stimulating factor 1 receptor inhibitor PLX3397 in recurrent glioblastoma: an Ivy Foundation early phase clinical trials consortium phase Ⅱ study［J］. Neuro Oncol, 2015, 18(4): 557-564.

［314］Moskowitz C H, Younes A, de Vos S, et al. CSF1R inhibition by PLX3397 in patients with relapsed or refractory Hodgkin lymphoma: results from a phase 2 single agent clinical trial［J］. Blood, 2012, 120(21): 1638.

［315］Collin M, Bigley V. Human dendritic cell subsets: an update［J］. Immunology, 2018, 154(1): 3-20.

［316］Kubli S P, Vornholz L, Duncan G, et al. Fcmr regulates mononuclear phagocyte control of anti-tumor immunity［J］. Nat Commun, 2019, 10(1): 2678.

［317］Lewis C E, Pollard J W. Distinct role of macrophages in different tumor microenvironments［J］. Cancer Res,2006, 66(2): 605-612.

［318］Lyford-Pike S, Peng S, Young G D, et al. Evidence for a role of the PD-1:PD-L1 pathway in immune resistance of HPV-associated head and neck squamous cell carcinoma［J］.Cancer Res, 2013, 73(6): 1733-1741.

［319］Yoon K W. Dead cell phagocytosis and innate immune checkpoint［J］. BMB Rep, 2017, 50(10): 496-503.

［320］Lewis C E, Harney A S, Pollard J W. The multifaceted role of perivascular macrophages in tumors［J］. Cancer Cell, 2016, 30(1): 18-25.

［321］Qian B Z, Pollard J W. Macrophage diversity enhances tumor progression and metastasis［J］. Cell, 2010, 141(1): 39-51.

［322］Grönwall C, Vas J, Silverman G J. Protective roles of natural IgM antibodies［J］. Front Immunol, 2012, 3: 66.

［323］Voll R E, Herrmann M, Roth E A, et al. Immunosuppressive effects of apoptotic cells［J］. Nature, 1997, 390 (6658): 350-351.

［324］Voss J J L P, Ford C A, Petrova S, et al. Modulation of macrophage antitumor potential by apoptotic lymphoma cells［J］. Cell Death Differ, 2017, 24(6):971-983.

［325］Ren Y, Xie Y, Jiang G, et al. Apoptotic cells protect mice against lipopolysaccharide-induced shock［J］. J Immunol, 2008, 180(7): 4978-4985.

［326］Correa M, Machado Jr J, Carneiro C R W, et al. Transient inflammatory response induced by apoptotic cells is an important mediator of melanoma cell engraftment and growth［J］. Int J Cancer, 2005, 114(3): 356-363.

［327］Wermeling F, Chen Y, Pikkarainen T, et al. Class A scavenger receptors regulate tolerance against apoptotic cells, and autoantibodies against these receptors are predictive of systemic lupus［J］. J Exp Med, 2007, 204 (10): 2259-2265.

［328］Tao H, Yancey P G, Babaev V R, et al. Macrophage SR-BI mediates efferocytosis via Src/PI3K/Rac1 signaling and reduces atherosclerotic lesion necrosis［J］. J Lipid Res, 2015, 56(8): 1449-1460.

［329］Todt J C, Hu B, Curtis J L. The scavenger receptor SR-A I/ Ⅱ (CD204) signals via the receptor tyrosine kinase Mertk during apoptotic cell uptake by murine macrophages［J］. J Leukoc Biol, 2008, 84(2): 510-518.

［330］Greenberg M E, Sun M, Zhang R, et al. Oxidized phosphatidylserine-CD36 interactions play an essential role in macrophage-dependent phagocytosis of apoptotic cells［J］. J Exp Med, 2006, 203(12): 2613-2625.

［331］Georgoudaki A M, Prokopec K E, Boura V F, et al. Reprogramming tumor-associated macrophages by antibody targeting inhibits cancer progression and metastasis［J］. Cell Rep, 2016, 15(9): 2000-2011.

［332］Ferracini M, Rios F J O, Pecenin M, et al. Clearance of apoptotic cells by macrophages induces regulatory phenotype and involves stimulation of CD36 and platelet-activating factor receptor［J］. Mediators Inflamm, 2013, 2013: 950273.

［333］Ohtaki Y, Ish Ⅱ G, Nagai K, et al. Stromal macrophage expressing CD204 is associated with tumor aggressiveness in lung adenocarcinoma［J］. J Thorac Oncol, 2010, 5(10): 1507-1515.

［334］Cao J, Liu J, Xu R, et al. Prognostic role of tumour-associated macrophages and macrophage scavenger receptor 1 in prostate cancer: a systematic review and meta-analysis［J］. Oncotarget, 2017, 8(47): 83261-83269.

［335］Reinhold M I, Lindberg F P, Plas D, et al. In vivo expression of alternatively spliced forms of integrin-associated protein (CD47)［J］. J Cell Sci, 1995, 108(11): 3419-3425.

［336］Murata Y, Kotani T, Ohnishi H, et al. The CD47-SIRPα signalling system: its physiological roles and therapeutic application［J］. J Biochem, 2014, 155(6): 335-344.

［337］Soto-Pantoja D R, Kaur S, Roberts D D. CD47 signaling pathways controlling cellular differentiation and responses to stress［J］. Crit Rev Biochem, 2015, 50(3): 212-230.

［338］Brown E, Hooper L, Ho T, et al. Integrin-associated protein: a 50-kD plasma membrane antigen physically and functionally associated with integrins［J］. J Cell Biol, 1990, 111(6): 2785-2794.

［339］Veillette A, Chen J. SIRPα–CD47 immune checkpoint blockade in anticancer therapy［J］. Trends Immunol, 2018, 39(3): 173-184.

［340］Oldenborg P A, Zhelcznyak A, Fang Y F, et al. Role of CD47 as a marker of self on red blood cells［J］. Science, 2000, 288(5473): 2051-2054.

［341］Jaiswal S, Jamieson C H M, Pang W W, et al. CD47 is upregulated on circulating hematopoietic stem cells and leukemia cells to avoid phagocytosis［J］. Cell, 2009, 138(2): 271-285.

［342］Barclay A N, Van den Berg T K. The interaction between signal regulatory protein alpha (SIRPα) and CD47: structure, function, and therapeutic target［J］. Annu Rev Immunol, 2014, 32: 25-50.

［343］Majeti R, Chao M P, Alizadeh A A, et al. CD47 is an adverse prognostic factor and therapeutic antibody target on human acute myeloid leukemia stem cells［J］. Cell, 2009, 138(2): 286-299.

［344］Chao M P, Alizadeh A A, Tang C, et al. Anti-CD47 antibody synergizes with rituximab to promote phagocytosis and eradicate non-Hodgkin lymphoma［J］. Cell, 2010, 142(5): 699-713.

［345］Willingham S B, Volkmer J P, Gentles A J, et al. The CD47-signal regulatory protein alpha (SIRPa) interaction is a therapeutic target for human solid tumors［J］. Proc Natl Acad, 2012, 109(17): 6662-6667.

［346］Matlung H L, Szilagyi K, Barclay N A, et al. The CD47-SIRPα signaling axis as an innate immune checkpoint in cancer［J］. Immunol Rev, 2017, 276: 145-164.

［347］Liu J, Wang L, Zhao F, et al. Pre-clinical development of a humanized anti-CD47 antibody with anti-cancer therapeutic potential［J］. PLoS ONE, 2015, 10(9): e0137345.

［348］Sikic B I, Lakhani N, Patnaik A, et al. A first-in-human, first-in-class phase I trial of the anti-CD47 antibody Hu5F9-G4 in patients with advanced cancers［J］. J Clin Oncol, 2019;37(12): 946-953.

［349］Narla R K, Modi H, Wong L, et al. Abstract 4694: the humanized anti-CD47 monclonal antibody, CC-90002, has antitumor activity in vitro and in vivo［J］. Cancer Res, 2017, 77(Suppl. 13): 4694.

［350］Advani R, Flinn I, Popplewell L, et al. CD47 blockade by Hu5F9-G4 and rituximab in non-Hodgkin's lymphoma［J］. N Engl J Med, 2018, 379(18): 1711-1721.

［351］Kauder S E, Kuo T C, Chen A, et al. ALX148 is a high affinity Sirpα fusion protein that blocks CD47, enhances the activity of anti-cancer antibodies and checkpoint inhibitors, and has a favorable safety profile in preclinical models［J］. Blood, 2017, 130(1): 112.

［352］Lakhani N J, Lakhani N J, Lorusso P, et al. A phase 1 study of ALX148, a CD47 blocker, alone and in combination with established anticancer antibodies in patients with advanced malignancy and non-Hodgkin lymphoma［J］. J Clin Oncol, 2018, 36(15_suppl): 3068.

［353］Mazzieri R, Pucci F, Moi D, et al. Targeting the ANG2/TIE2 axis inhibits tumor growth and metastasis by impairing angiogenesis and disabling rebounds of proangiogenic myeloid cells［J］. Cancer Cell, 2011, 19(4): 512-526.

［354］Peterson T E, Kirkpatrick N D, Huang Y, et al. Dual inhibition of Ang-2 and VEGF receptors normalizes tumor vasculature and prolongs survival in glioblastoma by altering macrophages［J］. Proc Natl Acad, 2016, 113(16): 4470-4475.

［355］Kloepper J, Riedemann L, Amoozgar Z, et al. Ang-2/VEGF bispecific antibody reprograms macrophages and resident microglia to anti-tumor phenotype and prolongs glioblastoma survival［J］. Proc Natl Acad, 2016, 113(16): 4476-4481.

［356］Condeelis J, Pollard J W. Macrophages: obligate partners for tumor cell migration, invasion, and metastasis［J］. Cell, 2006, 124(2): 263-266.

［357］Chanmee T, Ontong P, Konno K, et al. Tumor-associated macrophages as major players in the tumor microenvironment［J］. Cancers, 2014, 6(3): 1670-1690.

［358］Vinnakota K, Zhang Y, Selvanesan B C, et al. M2-like macrophages induce colon cancer cell invasion via matrix metalloproteinases［J］. J Cell Physiol, 2017, 232(12): 3468-3480.

［359］Wynn T A, Chawla A, Pollard J W. Macrophage biology in development, homeostasis and disease［J］. Nature, 2013, 496(7446): 445-455.

［360］De Palma M, Lewis C E. Macrophage regulation of tumor responses to anticancer therapies［J］. Cancer Cell, 2013, 23(3): 277-286.

［361］Alishekevitz D, Gingis-Velitski S, Kaidar-Person O, et al. Macrophage-induced lymphangiogenesis and metastasis following paclitaxel chemotherapy is regulated by VEGFR3［J］. Cell Rep，2016, 17(5): 1344-1356.

［362］McGranahan N, Swanton C. Clonal heterogeneity and tumor evolution: past, present, and the future［J］. Cell, 2017, 168(4): 613-628.

［363］Wang X, Teng F, Kong L, et al. PD-L1 expression in human cancers and its association with clinical outcomes［J］. Onco Targets Ther, 2016, 9: 5023-5039.

［364］Hicklin D J, Marincola F M, Ferrone S. HLA class I antigen downregulation in human cancers: T-cell immunotherapy revives an old story［J］. Mol Med Today, 1999, 5(4): 178-186.

［365］Gubin M M, Esaulova E, Ward J P, et al. High-dimensional analysis delineates myeloid and lymphoid compartment remodeling during successful immune-checkpoint cancer therapy［J］, Cell，2018, 175(4): 1014-1030.

［366］Siu L L, Even C, Mesía R, et al. Safety and efficacy of durvalumab with or without tremelimumab in patients with PD-L1-low/negative recurrent or metastatic HNSCC: the phase 2 CONDOR randomized clinical trial［J］. JAMA Oncol, 2019, 5(2): 195-203.

［367］Licitra L F, Haddad R I, Even C, et al. EAGLE: a phase 3, randomized, open-label study of durvalumab (D) with or without tremelimumab (T) in patients (pts) with recurrent or metastatic head and neck squamous cell carcinoma (R/M HNSCC)［J］. J Clin Oncol, 2019, 37: 6012.

［368］Rizvi N A, Cho B C, Reinmuth N, et al. Durvalumab with or without tremelimumab vs standard chemotherapy in first-line treatment of metastatic non-small cell lung cancer: the MYSTIC phase 3 randomized clinical trial［J］. JAMA Oncol, 2020, 6(5): 661-674.

［369］Kowalski D M, Reinmuth N, Orlov S V, et al. ARCTIC: durvalumab + tremelimumab and durvalumab monotherapy vs SoC in≥3L advanced NSCLC treatment［J］. Ann Oncol, 2018, 29: vⅢ493-vⅢ494.

［370］Planchard D, Reinmuth N, Orlov S, et al. ARCTIC: durvalumab with or without tremelimumab as third-line or later treatment of metastatic non-small-cell lung cancer［J］. Ann Oncol, 2020, 31(5): 609-618.

［371］Bazhenova L, Redman M W, Gettinger S N, et al. A phase Ⅲ randomized study of nivolumab plus ipilimumab versus nivolumab for previously treated patients with stage IV squamous cell lung cancer and no matching biomarker (Lung-MAP Sub-Study S1400I, NCT02785952)［J］. J Clin Oncol, 2019, 37: 9014.

［372］Owonikoko T K, Kim H R, Govindan R, et al. Nivolumab (nivo) plus ipilimumab (ipi), nivo, or placebo (pbo) as maintenance therapy in patients (pts) with extensive disease small cell lung cancer (ED-SCLC) after first-line (1L) platinum-based chemotherapy (chemo): results from the double-blind, randomized phase Ⅲ CheckMate 451 study［J］. Ann Oncol, 2019, 30: Ⅱ77.

［373］Arance A M, Gogas H, Dreno B, et al. Combination treatment with cobimetinib (C) and atezolizumab (A) vs pembrolizumab (P) in previously untreated patients (pts) with BRAFV600 wild type (wt) advanced melanoma: primary analysis from the phase 3 IMspire170 trial［J］. Ann Oncol, 2019, 30: v906.

［374］Sanglier T, Fabi A, Flores C, et al. Use of trastuzumab emtansine (T-DM1; K) after pertuzumab + trastuzumab (PH) in patients with HER2-positive metastatic breast cancer (mBC): challenges in assessing effectiveness of treatment sequencing in the real world (RW)［J］. Ann Oncol, 2019, 30: v129.

［375］O'Day S J, Hamid O, Urba W J. Targeting cytotoxic T-lymphocyte antigen-4 (CTLA-4): a novel strategy for the treatment of melanoma and other malignancies［J］. Cancer, 2007, 110(12): 2614-2627.

［376］Poust J. Targeting metastatic melanoma［J］. Health Syst Pharm, 2008, 65(24_Supple_9): S9-S15.

［377］Waterhouse P, Penninger J M, Timms E, et al. Lymphoproliferative disorders with early lethality in mice deficient in Ctla-4［J］. Science, 1995, 270(5238): 985-988.

［378］Chemnitz J M, Parry R V, Nichols K E, et al. SHP-1 and SHP-2 associate with immunoreceptor tyrosine-based switch motif of programmed death 1 upon primary human T cell stimulation, but only receptor ligation prevents T cell activation［J］. J Immunol, 2004, 173(2): 945-954.

［379］Keir M E, Butte M J, Freeman G J, et al. PD-1 and its ligands in tolerance and immunity［J］. Annu Rev Immunol, 2008, 26: 677-704.

［380］Burnet M. Cancer_ A Biological Approach: I. The Processes Of Control. II. The Significance of Somatic Mutation［J］. Br Med J, 1957, 1(5022): 779-786.

［381］Thomas L. Cellular and humoral aspects of the hypersensitive states［M］// Lawrence HS. Delayed Hypersensitivity in Health and Disease. New York: Hoeber-Harper, 1959:529-532.

［382］Schreiber R D, Old L J, Smyth M J. Cancer immunoediting: integrating immunity's roles in cancer suppression and promotion［J］. Science, 2011, 331(6024): 1565-1570.

［383］Shinkai Y, Lam K P, Oltz E M,et al. RAG-2-deficient mice lack mature lymphocytes owing to inability to initiate V(D)J rearrangement［J］. Cell, 1992, 68(5): 855-867.

［384］Shankaran V, Ikeda H, Bruce A T,et al. IFN γ and lymphocytes prevent primary tumour development and shape tumour immunogenicity［J］. Nature, 2001, 410(6832): 1107-1111.

［385］Wherry E J, Kurachi M. Molecular and cellular insights into T cell exhaustion［J］. Nat Rev Immunol, 2015, 15(8): 486-499.

［386］Paley M A, Kroy D C, Odorizzi P M, et al. Progenitor and terminal subsets of CD8+ T cells cooperate to contain chronic viral infection［J］. Science, 2012, 338(6111): 1220-1225.

［387］Blackburn S D, Shin H, Freeman G J, et al. Selective expansion of a subset of exhausted CD8 T cells by α PD-L1 blockade［J］. Proc Natl Acad Sci U S A, 2008, 105(39): 15016-15021.

［388］Coulie P G, Van den Eynde B J, Van Der Bruggen P, et al. Tumour antigens recognized by T lymphocytes: at the core of cancer immunotherapy［J］. Nat Rev Cancer, 2014, 14(2): 135-146.

［389］Castle J C, Kreiter S, Diekmann J, et al. Exploiting the mutanome for tumor vaccination［J］. Cancer Res, 2012, 72(5): 1081-1091.

［390］Matsushita H, Vesely M D, Koboldt D C, et al. Cancer exome analysis reveals a T-cell-dependent mechanism of cancer immunoediting［J］. Nature, 2012, 482(7385): 400-404.

［391］Simpson A J G, Caballero O L, Jungbluth A, et al. Cancer/testis antigens, gametogenesis and cancer［J］. Nat Rev Cancer, 2005, 5(8): 615-625.

［392］Leventhal D S, Gilmore D C, Berger J M, et al. Dendritic cells coordinate the development and homeostasis of organ-specific regulatory T cells［J］. Immunity, 2016, 44(4): 847-859.

第二章　肺癌治疗进展

第一节　肺癌的流行病学

一、流行现状及流行趋势

肺癌（lung cancer，LC）是全球疾病负担最重的恶性肿瘤之一。全球癌症流行统计数据显示，2020年全球范围内LC估计新发病例约220.7万例，约占所有癌症病例的11.4%，为第2位常见的恶性肿瘤。2020年全球范围内估计因肺癌死亡的人数为179.6万，约占所有癌症死亡的18%，在所有恶性肿瘤死亡顺位中排第1位。肺癌是全球男性癌症发病和死亡的主要原因，女性肺癌的发病率仅次于乳腺癌和结直肠癌，病死率仅次于乳腺癌。男性肺癌发病率和病死率均高于女性，大约是女性的2倍。全球肺癌的流行存在极大的地理分布和人群分布差异，肺癌在大洋洲、北美洲、欧洲发病率较高。中亚和南亚部分地区以及非洲大部分地区的发病率相对较低。

2019年全球疾病负担研究显示，1990—2019年全球肺癌发病率从21.01/10万增至29.21/10万，增长了39.02%，全球肺癌病死率从19.91/10万增至26.40/10万，增长了32.60%；去除年龄构成变化的影响，30年间全球肺癌标化发病率从28.39/10万降至27.66/10万，标化死亡率从27.30/10万降至25.18/10万。这可能归功于富有成效的控烟措施以及陆续开展的肺癌早诊、早治工作。

中国肺癌疾病负担沉重，全球超过三分之一的肺癌发病和死亡发生在我国。根据国家癌症中心发布的肿瘤登记数据，2015年我国预计新发肺癌78.7万例，发病率为57.26/10万，其中男性52.0万例，女性26.7万例；肺癌发病率在中国男性恶性肿瘤中位居第1位，在女性中位居第2位。肺癌死亡63.1万人，病死率为45.87/10万，其中男性43.3万人，女性19.7万人；肺癌在中国男性、女性人群中均为病死率最高的恶性肿瘤。我国肺癌的发病率和病死率均为男性高于女性，与国外分布类似。肺癌发病率和病死率均随年龄增长而升高，并在80~84岁组达峰值。值得关注的是，中国肺癌自20世纪90年代以来呈现持续上升态势。

肺癌是预后较差的恶性肿瘤之一。基于全球71个国家肿瘤生存数据显示，目前肺癌5年生存率仅有10%~20%。尽管过去几十年中，我国肺癌的诊疗水平取得了长足进步，但目前生存仍然较低。基于人群肿瘤登记处生存率结果显示，2012—2015年，我国肺癌5年生存率仅为19.7%，在所有恶性肿瘤中排名倒数第4位，与10年前相比略有上升。

二、病因与遗传易感性

吸烟是目前公认的肺癌危险因素。大量研究表明，吸烟与肺癌的发生有密切关系。开始吸烟年龄越小、每日吸烟量越大、持续时间越长，引起肺癌相对危险度越大。吸烟者患肺癌的风险平均约为不吸烟者的20倍。同时，被动吸烟会增加肺癌的发病风险。与未暴露于二手烟的非吸烟者相比，暴露于二手烟的非吸烟者患肺癌的风险增加约20%。

在某些特殊场所中，工作人员会长期接触导致肺癌发生的一些危险因素，职业暴露于石棉、氡、铍、铬、镉、镍、硅、柴油废气、煤烟和煤烟灰等，上述物质均被WHO-IRC机构列为Ⅰ类致癌物；室外空气污染同样被归类为Ⅰ类致癌物，微粒物质（PM）是室外空气污染的主要组成部分；室内局部空气污染也是肺癌发生的危险因素，家庭燃煤是室内空气污染的主要来源之一，煤炭燃烧排放物中的多环芳烃类化合物与肺癌的发生存在因果关系。

国际肺癌研究协会综合17项研究提出，肺气肿、肺炎、肺结核和慢性支气管炎分别使肺癌发病的风险提高了144%、57%、48%和47%。

肺癌呈现一定程度的家族聚集性。从以往多项大型肿瘤登记数据分析中发现，具有肺癌家族史者的患病风险增加约2倍。尤其是一级亲属患有肺癌者，其患病风险显著增加。同时，肺癌的易感性存在个体差异，即肺癌的遗传易感性，在肺癌发生中具有重要作用，它直接影响烟草及其他致癌物的代谢和解毒、DNA损伤修复、细胞周期调控及其他细胞应答反应。因此，肺癌易感性的研究已成为近年来肿瘤分子流行病学的热点。

第二节 肺癌的早期发现

一、筛查人群

（1）年龄50~74岁，具有吸烟史（吸烟量20包/年）或已戒烟但戒烟年限低于15年，具有家族史及肺癌高危因素，推荐行肺癌筛查。

（2）年龄≥75岁者可考虑机会性筛查。

二、筛查技术

（1）首选低剂量CT（LDCT）行肺癌筛查，不建议用胸部X线检查行肺癌筛查。

（2）肿瘤标志物、支气管镜、痰细胞学检查、肺癌抗体等可作为辅助筛查，但不作为常规筛查手段。

三、筛查频率

建议筛查间隔时间为2年。

四、筛查管理

对行筛查的患者，应分为基线筛查检出与年度筛查检出，分别进行细化管理。

第三节　肺癌的诊断

一、临床诊断

（一）罹患肺癌的危险因素

吸烟、环境污染、职业暴露、家族肿瘤疾病史、年龄和既往慢性肺部疾病史等均是罹患肺癌的危险因素。

（二）临床表现诊断

临床表现包括：原发肿瘤表现、远处转移表现、其他表现等。

（三）影像学诊断

（1）肺癌诊断中，根据不同检查目的，合理、有效地选择一种或多种影像学检查方法。

（2）辅助影像学检查包括：X线胸片、CT、MRI、超声、核素显像、PET-CT等。主要用于肺癌的诊断、分期、再分期、疗效监测及预后评估等。

（四）组织病理学分型

（1）肺癌的组织病理学诊断方法包括多种方式，应根据患者的个体情况，选择一种或多种方式进行组织病理学诊断。

（2）肺癌的组织病理学诊断目的在于明确病变性质、了解病理类型、确定侵袭程度及确定其是原发性还是转移性癌等。

（五）实验室血清学诊断

（1）肺癌的血清学检查：可作为肺癌诊断、疗效判断的辅助参考指标，肿瘤标志物联合检测可提高其在应用中的灵敏度和特异度。

（2）肺癌血清肿瘤标志物检测：有助行辅助诊断和早期鉴别诊断，并预测肺癌可能的病理类型，动态观察其变化趋势对疗效和预后判断有意义。

（六）肺癌诊断分期

对肺癌分期的目的是定义癌症的生长和扩散程度。

1. 肺癌的分期

肺癌的诊断分期目前最常采用的是第八版 AJCC/UICC 的分期系统。

　　肺癌分期由三部分构成，即代表原发肿瘤范围的T、代表淋巴结侵袭程度的N，代表远处转移的M。由此构成的TNM分期中，整合了有关肿瘤、附近淋巴结和远处器官转移的信息（**表2-3-1～表2-3-4**）。

表 2-3-1　T 分期定义（T 分级取决于肿瘤大小、在肺内的位置和扩散程度）

分期	定义
T_x	原发肿瘤无法评价；或痰脱落细胞、支气管灌洗液中找到癌细胞，但影像学检查和支气管镜检查未发现原发肿瘤
T_0	没有原发肿瘤的证据
T_{is}	原位癌，即癌症只限于气道的内层细胞，没有扩散到其他的肺组织
T_1	肿瘤最大径≤3 cm，支气管镜检查肿瘤侵及叶支气管，未侵及主支气管
T_{1a}	肿瘤最大径≤1 cm
T_{1b}	肿瘤最大径>1 cm，≤2 cm
T_{1c}	肿瘤最大径>2 cm，≤3 cm
T_2	符合任一条件即为T_2： 肿瘤最大径>3 cm，≤5 cm 侵及主支气管，但距隆突>2 cm 侵及脏层胸膜 有阻塞性肺炎或部分肺不张，但未累及全肺
T_{2a}	肿瘤最大径>3 cm，≤4 cm
T_{2b}	肿瘤最大径>4 cm，≤5 cm
T_3	符合任一条件即为T3： 肿瘤最大径>5 cm，≤7 cm 侵犯以下任一器官：胸壁（包含肺上沟瘤）、膈神经、心包 侵及主支气管，距隆突<2 cm，但尚未累及隆突 全肺的肺不张或阻塞性肺炎 同一肺叶出现单个或多个癌结节
T_4	符合任一条件即为T_4： 肿瘤最大径>7 cm 侵犯以下任一器官：纵隔、心脏、大血管、气管、食管、喉返神经、椎体、隆突、膈肌 与原发灶不同肺叶出现单个或多个癌结节

表 2-3-2　N 分期定义（N 分级取决于肿瘤侵犯的淋巴结程度）

分期	定义
N_x	区域淋巴结无法评估
N_0	无区域淋巴结转移
N_1	同侧支气管周围及（或）同侧肺门淋巴结以及肺内淋巴结转移，包括原发肿瘤直接侵犯
N_2	同侧纵隔内和（或）隆突下淋巴结转移
N_3	对侧纵隔淋巴结、对侧肺门淋巴结、同侧或对侧斜角肌或锁骨上淋巴结转移

表 2-3-3　M 分期定义（M 分级取决于肿瘤是否转移到远处组织或者器官）

分期	定　义
M_x	远处转移无法判定
M_0	未发生远处转移
M_1	发生远处转移
M_{1a}	局限于胸腔内，包括胸膜播散（恶性胸腔积液、心包积液或胸膜结节）；对侧肺叶出现单个或多个癌结节
M_{1b}	远处器官单发转移
M_{1c}	多个或单个器官多处转移

表 2-3-4　肺癌 TNM 分期

T/M	亚组	N_0	N_1	N_2	N_3
T_1	T_{1a}	ⅠA$_1$	ⅡB	ⅢA	ⅢB
	T_{1b}	ⅠA$_2$	ⅡB	ⅢA	ⅢB
	T_{1c}	ⅠA$_3$	ⅡB	ⅢA	ⅢB
T_2	T_{2a}	ⅠB	ⅡB	ⅢA	ⅢB
	T_{2b}	ⅡA	ⅡB	ⅢA	ⅢB
T_3	T_3	ⅡB	ⅢA	ⅢB	ⅢC
T_4	T_4	ⅢA	ⅢA	ⅢB	ⅢC
M_1	M_{1a}	ⅣA	ⅣA	ⅣA	ⅣA
	M_{1b}	ⅣA	ⅣA	ⅣA	ⅣA
	M_{1c}	ⅣB	ⅣB	ⅣB	ⅣB

二、病理诊断

主要推荐：

（1）活检和细胞学标本尽可能明确良恶性，恶性肿瘤分为腺癌、鳞癌或神经内分泌癌等；对晚期肺癌，病理诊断尽可能节省标本以备后续做分子病理检测。

（2）手术标本按最新版 WHO 分类标准行组织学分类；原位腺癌、微小浸润腺癌、大细胞癌、腺鳞癌、类癌和不典型类癌等肺癌只能在手术标本经充分取材后才可做出诊断；病理诊断内容必须满足临床分期需求；新辅助治疗切除标本应按行业相关病理规范行标本取材及疗效病理评估，包括 MPR 及 pCR 指标。

（3）推荐使用免疫组化指标 TTF-1、NapsinA、P40 和 CK5/6 鉴别腺癌和鳞癌，标本有限时可用 TTF-1 和 P40 两项指标鉴别。神经内分泌瘤相关标志物推荐用 CD56、Syno、CgA、Ki-67、CK 和 TTF-1；常用特染指标包括弹力纤维染色辅助判断胸膜受累，黏液卡红和 AB/PAS 染色判断黏液成分。

三、分子病理

主要推荐：

（一）可手术Ⅰb～Ⅲ期 肺癌分子检测

术后非鳞状癌肺癌常规行EGFR突变检测，指导辅助靶向治疗。浸润性腺癌术后存在复发或转移风险，分子分型有助于直接指导复发或转移后肿瘤治疗方案选择。

（二）不可手术Ⅲ期及Ⅳ期肺癌分子检测

（1）病理学诊断时尽量预留足够组织标本进行分子检测，根据分子分型指导治疗。

（2）用非鳞状癌组织标本常规进行EGFR突变、ALK融合、ROS1融合、RET融合以及MET 14外显子跳跃突变检测。

（3）当无法获取肿瘤标本或标本量少、不能行基因检测时，可用外周血肿瘤DNA（ctDNA）行EGFR突变检测。

（4）EGFR TKIs耐药者，建议再次活检行EGFR T790M检测。不能获取肿瘤组织标本患者，建议行ctDNA EGFR T790M 检测。

（5）采用免疫组化法检测组织标本PD-L1表达。

（6）其他驱动基因突变包括*BRAF V600E*突变、*KRAS*突变、*ERBB2*（*HER2*）扩增/突变、*MET*扩增以及*NTRK*融合等可在肿瘤组织中行常规驱动基因检测时一并检测。若组织标本不可及，可利用ctDNA进行检测（存在争议但推荐）。

（7）采用NGS技术检测肿瘤突变负荷（TMB）（存在争议但推荐）。

（8）对首诊/首次基因检测的晚期肺癌，推荐使用多重PCR或小panel NGS进行一次性多基因检测，可提供多种基因变异信息，不推荐使用大panel高通量基因检测。对复发、进展和耐药病例，根据检测目的、临床需求、标本类型等选择恰当的检测项目及方法。

注：

（1）*EGFR* 突变检测应涵盖*EGFR* 18、19、20、21外显子。最常见的*EGFR*突变为外显子19缺失突变（19 DEL）和外显子21点突变（21 L858R），均为*EGFR-TKI*的敏感性突变，18外显子G719X、20外显子S768I和21外显子L861Q突变亦均为敏感性突变，20外显子的T790M突变与第一、二代*EGFR-TKI*获得性耐药有关。利用组织标本进行*EGFR*突变检测是首选策略。*EGFR*突变检测方法包括：ARMS、Super ARMS、cobas、微滴式数字PCR（ddPCR）、一代测序和NGS方法等。其中ARMS、Super ARMS、一代测序和NGS方法有获得*NMPA*注册证的用于肿瘤组织EGFR基因突变检测的试剂盒。

（2）*ALK*融合阳性的发生率为3%～7%，东西方人群发生率无显著差异。中国人群腺癌*ALK*融合阳性率为5.1%。而*EGFR*和*KRAS*均为野生型的患者中*ALK*融合基因的阳性率高达30%～42%。有研究表明，年龄是*ALK*阳性肺癌一项显著的独立预测因子，基于我国人群的研究发现，在年龄小于51岁的年轻患者中，*ALK*融合阳性发生率高达18.5%；也有研究发现，在年龄小于40岁的年轻患者中，*ALK*融合发生率近20%。*ALK*融合基因/蛋白检测方法包括：IHC、荧光原位杂交（FISH）、qRT-PCR和NGS方法。其中Ventana-D5F3 IHC、qRT-PCR和

NGS方法获得NMPA注册证用于肿瘤组织*ALK*融合检测的试剂盒。

（3）*ROS1*融合阳性的发生率为1%～2%。*ROS1*融合是另一种特定分子亚型。已有多个研究表明针对晚期*ROS1*融合的ROS1-TKI治疗有效。IHC检测*ROS1*蛋白表达用于初筛*ROS1*融合，阳性病例需经其他技术平台进行验证。*ROS1*融合基因检测方法包括：FISH、qRT-PCR和NGS方法。其中qRT-PCR和NGS法获NMPA注册证用于肿瘤组织ROS1融合基因检测的试剂盒。

（4）*RET*融合阳性肺癌的发生率为1%～4%。普拉替尼已于2021年3月24日获得NMPA批准用于既往接受过铂类治疗*RET*融合阳性局部晚期或转移性肺癌成年患者治疗。目前尚无NMPA注册的*RET*融合基因检测伴随诊断试剂盒。可采用经过实验室性能确认的qRT-PCR技术、NGS技术或FISH方法进行检测。

（5）MET 14号外显子跳跃突变是一种独立的致癌驱动基因。已有多项研究表明MET抑制剂如国外获批的tepotinib和capmatinib对晚期MET 14号外显子跳跃突变阳性有效，国产MET抑制剂赛沃替尼也已获得NMPA批准。MET 14号外显子跳跃突变的检测方法包括：qRT-PCR、RNA-Based NGS及DNA-Based NGS方法。

（6）免疫检查点抑制剂（PD-1单抗或PD-L1单抗）已经证实可用于治疗驱动基因阴性局部晚期或转移性肺癌。目前针对晚期驱动基因阴性患者，中国已有多个PD-1/PD-L1抑制剂获批适用于一线、二线或以上治疗。PD-L1表达与免疫检查点抑制剂疗效呈正相关，PD-L1表达采用免疫组化法检测，详细检测内容推荐请参考《非小细胞肺癌 PD-L1免疫组织化学检测规范中国专家共识》。不同的免疫检查点抑制剂对应不同的PD-L1免疫组化抗体和检测平台。PD-L1 IHC 22C3 pharmDx和22C3抗体试剂（即浓缩液）已获NMPA批准作为伴随诊断指导晚期肺癌患者一线接受帕博利珠单抗单药或联合治疗。PD-L1 28-8 pharmDx检测结果作为补充诊断为晚期肺癌患者接受纳武利尤单抗作为二线或以上治疗提供信息。尽管多项研究结果表明，22C3、28-8和SP263一致性较高，目前尚缺乏足够的前瞻性临床研究证据支持抗体间检测结果互用的可行性。推荐使用药物对应的抗体试剂和检测平台进行PD-L1检测。如果使用其他抗体试剂或平台进行检测，则需经过实验室性能确认，并在报告中予以注明。

（7）肿瘤突变负荷（TMB）可能预测免疫检查点抑制剂疗效。利用NGS多基因组合估测TMB是临床可行的方法。在组织标本不足时，利用NGS检测ctDNA进行TMB估测是潜在可行的技术手段。然而，目前还没有TMB通用标准值和检测流程。部分临床研究和实践已在使用的生物标志物，涉及二代测序Panel设计和算法，以及肿瘤人群数据的划分，相对复杂，国际上暂无指南共识，仅有个别国外检测方法获批，国内目前尚无NMPA注册试剂盒，因此还需要更多的临床试验及真实数据的验证。

第四节 肺癌的治疗

一、肺癌的外科治疗

（一）Ⅰ～Ⅲ期肺癌的手术治疗

主要推荐：

（1）对所有无手术禁忌证的临床Ⅰ和Ⅱ期肺癌，手术切除作为首选治疗方法。

（2）对临床Ⅰ和Ⅱ期肺癌，无论出于何种原因，患者考虑非手术疗法（如经皮消融或SBRT），也建议由包括胸外科医师的多学科整合诊治团队（MDT to HIM）对其进行评估。

（3）对临床Ⅰ和Ⅱ期肺癌，目前标准的切除范围仍为解剖性肺叶切除。亚肺叶切除术（肺段切除和楔形切除术）仅适于$T_{1a\sim b}$和不能耐受肺叶切除的部分高危T1c及以上分期患者。

（4）对中央型肺癌患者，在保证R0切除前提下，袖式切除术优于全肺切除术。

（5）对临床Ⅰ期和Ⅱ期肺癌，行解剖性切除的同时行系统纵隔淋巴结取样或清扫以进行准确的病理分期。

（6）对临床Ⅰ期和Ⅱ期肺癌，在进行解剖学肺切除时，与开胸手术相比，微创手术（包括胸腔镜和机器人手术）在实现相同范围切除的同时，降低了术后并发症的发生率和死亡率，提高了生活质量，因此成为更优选择。

（7）对因肿瘤巨大（长径＞7 cm）或侵犯纵隔、隆突和主气管的可切除$T_4N_0M_0$肿瘤，推荐首先行手术切除，术后根据切缘及淋巴结转移进行相应辅助治疗。

（8）对术前检查评估确定N_2阳性的$T_{1\sim 3}$肿瘤，建议先行新辅助治疗，治疗后无进展的推荐手术切除。

延伸阅读1

1. Ⅰ～Ⅱ期肺癌手术治疗原则

对于所有无手术禁忌证的Ⅰ期和Ⅱ期肺癌患者，外科手术切除是的首选治疗。即使出于某种原因，患者考虑采用非手术疗法（如经皮消融或SBRT），也建议由包括胸外科医师的多学科团队对其进行评估。手术切除范围，目前标准仍为解剖性肺叶切除。对于中央型肺癌患者，在保证R_0切除前提下，袖式切除术优于全肺切除术。

亚肺叶切除术（肺段切除和楔形切除术）仅适用于$T_{1a\sim b}$患者和不能耐受肺叶切除的部分高危T_{1c}及以上分期患者。行亚肺叶切除术时，在肺功能允许的情况下，建议对于长径＜2 cm的病变，切缘距离大于最大肿瘤直径；对于长径大于2 cm的肿瘤，应保证至少2 cm的切缘距离，以最大限度地减少局部复发的可能性。

对于临床Ⅰ期和Ⅱ期肺癌，行解剖性切除的同时行系统的纵隔淋巴结取样或清扫以进行准确的病理分期，建议遵照IASLC的原则，至少是采样/清扫6站淋巴结，其中3站必须是纵隔淋巴结（须包括隆突下淋巴结）。

对于临床 I 和 II 期肺癌，在进行解剖学肺切除时，与开胸手术相比，微创手术（包括胸腔镜和机器人手术）在实现相同切除范围的同时，降低了术后并发症的发生率和死亡率，提高了患者术后生活质量，因此成为更优的选择，并建议在经验丰富的中心进行。

对于侵犯胸壁、膈神经和心包的 T_3N_{0-1} 的肿瘤，首先建议手术切除，术后根据切缘及淋巴结转移情况进行相应辅助治疗。

2. III 期肺癌手术治疗原则

III 期是一个存在很强异质性的群体，其中第 8 版分期的 IIIA 期包含 $T_4N_0M_0$、$T_{3-4}N_1M_0$ 以及 $T_{1-2}N_2M_0$ 患者，均为外科治疗的潜在人群；原第 7 版归于 IIIA 期而第 8 版定义为 IIIB 期的 $T_3N_2M_0$，也普遍认为是潜在可手术患者，其手术适应证的选择不应跟随第 8 版分期的变化而改变。

对于因肿瘤巨大（长径 ＞ 7 cm）或者侵犯纵隔、隆突和主气管的可切除 $T_4N_0M_0$ 肿瘤，推荐外科手术切除，术后根据切缘及淋巴结转移情况进行相应辅助治疗。也可以考虑先行新辅助治疗后再手术切除。

对于术前检查评估确定 N_2 阳性的 T_{1-3} 肿瘤，建议先行新辅助治疗，治疗后影像学无进展的患者推荐手术切除。虽然此类患者中以手术或放疗作为局部控制手段的随机对照研究未显示一种治疗方式带来总生存优势，但包含手术在内的综合治疗在各国诊疗指南中都是 $T_{1-3}N_2N_0$ 患者的选择之一。

肺上沟瘤为比较特殊的肿瘤，无论 T_3 还是可切除的 T_4 肿瘤，现有证据建议先行新辅助同步放化疗再行手术，以增加 R_0 切除率及远期生存率。

3. T_{1a-b} 肿瘤的切除范围问题（肺叶切除 vs. 亚肺叶切除）

发表于 1995 年的肺癌研究小组（LCSG）821 研究，仍是迄今已发表的肺叶切除对比亚肺叶切除（肺段切除或楔形切除）唯一的随机对照研究。此研究观察到的在长径不大于 3 cm 的肺癌中，亚肺叶切除局部复发率明显升高，且总生存有降低趋势，使得肺叶切除术仍是目前 I ～ II 期肺癌的标准切除范围。但该研究的结论应在 20 多年来分期细化、病理亚型推出、体检普及带来小肺癌的增加，以及分期和微创手术技术长足发展的背景下重新审视，该结论是否适用于一些特殊类型或者更小（第 8 版 T_{1a-b}）的肺癌尚无定论。

特殊类型肺癌主要指近年检出明显增多的、影像学呈亚实性的肺癌。此类型肺癌的研究主要是根据前瞻性多中心单臂临床研究 JCOG0804。此研究对于长径不超过 2 cm、磨玻璃成分为主（CTR ≤ 0.25）的周围型肺结节，在保证足够切缘（至少 5 mm）的情况下进行亚肺叶切除，5 年的无复发生存率（RFS）接近 100%，且并发症发生率低、肺功能影响小，建议作为首选手术方式。但该研究要求术中必须确认无胸膜播散、非浸润性肺腺癌、无肉眼或镜下的淋巴结转移。值得注意的是，该研究中，楔形切除占 80% 以上，研究并不要求楔形切除术必须做淋巴结活检，除非遇到明显异常的淋巴结。可见对于周围型、磨玻璃成分为主的小的非浸润腺癌，楔形切除在保证切缘的前提下一样可以达到近 100% 的 5 年无复发生存率。

小直径肺癌的亚肺叶切除数据来自 2021 年美国胸心外科年会（AATS）公布的 III 期前瞻性临床研究 JCOG0802。此研究对比了长径不超过 2 cm、CTR ≥ 0.5 的肺癌的肺叶切除对比肺段切除的疗效。经过超过 7 年的随访，肺段切除组虽然局部复发的比例稍高，但总生存率优于肺叶切除组，且在肺功能保留方面，肺段组优于肺叶切除组。

4. 淋巴结采样 vs. 清扫

肺癌手术的淋巴结处理方式分为选择性活检或取样（仅涉及选定的可疑的或代表性淋巴结）、系统取样（对每个标准的淋巴结站进行探查和活检）和正式的纵隔淋巴结清扫术（mediastinal lymph node dissection，MLND）。国际上各指南都推荐IASLC的规定：系统采样最少要包括6站淋巴结，其中3站必须是纵隔淋巴结（包括隆突下淋巴结）。ACSOG Z0030研究表明，与系统性淋巴结采样相比，MLND对于术前已经进行纵隔和肺门淋巴结取样证实的Ⅰ期（pN_0）患者，没有增加生存获益。

既往几项随机对照研究和回顾性研究也未证实对于Ⅰ/Ⅱ期肺癌人群纵隔淋巴结清扫的生存获益，包括传统意义上的系统性MLND和改良的"选择性"MLND（淋巴结清扫程度受癌症表现影响）。

5. ⅢA（N_2）的手术适应证

几项Ⅲ期随机对照研究对比了此类患者中包含手术和不含手术的治疗策略，包括新辅助化疗+手术对比新辅助化疗+放疗（EORTC08941、RTOG89-01研究）以及新辅助同步放疗+手术对比根治性同步放化疗（INTERGROUP0139、ESPATUE研究），均未显示某一种策略具有更好的总生存时间。由于从今天的学科发展和视角评价，部分研究的入组标准、具体治疗方案和治疗相关并发症存在一些争议，病理学确认N_2的患者中手术的地位仍有争议。建议由包括胸外科肺癌专业医生的多学科诊疗体系中，综合评估治疗风险、团队经验及患者选择等。

由于纵隔淋巴结转移既是手术/放疗的"分水岭"，也是局部进展到远处转移等中间状态，严格的影像学分期和有创分期是必要的。所有计划进行根治性手术切除的Ⅲ期肺癌患者，在开始治疗前均应进行PET或PET-CT检查以及头颅增强MRI用于初始分期评估。次之，则以胸腹部增强CT和全身骨显像代替。对于纵隔淋巴结有创分期，EBUS/EUS已能基本代替纵隔镜。在术中发现隐匿性N_2阳性的患者应该按照既定方案行肺切除，并行正规纵隔淋巴结清扫。

新的治疗手段和策略，包括靶向治疗和免疫治疗，有望改变Ⅲ期可手术肺癌的治疗困境，甚至改写早期肺癌的手术策略；截至本指南成稿，仍未有成熟的Ⅲ期随机对照研究生存数据，但未来可期。

（二）Ⅰ～Ⅲ期新辅助

主要推荐：

（1）临床单站N_2纵隔淋巴结非巨块型转移（淋巴结长径＜3 cm），预期可完全切除，可行手术切除+辅助化疗或新辅助化疗+手术。

（2）临床多站N_2纵隔淋巴结转移，预期可能完全切除，可行根治性同步放化疗或新辅助化疗±放疗+手术。

（3）$T_{3～4}N_1$、T_4N_0非肺上沟瘤（侵犯胸壁、主支气管或纵隔），可行新辅助化疗±放疗+手术或手术+辅助化疗。

（4）$T_{3～4}N_1$肺上沟瘤，行新辅助放化疗+手术。

（5）ⅢA期可切除，如有EGFR基因敏感突变，可行EGFR-TKI新辅助靶向治疗。

（6）Ⅱ～ⅢB期可切除，EGFR/ALK阴性，符合新辅助治疗指征，建议新辅助免疫治疗临床试验。

（7）临界可切除的局部晚期肺癌，应用诱导化疗、免疫治疗及靶向治疗等多种治疗手段后，再分期、重新评估手术可能性。

延伸阅读2

对部分ⅢA~ⅢB期肺癌，新辅助化疗可达到减少手术难度且提高R_0切除率的目的。根据IASLC/UICC第8版分期，ⅢA期包括T_3N_1、$T_4N_{0~1}$以及$T_{1~2b}N_2$。ⅢB期除了不可行手术治疗的N_3，$T_{3~4}N_2$也可经过新辅助治疗后获得根治性手术机会。传统肺癌的新辅助治疗手段包括诱导化疗、同步及序贯放化疗。研究结果提示诱导化疗后进行手术切除使5年生存率提高了5%，但多项新辅助放疗的临床试验并未发现显著生存改善。近年来，随着免疫和靶向治疗在晚期肺癌中获得突破，这些治疗方案也逐渐被应用到辅助治疗乃至新辅助治疗领域，初步结果令人鼓舞。大多数将免疫治疗应用到肺癌新辅助治疗的临床研究将主要病理缓解（major pathologic response，MPR）作为主要研究终点，因为既往在新辅助化疗研究中发现MPR显著改善PFS和OS指标，而免疫治疗尤其是免疫联合化疗取得了显著高于单纯化疗的MPR和完全病理缓解（pathologic complete response，pCR）。对EGFR敏感突变阳性的ⅢA期肺癌，研究提示厄洛替尼比GC方案新辅助治疗提高了R_0切除率和淋巴结降期率，显著延长了PFS。因此，针对局部晚期肺癌传统的治疗手段获益有限，而新辅助免疫治疗、免疫联合化疗以及EGFR-TKI靶向治疗取得了一系列新进展，获得了显著提高的MPR（免疫治疗）以及PFS（EGFR-TKI），但目前尚未获得成熟的OS数据。

新辅助免疫治疗后应由专业的病理医生评估病理学缓解情况，包括MPR和pCR。主要病理学缓解定义为新辅助治疗诱导的肿瘤退缩且少于10%的活性肿瘤组织残留；完全病理学缓解定义为无活性肿瘤组织残留的新辅助治疗诱导的肿瘤缓解。目前，美国病理学会仍推荐MPR作为肺癌新辅助免疫治疗的临床研究终点。来自多个临床试验的证据显示，免疫单药新辅助治疗的MPR为19%~45%，免疫联合化疗新辅助治疗的MPR为33%~83%，新辅助EGFR-TKI治疗MPR为9.7%。

因为新辅助治疗前活检取材有限，术后病理标本常规行组织学诊断时，对活检标本EGFR阴性建议再次行*EGFR*基因突变检测，如有必要对活检标本驱动突变阴性且含有腺癌成分的患者可行*ALK*、*ROS1*、*BRAF*、*MET*、*HER2*、*RET*、*KRAS*等基因检测。

1. 新辅助化疗及放化疗

对部分ⅢA/N_2期肺癌，传统的新辅助联合治疗模式包括诱导化疗后手术、诱导同步放化疗后手术及诱导序贯放化疗后手术。Meta分析协作组2014年发表于Lancet的Meta分析纳入15项随机对照试验（2385例），研究的入组时间为1985—2007年。临床分期以ⅠB、ⅡB和ⅢA期为主。该研究提示：ⅠB~ⅢA期新辅助化疗组显著生存获益（HR: 0.87，95% CI 0.78~0.96，$P=0.007$）。5年生存率提高5%（40%~45%），降低了13%的死亡风险。EORTC08941研究入组579例ⅢA期患者，在接受3个周期诱导化疗后达到CR/PR的322例被随机分配进入手术切除或放疗。结果显示，两组的OS（16.4个月 vs. 17.5个月，$P=0.596$）和PFS（9.0个月 vs. 11.3个月，$P=0.605$）均无统计学差异。INT 0139研究入组429例ⅢA期肺癌，所有患者接受EP方案的同步放化疗（45 Gy/25次）后，随机分配进入手术组或根治性放疗组，两组后续都进行2个周期的巩固化疗。结果显示两组的OS相仿

（23.6个月 vs. 22.2个月，$P=0.24$）；手术组具有一定的PFS优势（12.8个月 vs. 10.5个月，$P=0.017$）；亚组分析显示新辅助同步放化疗后接受肺叶切除的患者相对全肺切除患者具有一定的OS优势（33.6个月 vs. 21.7个月，$P=0.002$）。GLCCG研究入组558例ⅢA和ⅢB期（ⅢB其中超过40%为T4N1病变，实际为目前的ⅢA期）肺癌，患者被随机分配到新辅助化疗+手术+放疗 vs. 新辅助化疗+同步放化疗+手术两个治疗组。结果显示，两组的PFS（9.5个月 vs. 10.0个月，$P=0.87$）和OS（15.7个月 vs.17.6个月，$P=0.97$）未见区别。

2. 新辅助免疫治疗

目前多项免疫检查点抑制剂单药（PD-1单抗或PD-L1单抗）、双免疫联合（PD-1单抗联合CTL-4单抗）或免疫联合化疗的临床研究公布了初步结果，另有多项大型前瞻性随机对照研究正在进行。CheckMate-159研究针对Ⅰ~ⅢA期可手术的肺癌，以纳武利尤单抗作为新辅助治疗，MPR为42.9%，尚未达到中位无复发生存期（relapse-free survival，RFS）和总生存期。LCMC3研究旨在评估阿替利珠单抗（PD-L1单抗）用于ⅠB-ⅢA期肺癌新辅助治疗的疗效与安全性。MPR率为18%，4例达到pCR，12个月的DFS率为89%。NADIM研究针对可切除的ⅢA（N_2）期肺癌，给予化疗联合纳武利尤单抗新辅助治疗，术后纳武利尤单抗辅助治疗1年。pCR率为71.4%，MPR率为85.36%，降期率为93%，18个月的PFS和OS分别达到了81%和91%。JCSE01.10研究针对可切除的ⅠA~ⅢBNSCLC，给予信迪利单抗作为新辅助治疗，pCR率为16.2%，MPR率为40.5%。NEOSTAR研究针对Ⅰ~ⅢA期的可切除肺癌，随机接受纳武利尤单抗或纳武利尤单抗+伊匹木单抗作为新辅助治疗，总人群MPR+pCR单药组为17%，联合组为33%。SAKK16/14研究为一项多中心单臂Ⅱ期试验，在新辅助化疗基础上序贯度伐利尤单抗（PD-L1单抗）治疗ⅢA（N_2）期肺癌，初步结果提示pCR率为18.2%，MPR率为60.0%。CheckMate-816研究是唯一公布初步结果的Ⅲ期对照试验，化疗联合免疫组和化疗组MPR分别为36.9%和8.9%，pCR分别为24%和2.2%，该研究达到了主要的研究终点，生存数据有待随访。

另有多项大型随机对照临床试验正在进行中，对比免疫联合化疗和传统化疗作为新辅助治疗的治疗模式，例如KEYNOTE-671、RATIONALE 315、IMpower 030等。初步研究结果显示PD-1单抗或PD-L1单抗为基础的新辅助治疗具有较好应用前景，获得了比传统新辅助化疗更高的MPR和pCR率，但尚需生存数据的公布进一步证实远期疗效。

3. 新辅助小分子靶向治疗

对于驱动突变基因阳性肺癌进行新辅助治疗的临床研究有限。CTONG1103研究是一项中国的多中心、开放标签、随机对照Ⅱ期研究。对EGFR敏感突变阳性的ⅢA-N2期肺癌使用厄洛替尼对比GP方案作为新辅助治疗。共72例患者接受治疗，厄洛替尼和GP方案的ORR分别为54.1%和34.3%（$P=0.092$），MPR分别为9.7%和0，R0切除和淋巴结降期的比例分别为73%和10.8% vs. 63%和2.9%。厄洛替尼比化疗组延长了PFS（21.5个月 vs. 11.4个月，$P<0.001$）。

（三）Ⅰ~ⅢB期肺癌完全肿瘤切除术后辅助治疗

主要推荐：

1. EGFR突变阳性的Ⅰ~ⅢB期肺癌完全肿瘤切除术后辅助治疗

（1）EGFR突变阳性的ⅠA期肺癌完全肿瘤切除术后定期随访，不推荐进行辅助化疗或辅助靶向治疗。

（2）EGFR突变阳性的ⅠB期肺癌完全肿瘤切除术后，可考虑应用奥希替尼辅助治疗。

（3）EGFR突变阳性的ⅡA、ⅡB期肺癌完全肿瘤切除术后推荐EGFR-TKI（奥希替尼、吉非替尼或埃克替尼）辅助治疗。

（4）EGFR突变阳性的ⅢA、ⅢB期肺癌患者，完全肿瘤切除术后推荐EGFR-TKI（奥希替尼、吉非替尼、埃克替尼或厄洛替尼）辅助治疗，且优先推荐奥希替尼辅助治疗。

2. EGFR突变阴性的Ⅰ～ⅢB期肺癌完全肿瘤切除术后辅助治疗

（1）EGFR突变阴性的ⅠA期肺癌完全肿瘤切除术后定期随访，不推荐进行辅助化疗。

（2）EGFR突变阴性的ⅠB期肺癌完全肿瘤切除术后一般不推荐辅助化疗，对于其中存在高危因素，推荐进行多学科整合讨论（MDT to HIM），结合评估意见及患者意愿，可考虑术后辅助化疗（存在分歧但推荐）。

（3）EGFR突变阴性的Ⅱ～ⅢB期肺癌，完全肿瘤切除术后推荐辅助化疗。

延伸阅读3

1. 辅助化疗的原则

辅助化疗是目前应用最广泛的辅助治疗方式。鉴于化疗药物的不良反应较大，而辅助化疗能带来相对有限的生存获益（5年生存率提高约5%），肺癌患者完全肿瘤切除术后进行辅助化疗前需评估分期、体能状态、个人意愿、生活质量，并充分评估各脏器功能，包括肺功能、心功能、肝肾功能等，综合评估辅助化疗的获益和风险。体力状态较差（ECOG＞2或KPS＜60）、严重肝肾功能异常（实验室指标超过正常值2倍）、存在严重合并症或并发症、活动性感染、持续性发热、严重出血倾向、造血功能异常（血红蛋白＜80 g/L，中性粒细胞＜1.5×10^9/L、血小板＜100×10^9/L），不宜采用辅助化疗。

辅助化疗的方案推荐以顺铂为基础的双药方案，其联合药物包括长春瑞滨、吉西他滨、多西他赛、紫杉醇、培美曲塞（仅用于非鳞状癌）和依托泊苷，对于无法耐受顺铂者，可用卡铂为基础的双药方案。待术后体能状况基本恢复正常，可开始辅助化疗，一般在术后4～6周开始，建议最晚不超过术后3个月。术后辅助化疗常规推荐4周期，更多化疗周期不会增加获益，反而增加不良反应。

2. 辅助靶向治疗的原则

近年来陆续有研究发现，针对EGFR突变的靶向治疗在早中期肺癌完全肿瘤切除术后辅助治疗中同样具有重要作用。

在已知的多种肺癌驱动基因突变中，EGFR突变是最主要的突变类型。有研究显示，亚裔早中期肺癌中EGFR突变阳性率与晚期相似，均在50%左右，其中常见的EGFR敏感突变包括外显子19缺失（19DEL）和外显子21 L858R点突变，在所有EGFR突变中约占90%。与野生型和其他突变型肺癌相比，EGFR突变型肺癌的肿瘤细胞往往具有独特的生物学特性和药物敏感性，因此针对此类患者制定特定的诊断和治疗策略十分必要。从ADAURA、ADJUVANT、EVIDENCE和EVAN等随机对照临床试验的结果看，EGFR-TKI（吉非替尼、埃克替尼、厄洛替尼，特别是奥希替尼）辅助治疗可延长EGFR突变阳性早中期肺癌的DFS，且奥希替尼能显著降低脑转移风险，可作为Ⅱ～ⅢA期EGFR突变阳性肺癌术后标准辅助治疗方案。在使用EGFR-TKI进行辅助治疗时，既可单药，亦可采取辅助化疗序贯TKI的治疗模式。临床医生可根据患者风险、体能状况和个人意愿选择最合适的辅助靶向治疗模式。

根据术后体能恢复情况决定启动*EGFR-TKI*辅助治疗时间，最晚不超过术后10周。对接受过辅助化疗的EGFR突变阳性者，可继续接受三代TKI奥希替尼辅助治疗，通常不晚于术后26周开始。术后EGFR-TKI辅助治疗应持续至少2年。

3. 其他辅助治疗

对术后辅助放疗，鉴于1998年Meta分析显示术后辅助放疗对N_0和N_1的肺癌存在降低生存率作用，而对N_2无明显获益，2005和2013年发表的数据得到类似结果，因此对Ⅰ~ⅢB期N_0和N_1的肺癌常规不推荐术后辅助放疗。而对N_2肺癌术后辅助放疗，尽管多项回顾性分析发现N_2术后辅助放疗能降低死亡率，但其获益程度较小。2020年Ⅲ期随机临床研究Lung ART显示对于完全切除的N_2患者，辅助放疗并不能显著改善术后复发率和生存率，但会显著增加心脏毒性。因此，目前对Ⅰ~ⅢB期肺癌完全肿瘤切除术后，均不推荐辅助放疗。

越来越多研究发现免疫检查点抑制剂在新辅助和辅助治疗中可能具有一定作用，但仍缺乏足够依据证明用ICIs行辅助治疗能改善完全肿瘤切除术后的预后，因此目前对EGFR突变阴性的肺癌，如新辅助用ICIs治疗且有效，建议MDT to HIM讨论决定辅助治疗方案。

详述：

1. EGFR突变阳性的Ⅰ~ⅢB期肺癌完全肿瘤切除术后辅助治疗

鉴于目前大部分关于EGFR-TKI作为辅助靶向治疗的研究并未纳入ⅠA期肺癌，且既往研究发现辅助化疗在ⅠA期中并无获益，因此目前并无充分依据支持在ⅠA期EGFR突变阳性中使用辅助化疗或辅助靶向治疗。

全球多中心Ⅲ期研究ADAURA纳入ⅠB~ⅢA期完全肿瘤切除术后的肺癌（基于医生判断患者既往用/不用辅助化疗），研究显示，对EGFR突变阳性ⅠB期（相当于第8版分期中的ⅠB期和部分ⅡA患者），完全肿瘤切除术后使用奥希替尼辅助治疗3年可降低疾病复发或死亡风险61%，对此类患者可考虑术后奥希替尼辅助治疗。

对EGFR突变阳性的Ⅱ~ⅢB期肺癌，ADAURA临床研究显示此类患者术后使用奥希替尼辅助治疗3年可降低疾病复发或死亡风险83%~88%，且能显著降低局部及远处复发风险。ADJUVANT临床研究显示，EGFR突变阳性Ⅱ~ⅢA期肺癌术后使用吉非替尼治疗2年，能降低疾病复发或死亡风险44%，且中位OS长达75.5个月。EVIDENCE研究显示，埃克替尼辅助治疗2年能降低Ⅱ~ⅢA期肺癌疾病复发或死亡风险64%；EVEN研究为Ⅱ期研究，入组ⅢA期肺癌，厄洛替尼辅助治疗2年能降低疾病复发或死亡风险73%。因此，对EGFR突变阳性Ⅱ~ⅢB期肺癌，完全肿瘤切除术后推荐EGFR-TKI（奥希替尼、吉非替尼或埃克替尼）辅助治疗。需要注意，Ⅲ期肺癌有较高脑转移风险，而奥希替尼辅助治疗能降低脑转移或死亡风险82%，对Ⅲ期患者优先推荐奥希替尼辅助治疗。

2. EGFR突变阴性的Ⅰ~ⅢB期肺癌完全肿瘤切除术后辅助治疗

2008年肺癌顺铂辅助协作组（LACECG）对IALT、JB10、ANITA、ALPI和BLT等5项大型含铂（卡铂或顺铂，不包含奈达铂、乐铂、奥沙利铂）化疗方案随机研究进行了Meta分析，结果显示，ⅠA期肺癌辅助化疗组与观察组比较，在总体生存上并不能获益，HR为1.40。故而，对EGFR突变阴性的ⅠA期肺癌，不推荐辅助化疗。

对 EGFR 突变阴性的 ⅠB 期肺癌，CALGB9633、JBR10 等随机对照临床试验和 LACECG 的 Meta 分析发现，ⅠB 期肺癌术后化疗并无明显生存获益，因此该类患者不常规推荐辅助化疗。但在 CALGB9633 试验以及 2013 年回顾性研究显示部分 ⅠB 期肺癌可从术后辅助化疗中获益。因此，存在高危因素的患者，推荐进行 MDT to HIM，再结合评估结果和患者意愿考虑术后辅助化疗。

另一方面，CALGB9633 临床试验显示，对肿瘤超过 4 cm 的 N0 患者，术后化疗仍能降低 31% 的死亡风险，且在该研究随访时间由 74 个月进一步延长至 9.3 年时，其死亡风险仍能下降 23%（尽管无统计学差异），而在 JBR10 研究 ⅡA 期肺癌术后辅助化疗可降低死亡风险 34%（中位随访 9.3 年，无统计学差异），因此对 EGFR 突变阴性的 ⅡA 期肺癌完全肿瘤切除术后，目前仍推荐术后辅助化疗。

对 ⅡB～Ⅲ 期肺癌，2008 年 LACECG 的 Meta 分析显示，ⅡB～Ⅲ 期肺癌术后化疗死亡风险可下降 17%，该研究组在 2010 年的亚组分析同样显示术后长春瑞滨＋顺铂方案化疗的 Ⅲ 期肺癌 5 年生存率提高 14.7%。而在 2010 年一项纳入 26 项临床研究的 Meta 分析显示，对 Ⅱ～Ⅲ 期肺癌术后化疗可升高 5% 的 5 年生存率，且在 2010 年 JBR10 临床研究中也发现 Ⅱ 期肺癌术后化疗可降低 32% 的死亡风险。因此，对于 ⅡB～ⅢB 期 EGFR 突变阴性的肺癌，完全肿瘤切除术后推荐常规辅助化疗。

（四）肺癌"寡转移"的外科治疗

1. **肺癌脑寡转移的外科治疗**

（1）肺原发为可切除肺癌，同时性肺癌脑寡转移为孤立性转移者。

（2）肺原发为可切除肺癌，同时性脑寡转移为巨大转移瘤伴严重颅内高压者。

（3）肺原发肿瘤切除后，异时性脑寡转移为孤立性转移，经过系统检查评估，其他部位无肿瘤复发，能耐受颅内单发寡转移瘤切除者。

（4）肺原发肿瘤切除后，发生异时性孤立性脑寡转移，经过系统检查评估，其他部位无肿瘤复发，内科治疗疗效不佳伴颅内高压的异时性脑寡转移。

2. **肺癌肾上腺寡转移的外科治疗**

（1）同时性同侧肺癌肾上腺寡转移，原发肺癌可切除，且在切除原发肺癌的同时，一期同时切除同侧同时性肾上腺寡转移。

（2）施行完全性原发肺癌切除术后，发生孤立性异时性肾上腺寡转移，经系统评估无其他部位复发转移者，施行异时性肾上腺寡转移瘤切除。

（3）同时性对侧肺癌肾上腺寡转移，切除原发肺癌后 1 个月，经系统评估无其他部位复发转移者，二期切除对侧同时性肾上腺寡转移。

（4）施行完全性原发肺癌切除术后，发生双侧异时性肾上腺寡转移，经系统评估无其他部位复发转移者，施行异时性双侧肾上腺寡转移瘤切除。

3. **肺癌骨寡转移的外科治疗**

肺癌骨寡转移原则上不推荐外科治疗，推荐内科 MDT to HIM 诊疗。

下列肺癌骨寡转移可考虑外科治疗：

（1）原发肺癌完全性切除后发生的异时性、单部位，单转移灶的骨寡转移，经系统评估没有其他部位转移。

（2）原发肺癌完全切除后发生的异时性骨孤寡转移，骨寡转移部位为下肢负重部位者，如下肢股骨、胫骨，经系统评估没有其他部位转移。

（3）原发肺癌完全切除后发生的异时性骨寡转移导致严重骨相关事件者，如脊柱骨寡转移伴脊髓压迫，经系统评估无其他部位转移者（存在分歧但推荐）。

4.肺癌肺寡转移的外科治疗

（1）可切除的肺癌伴同侧同时性肺寡转移者，同期切除原发性肺癌和同侧同时性肺寡转移瘤。

（2）可切除的肺癌伴对侧同时性肺寡转移者，首先切除原发性肺癌，分期切除对侧同时性肺寡转移瘤。

（3）原发肿瘤切除后的同侧异时性肺寡转移，经系统评估无其他部位复发转移，能耐受同侧肺寡转移瘤切除者。

（4）原发肿瘤切除后的对侧异时性肺寡转移，经系统评估无其他部位肿瘤复发转移，能耐受对侧肺寡转移瘤切除者。

延伸阅读4

"肺癌寡转移"（LCO）是指肺癌转移过程中的一种中间状态，它是介于局限性原发肺癌及广泛性转移瘤之间生物侵袭性较温和的阶段。在这个阶段中，原发性肺癌只引起少数局部的继发性肿瘤，而"肺癌寡转移"定义为肺癌转移部位≤2个部位、转移病灶≤5个病灶。"肺癌寡转移"代表潜在可治疗的状态，治疗的关键是手术、放疗等局部治疗，以及化疗、靶向及免疫治疗和多学科综合等全身治疗兼顾，以预防进一步发生远处广泛转移。第8版国际肺癌分期 中的M1b（孤立肺外器官的单一转移）与"寡转移"相呼应，以区别于肺癌广泛转移。

多数学者认为肺癌"寡转移"转移灶的数量越多，常预后越差。Hanagiri等发现具有单一转移灶的"寡转移"肺癌5年生存率为50.3%，两个或以上转移灶的"寡转移"5年生存率却仅有16.7%。肺癌"寡转移"按转移发生的时间顺序可分为同时性寡转移和异时性寡转移。同时性"寡转移"指原发肿瘤与转移灶同时被发现，而异时性"寡转移"指在原发肿瘤诊断2个月之后发现的转移灶，两种不同"寡转移"状态的肺癌接受外科治疗具有不同的生存期。Ashworth等认为同时性转移更容易得到生存获益，同时性肺内"寡转移"具有更高的远期生存率，其5年生存率为48%，而异时性"寡转移"合并N_0患者5年生存率仅为36%，如果合并淋巴结转移，异时性"寡转移"的生存期更低，其5年生存率仅为14%，能接受外科治疗包含许多种临床状况，即异时性"寡转移"及寡复发：①患者在诊断时具有局限数量的转移灶；②患者虽有多发转移灶，但经过系统治疗后，残余灶局限；③在经过治疗后仅有1个病变进展（即寡进展）；④在治疗后疾病的局限复发（即寡复发）。以上几种情况，手术治疗可使"寡转移"肺癌获益。

二、晚期肺癌内科治疗

（一）驱动基因阳性肺癌治疗

1. EGFR 阳性晚期肺癌的治疗

（1）EGFR 突变患者一线治疗：推荐 EGFR-TKI，包括吉非替尼、厄洛替尼、埃克替尼、阿法替尼、达克替尼、奥希替尼、阿美替尼；可考虑吉非替尼 / 厄洛替尼 + 化疗，或者厄洛替尼 + 贝伐珠单抗。

（2）EGFR 突变患者后线治疗：一线治疗寡进展，推荐再次活检明确耐药机制；也可继续原 TKI 治疗 + 局部治疗；一 / 二代 EGFR-TKI 广泛进展，T790M+，推荐奥希替尼、阿美替尼、伏美替尼治疗；一 / 二代 EGFR-TKI 广泛进展，T790M-，推荐含铂双药化疗或含铂双药化疗 + 贝伐珠单抗（非鳞状癌）；T790M- / 三代 TKI 失败，再次进展，参照无驱动基因晚期肺癌治疗。

延伸阅读5

1. EGFR 敏感突变晚期肺癌的一线治疗

EGFR 突变阳性晚期肺癌一线治疗的多个随机对照研究显示，吉非替尼、厄洛替尼、埃克替尼和阿法替尼对比化疗均可显著改善 PFS，且 3 级及以上不良反应显著低于化疗，LUX-LUNG7、ARCHER 1050 研究和 AENEAS、FLAURA 研究分别显示阿法替尼、达克替尼和奥希替尼疗效优于一代 TKI，奠定了第一代 EGFR-TKI 吉非替尼、厄洛替尼、埃克替尼，第二代 TKI 阿法替尼、达克替尼以及第三代 TKI 奥希替尼、阿美替尼在 EGFR 突变晚期肺癌一线治疗的地位。这 7 个药物均已被 NMPA 批准用于一线 EGFR 突变阳性晚期肺癌治疗。

基于 LUX-Lung 2、3、6 合并分析阿法替尼治疗少见突变的研究结果，阿法替尼还被 FDA 批准用于 18～21 外显子少见位点突变（Leu861Gln，Gly719Ser，Gly719Ala，Gly719Cys，Ser768lle）患者的治疗。

确诊 EGFR 突变前因各种原因接受过化疗的患者，在确诊 EGFR 突变后推荐参考本章节选择 EGFR-TKI；部分确诊晚期肺癌后因各种原因未能明确基因类型，一线接受化疗的患者进展后活检确诊为 EGFR 突变，推荐选择 EGFR-TKI。

2. 联合治疗模式

EGFR-TKI 一线联合治疗包括 EGFR-TKI 联合化疗、抗血管生成治疗或其他 EGFR-TKI 治疗。FASTACT-2 研究对比了化疗交替厄洛替尼和单纯化疗治疗晚期肺癌的疗效，II 期随机对照 JMIT 研究比较了吉非替尼联合培美曲塞与吉非替尼单药的疗效，III 期研究 NEJ009 探讨了 TKI 联合含铂双药化疗与吉非替尼单药的疗效，II 期研究 NEJ005 揭示了吉非替尼联合化疗较吉非替尼单药疗效的差异，结果均显示靶向治疗联合化疗具有一定获益。

II 期研究 JO25567 研究显示贝伐珠单抗联合厄洛替尼相比厄洛替尼单药一线治疗晚期 EGFR 敏感突变型非鳞状肺癌，可显著延长 PFS（中位 16.0 个月 vs. 9.7 个月，$P=0.0015$）。基于该研究，欧洲药品监督管理局（EMA）于 2016 年批准了贝伐珠单抗联合厄洛替尼用于 EGFR 敏感突变型晚期非鳞状肺癌的一线治疗。III 期临床研究 NEJ026 比较了厄洛替尼联合贝伐珠单抗较厄洛替尼单药的疗效，结果显示联合治疗组 PFS 显著延长。III 期随机对照研究 ARTEMIS 再次验证贝伐珠单抗与厄洛替尼联合方案在中国人群的疗效和安全性，联合治疗相比厄洛替尼单药显著延长 PFS（中位 18.0 个月 vs. 11.3 个月，$P<0.001$）。有研究显示贝伐珠单抗联合厄洛替尼较靶向单药对伴脑转移 EGFR 突变患者具有更优疗效。一项国内Ⅲ期临床研究（SINDAS）发现所有病灶部位局部放疗的加入显著改善了 EGFR 突变阳性寡转移（≤5 个转移灶，随机分组前无脑转移）肺腺癌患者的 PFS 和 OS。

3. EGFR 突变患者耐药后治疗

由于靶向治疗耐药后治疗手段增多，虽有研究显示部分 EGFR-TKI 耐药的患者继续接受靶向治疗仍有短暂获益，EGFR-TKI 耐药后缓慢进展的患者也应尽快接受后续有效抗肿瘤治疗。耐药后进展模式根据进展部位和是否寡进展划分为以下两种类型：寡进展或 CNS 进展指局部孤立病灶进展或中枢神经系统病灶进展；广泛进展指全身或多部位病灶显著进展。对寡进展 /CNS 进展者，多个回顾性分析显示继续原 EGFR-TKI 治疗联合局部治疗可获益。由于三代 EGFR-TKI 奥希替尼对中枢神经转移病灶有效率高，寡进展 /CNS 进展也应行驱动基因突变检测，以决定后续治疗方案。

对一线和维持治疗时使用一 / 二代 EGFR-TKIs 的患者，T790M 突变是最常见的耐药原因。AURA3 研究纳入了 419 例一线 EGFR-TKIs 治疗后进展且 T790M 阳性的晚期肺癌，分别接受奥希替尼与培美曲塞联合铂类化疗，两组 mPFS 为 10.1 个月 vs. 4.4 个月、ORR 71% vs. 31%，其中 144 例有中枢神经系统转移接受奥希替尼治疗后 PFS 显著获益（8.5 个月 vs. 4.2 个月），且奥希替尼的 3 级或更高不良事件低于化疗组（23% vs. 47%）。

数个国产三代 EGFR-TKI 在 TKI 耐药后 T790M 阳性肺癌治疗中也显示良好疗效。在阿美替尼的Ⅱ期临床试验 APOLLO 中，ORR 为 68.9%，DCR 为 93.4%，mPFS 为 12.3 个月，mDOR 为 12.4 个月；CNS ORR 和 DCR 分别为 60.9% 和 91.3%，CNS mPFS 和 mDoR 分别为 10.8 个月和 11.3 个月。NMPA 已批准阿美替尼用于治疗其他 EGFR-TKI 治疗中或之后进展的 EGFR T790M 突变阳性肺癌。伏美替尼的Ⅱb 期研究发现治疗 EGFR T790M 突变阳性晚期肺癌的 ORR 为 74.1%；DCR 为 93.6%；PFS 为 9.6 个月；临床获益率（CBR）为 79.5%；中位 PFS 为 9.6 个月，中位缓解持续时间为 8.3 个月；亚组分析显示伏美替尼对脑转移同样有效。NMPA 亦批准了甲磺酸伏美替尼，适应证同阿美替尼。上述药物完整和成熟的Ⅲ期临床研究数据尚待公布。

耐药后无 EGFR T790M 突变或三代 TKI 治疗失败者可推荐含铂双药化疗 ± 贝伐珠单抗（非鳞状癌）；寡进展 /CNS 进展型，可继续原 EGFR-TKI 治疗联合局部治疗。条件允许时，具体治疗方案应根据再活检病理及分子分型结果而定。不推荐耐药患者接受 TKI 联合化疗，IMPRESS 研究在一线吉非替尼耐药后的患者中对比化疗和化疗联合吉非替尼的疗效，结果示联合用药的 PFS 和 OS 均未获益。尽管 EGFR 敏感突变的 NSLCL 免疫治疗疗效较差，一项特瑞普利单抗联合化疗用于 *EGFR-TKI* 耐药后的 EGFR 突变阳性 T790M 阴性晚期肺癌的Ⅱ临床研究结果显示联合用药组 PFS 获益，多个临床研究正在探讨化疗联合免疫治疗、TKI 联合 EGFR 抗体等在 EGFR-TKI 耐药患者中的疗效。

EGFR 敏感突变患者的三线及多线治疗。ALTER 0303 研究显示，在晚期肺癌三线或后线治疗中，与安慰剂相比，安罗替尼可显著延长 OS 和 PFS，且具有良好耐受性，提示该药物可作为三线治疗选择。

2. ALK 阳性晚期肺癌的治疗

（1）ALK 阳性肺癌一线治疗：推荐阿来替尼、克唑替尼、塞瑞替尼。可以考虑使用：恩沙替尼、布加替尼、劳拉替尼（存在争议但推荐）。

（2）ALK 阳性肺癌后线治疗：一线治疗后寡进展，推荐再次活检明确耐药机制选择二代/三代TKI治疗；也可继续原TKI治疗+局部治疗；一线治疗后广泛进展，推荐再次活检明确耐药机制选择二代/三代TKI治疗；也可以考虑二代药物互换；再次进展，参照无驱动基因晚期肺癌治疗。

延伸阅读6

1. ALK 融合突变晚期肺癌的一线治疗

克唑替尼是全球首个获批用于ALK阳性晚期肺癌的一线治疗的一代ALK-TKI药物。PROFILE 1014研究证实一线克唑替尼疗效优于含铂双药化疗，研究结果显示TKI组PFS显著延长（中位 10.9个月 vs. 7.0个月，$P < 0.001$）；同时与化疗相比，克唑替尼显著提高ORR（74% vs. 45%，$P < 0.001$）；OS数据显示，克唑替尼组中位OS尚未达到（95% CI，45.8个月−NR），而化疗组为 47.5个月（95% CI，32.2个月−NR）。因此克唑替尼分别于2016年3月被FDA、2018年8月被NMPA 批准用于ALK融合阳性晚期肺癌的一线治疗。

塞瑞替尼是全球第二个获批的ALK-TKI药物。ASCEND系列研究证实塞瑞替尼在ALK阳性肺癌的疗效。ASCEND-4研究显示塞瑞替尼组中位PFS 16.6个月，化疗组8.1个月；尽管中位OS尚未达到，但已能明显看到塞瑞替尼组的生存获益。由于塞瑞替尼耐受性不佳，另一项多中心随机临床研究ASCEND-8比较了塞瑞替尼450 mg日剂量随餐服用及750 mg空腹服用的疗效及安全性，结果发现两种方案的血药浓度相似，但胃肠毒性显著降低。450 mg组的依从性更好，15个月PFS 较750 mg空腹给药组更高（66.4%及41%）。塞瑞替尼已获NMPA批准用于ALK融合阳性局部晚期或转移性肺癌的一线治疗，以及克唑替尼治疗不耐受或进展后的二线治疗。

阿来替尼是全球第三个获批的ALK-TKI。Ⅲ期ALEX研究对比了阿来替尼和克唑替尼一线治疗ALK阳性晚期肺癌的疗效和安全性。研究结果显示，相比克唑替尼，阿来替尼PFS获益最长（一线ALK-TKI治疗），中位PFS为34.8个月，克唑替尼组为10.9个月（HR=0.43，$P < 0.0001$）。此外，在亚洲人群进行的阿来替尼与克唑替尼头对头比较的Ⅲ期临床研究ALESIA，结果显示阿来替尼组中位PFS显著延长（NR vs. 11.1个月，HR 0.22，$P < 0.001$）；颅内ORR阿来替尼组为94.1%，显著高于克唑替尼组的28.6%，降低脑转移发生风险86%（HR 0.14，$P < 0.0001$）。基于以上结果，NMPA于2018年批准阿来替尼用于ALK阳性局部晚期或转移性肺癌的一线及克唑替尼治疗进展后的二线用药。

ALTA-1L研究结果显示，布加替尼（Brigatinib）的中位PFS显著优于克唑替尼，分别是29.4个月 vs. 9.2个月（HR，0.49；95% CI，0.33-74；$P = 0.0007$），降低了51%的疾病进展率。同时布加替尼的ORR更高（62% vs. 74%），脑转移使用布加替尼获得的ORR更佳（67% vs. 17%）。所有脑转移中，布加替尼的PFS显著优于克唑替尼（PFS：未达到 vs. 5.6个月；1年PFS率：67% vs. 21%）。FDA批准布加替尼用于ALK融合阳性晚期肺癌的一线治疗，但我国尚未上市。

恩沙替尼是国内自主研发的二代ALK-TKI。Ⅲ期eXalt3试验比较了恩沙替尼与克唑替尼用于未经ALK TKI治疗的ALK阳性晚期肺癌的疗效和安全性。初步结果已于近期公布。期中分析结果显示，在意向治疗人群中，BIRC评估的中位PFS，恩沙替尼组为25.8个月，显著优于克唑替尼组的12.7个月（HR=0.51，P=0.0001）。

劳拉替尼（Lorlatinib）是首个被美国FDA批准上市的三代ALK-TKI，已被FDA批准用于一线治疗。一项头对头比较Lorlatinib和克唑替尼用于未经治疗的ALK阳性晚期肺癌一线治疗疗效和安全性的Ⅲ期CROWN研究结果显示，Lorlatinib的PFS显著获益，颅脑转移患者使用Lorlatinib效果比克唑替尼效果好。但目前我国并未上市。

2. ALK融合突变患者的二线及后线治疗

一线靶向药物耐药后，根据患者一般情况、转移情况及耐药机制整合选择后续治疗方案。机制研究发现，克唑替尼耐药后30%~45%是由于ALK通路突变（G1202R、V1180L、I1171T/N/S等），其余包括旁路激活（c-Met/HGF、c-KIT、IGF-R、EGFR/HER3等）和其他耐药突变（TP53、EMT、病理类型转变）。针对不同ALK-TKIs耐药突变，治疗策略不同。例如Lorlatinib能克服G1202R耐药，塞瑞替尼、Brigatinib、Lorlatinib对V1180L、L1196M突变有效。

一线应用ALK抑制剂进展后，根据进展部位和是否寡进展划分为两种类型：寡进展/CNS进展型和广泛进展型。对寡进展/CNS进展，可续用原ALK-TKI，并针对局部病灶进行治疗。若一线应用克唑替尼治疗，可更换为阿来替尼或塞瑞替尼。

阿来替尼治疗克唑替尼失败后的ALK阳性晚期肺癌的全球Ⅱ期研究NP28673，IRC评估ORR 50%，中位PFS 8.9个月，在可评估有CNS病灶的患者，ORR 57%，中位DOR 11.2个月。欧洲和亚洲人群Ⅲ期随机对照研究ALUR显示，在克唑替尼及至少一次化疗治疗失败的患者中，与培美曲塞或多西他赛相比，阿来替尼显著降低疾病进展风险达85%（HR=0.15，P<0.001），中位PFS分别为阿来替尼组9.6个月，化疗组1.4个月。塞瑞替尼ASCEND-1研究入组部分经克唑替尼治疗失败的患者，其ORR和PFS分别为56%和7.0个月。塞瑞替尼治疗克唑替尼耐药后的ALK阳性肺癌的ASCEND-2研究的结果ORR 38.6%，IRC评估的中位PFS 7.2个月。基于上述证据和NMPA批准的适应证，对于ALK阳性晚期肺癌一线克唑替尼进展后的治疗，一致推荐阿来替尼及塞瑞替尼。恩沙替尼治疗ALK阳性晚期肺癌克唑替尼耐药单臂多中心Ⅱ期临床研究结果显示ORR 52%，颅内ORR 70%，中位PFS达9.6个月，目前恩沙替尼已在国内获批上市用于二线治疗。二代药物一线治疗或一代和二代药物治疗均失败，选用含铂双药化疗±贝伐珠单抗。

其他在我国还未上市的ALK抑制剂如Brigatinib、Lorlatinib也可作为ALK阳性晚期肺癌一线TKI耐药后的治疗选择。基于一项Ⅱ期临床研究（NCT02094573）的结果，2017年FDA批准Brigatinib用于ALK阳性晚期肺癌克唑替尼耐药后的治疗。Lorlatinib的Ⅱ期临床研究（NCT01970865）数据显示，一线治疗ORR为90%；二线或三线治疗使用过克唑替尼或克唑替尼加化疗的患者，ORR达69%；后线治疗使用过2~3种ALK-TKI加化疗的患者，ORR依然高达39%。2018年11月FDA已批准Lorlatinib用于治疗克唑替尼治疗进展后或至少一种ALK抑制剂治疗进展后；或阿来替尼/塞瑞替尼作为首个ALK抑制剂治疗进展后的ALK阳性转移性肺癌。

ALK阳性肺癌在TKI及含铂双药均进展后的治疗，PS评分为0~2分的患者，可以考虑单药化疗。

3. ROS1 阳性晚期肺癌的治疗

ROS1 阳性一线治疗：推荐使用克唑替尼；可考虑使用塞瑞替尼或恩曲替尼（存在争议但推荐）。

ROS1 阳性后线治疗：一线治疗后寡进展，推荐再活检明确耐药机制；也可用原 TKI 治疗 + 局部治疗；一线治疗后寡进展，可考虑含铂双药化疗 + 局部治疗或含铂双药化疗 + 贝伐珠单抗（非鳞状癌）+ 局部治疗；一线治疗后广泛进展，推荐含铂双药化疗 + 局部治疗或含铂双药化疗 + 贝伐珠单抗（非鳞状癌）；一线治疗后广泛进展，可考虑进入临床研究；二线再次进展，可参照无驱动基因晚期肺癌治疗。

延伸阅读7

1. *ROS1* 重排阳性晚期肺癌的一线治疗

克唑替尼是一种口服小分子酪氨酸激酶抑制剂，具有抗 *ALK*、*ROS1* 和 *MET* 原癌基因受体酪氨酸激酶的活性，是唯一同时被 FDA 批准用于 *ROS1* 和 *ALK* 的靶向药物。目前 *ROS1* 融合基因阳性Ⅳ期肺癌一线治疗推荐应用克唑替尼，主要是基于 A8081001、EUCROSS、EUROS1、OO12-01 等临床研究，这些临床研究均证实克唑替尼用于治疗 ROS1 阳性的晚期肺癌疗效显著。A8081001 是一项针对美国 *ROS1* 阳性肺癌的Ⅰ期临床研究，该研究首次证实 *ROS1* 阳性肺癌能从克唑替尼的治疗中获益，ORR 72%，中位 PFS 为 19.2 个月，中位 OS 为 16.4 个月。OO12-01 是一项研究克唑替尼针对东亚人群的Ⅱ期临床试验，结果显示 *ROS1* 阳性肺癌人群的 ORR 为 69%，PFS 为 13.4 个月，证实克唑替尼在东亚患者中的显著临床疗效。2017 年 9 月 NMPA 批准克唑替尼用于 *ROS1* 融合基因阳性晚期肺癌的一线治疗。

恩曲替尼（Entrectinib）是一种具有中枢神经系统活性的 TKI，靶向 *NTRK1/2/3*、*ROS1* 和 *ALK* 基因融合突变的实体瘤，可通过血脑屏障，无不良脱靶活性。在 *ROS1* 阳性治疗中取得突破性进展。STARTRK-2、STARTRK-1 和 ALKA-372-001 三项临床研究结果显示，在 53 例局部晚期或转移性 *ROS1* 阳性肺癌，Entrectinib 治疗后 ORR 77.0%，中位 PFS 19.0 个月，中位 DOR 24.6 个月；颅内客观反应率为 55.0%，脑转移病灶持续缓解时间为 12 个月，不良反应发生率较低，故 Entrectinib 优于克唑替尼。2019 年 FDA 已批准 Entrectinib 用于 *ROS1* 融合基因阳性晚期肺癌的一线治疗，但国内尚未上市。

一项Ⅱ期研究探索塞瑞替尼用于 *ROS1* 重排肺癌的疗效，结果显示中位随访时间为 14 个月，18 例（56%）停止了治疗。ORR 为 62%，包括 1 例 CR，19 例 PR，反应持续时间为 21 个月，DCR 为 81%。mPFS 为 9.3 个月，mOS 为 24 个月。5/8 例（63%）脑转移颅内病灶控制。相较于传统化疗，塞瑞替尼对 ROS1 重排的肺癌具有更好的疗效。2020 年 NCCN 专家组推荐将克唑替尼和塞瑞替尼（均为 2A 类）作为有 *ROS1* 重排患者的一线治疗。

布加替尼（Brigatinib）是一种二代 ALK-TKI，同时也是 *ROS1* 和 *EGFR* 靶点的抑制剂。基于一项多中心Ⅰ期临床试验（ALTA，NCT02094573），晚期肺癌患者每日口服 90 mg Brigatinib，总体缓解率达到 48%，脑转移 ORR 为 42%，mPFS 为 9.2 个月；每日口服 90 mg Brigatinib，一周后剂量上升至每日 180 mg，DCR 为 53%，其中脑转移总体缓解率为 67%，180 mg 剂量组较 90 mg 剂量组的疾病进展或死亡的风险降低 45%。基于此，Brigatinib 也可用于治疗 *ROS1* 阳性肺癌，但确切结论仍需更多前瞻性研究来证实。

Lorlatinib 是一种 *ROS1*、*ALK* 双靶点抑制剂。一些关于 *ROS1* 阳性晚期肺癌的 I~II 期临床研究亚组分析显示，Lorlatinib 治疗既往接受或未接受克唑替尼治疗的皆有一定疗效，包括脑转移患者。

Repotrectinib 作为新一代 ROS1/TRK 酪氨酸激酶抑制剂（TKI），体外研究已证实其抑制 *ROS1* 效力比克唑替尼和 Entrectinib 高 90 倍以上，抑制 NTRK 效力超过拉罗替尼 100 倍。2021 年 WCLC 公布了 Repotrectinib 治疗 *ROS1* 融合阳性晚期肺癌和 *NTRK* 融合阳性晚期实体瘤的 II 期临床研究结果，ROS1 TKI 初治（EXP-1），ORR 达到 86%，1 个前线 ROS1 TKI 及 1 个前线含铂化疗（EXP-2），ORR 达到 40%；2 个前线 ROS1 TKI 且未接受化疗（EXP-3），ORR 达到 40%；1 个前线 ROS1 TKI 且未接受化疗（EXP-4），ORR 达到 67%；NTRK TKI 经治的晚期实体肿瘤（EXP-6），ORR 达到 50%，且安全性普遍耐受良好。

2. *ROS1* 重排阳性的晚期肺癌的二线及后线治疗

大约一半的 *ROS1* 靶向治疗耐药是因为 *ROS1* 基因出现耐药突变，如 G2032R 和 D2033N 突变，其他包括旁路基因异常，如 *EGFR*、*HER2*、*ALK*、*MET*、*BRAF*、*KRAS* 基因异常，病理类型转化等。临床研究显示对最常见的耐药突变 G2032R 以及 D2033N，Repotrectinib 都有较强抑制能力，而对其他耐药突变抑制能力目前仍不清晰。Loratinib 对除 G2032R 外的常见耐药突变有较强抑制能力，Cabozantinib 对各种耐药突变均有较强抑制能力。

4. 其他驱动基因阳性晚期肺癌的治疗

（1）BRAF-V600E 阳性一线治疗：参照无驱动基因晚期肺癌一线治疗；可考虑使用达拉菲尼联合曲美替尼（存在争议但推荐）。

（2）BRAF-V600E 阳性后线治疗：一线使用靶向药物，进展后参照无驱动基因晚期肺癌治疗；一线未使用靶向药物，可考虑靶向治疗（存在争议但推荐）。

（3）NTRK 阳性一线治疗：参照无驱动基因晚期肺癌一线治疗；可考虑使用恩曲替尼或拉罗非尼（存在争议但推荐）。

（4）NTRK 阳性后线治疗：一线使用靶向药物，进展后参照无驱动基因晚期肺癌治疗；一线未使用靶向药物，可考虑靶向治疗（存在争议但推荐）。

4. C-met14 外显子跳跃突变阳性一线治疗

参照无驱动基因晚期肺癌一线治疗。可考虑使用赛沃替尼、克唑替尼、卡马替尼、托普替尼（存在争议但推荐）。

5. C-met14 外显子跳跃突变阳性后线治疗

一线使用靶向药物，进展后参照无驱动基因晚期肺癌治疗；一线未使用靶向药物，建议使用赛沃替尼，其他可考虑使用克唑替尼、卡马替尼、托普替尼（存在争议但推荐）。

6. RET 融合阳性患者一线治疗

参照无驱动基因晚期肺癌一线治疗；可考虑使用普拉替尼、Selpercartinib（存在争议但推荐）

7. RET 融合阳性患者后线治疗

一线使用靶向药物，进展后参照无驱动基因晚期肺癌治疗；一线未使用靶向药物，建议使用普拉替尼，其他可考虑 Selpercartinib（存在争议但推荐）。

BRAF突变发生在1%～3%的肺癌病例中。*BRAF V600E*突变占*BRAF*突变的近50%。*BRAF*突变通常发现于吸烟者，其肿瘤生物学行为比*BRAF*野生型更具侵袭性。*BRAF*抑制剂单药（威罗非尼或达拉非尼）对*BRAF*突变的肺癌中仅获得肿瘤部分退缩的疗效。一项达拉非尼联合曲美替尼一线治疗*BRAF V600E*突变晚期肺癌的Ⅱ期临床研究（NCT01336634）结果显示ORR 64%，中位PFS 10.9个月，中位DOR 10.4个月。2017年6月FDA批准了达拉非尼联合曲美替尼用于*BRAF V600E*突变转移性肺癌的一线治疗。若联合治疗不耐受可单用达拉非尼。基于上述研究结果，FDA批准联合使用达拉非尼和曲美替尼治疗晚期BRAF突变的肺癌（无论初始治疗方式）。国内尚未获批其一线适应证，且国内尚无相关靶向药物获批用于肺癌的治疗，*BRAF V600E*突变/*NTRK*融合Ⅳ期一线治疗主要参考Ⅳ期无驱动基因晚期的一线治疗。

*NTRK*基因重排被发现包括肺癌在内的多种实体肿瘤，发生率仅为0.1%～1%。*NTRK*融合基因随年龄、性别、吸烟状况及组织学的变化而变化。拉罗替尼是选择性的泛TRK抑制剂，在多种*NTRK*融合基因突变实体瘤具有显著疗效。一项纳入55例*NTRK*融合基因突变的多瘤种Ⅰ～Ⅱ期试验结果显示拉罗替尼组的ORR为75%，中位PFS未达到，纳入4例肺癌，因此FDA批准拉罗替尼用于*NTRK*融合基因突变的多种实体瘤治疗。三项临床研究（STARTRK-2、STARTRK-1和ALKA-372-001）的汇总结果显示恩曲替尼（Entrectinib）治疗后*NTRK*融合实体瘤的ORR 57.0%，中位PFS 11.2个月，DOR 10.4个月，颅内ORR 50.0%。2019年FDA已批准恩曲替尼用于*NTRK*融合基因阳性实体瘤的治疗。

在肺癌患者中，MET 14外显子突变率为1%～3%。PROFILE 1001研究显示克唑替尼ORR为32%的PFS为7.3个月。Ⅱ期GEOMETRY mono-1研究提示Capmatinib的疾病控制率为82%（28例初治，队列4的69例经治），初治患者的ORR为68%，DOR为12.6个月；经治患者的ORR为41%，DOR为9.7个月。2020年5月FDA加速批准卡马替尼上市，用于一线及经治的局部晚期或转移性MET外显子14跳突的肺癌。

赛沃替尼是一个强效、可逆、ATP竞争性的MET激酶小分子抑制剂，Ⅱ期研究IRC评估的ORR达到49.2%，DCR高达93.4%，DoR达到9.6个月（成熟度40.0%）。基于该研究结果，NMPA于2021年6月批准赛沃替尼用于MET 14号外显子跳跃突变的局部晚期或转移性肺癌（化疗失败或不能耐受）。

Ⅱ期VISION评估Tepotinib单药在MET14外显子跳突（A队列）或MET扩增（B队列）的肺癌中的疗效和安全性，A队列的缓解率为48%～50%，在脑转移中同样可以获益。VISION研究亚洲亚组的ORR为61.9%，研究者评估的ORR为71.4%。

RET基因融合已被明确为肺癌驱动基因，发生频率为1%～2%。Ⅰ/Ⅱ期ARROW研究经证实了普拉替尼较好的抗肿瘤活性，ORR 65%，DCR 93%，CBR 72%，96%的患者出现肿瘤体积缩小。接受过铂类化疗的患者中，ORR 61%，CR5%；初治的ORR 73%，CR 12%，100%出现肿瘤缩小。中国患者的ORR达到56%，DOR尚未达到，6个月DOR 83%，脑转移的ORR 56%，CR 33%，中国患者疗效及安全性与全球人群一致。

Ⅰ/Ⅱ期LIBRETTO-001试验中，LOXO-292对复治DOR达到20.3个月，PFS达18.4个月，ORR、缓解持续时间、PFS不因先前接受的治疗种类不同而有所差异。

（二）驱动基因阴性肺癌治疗

1. 非鳞状细胞癌驱动基因阴性晚期肺癌的一线治疗

主要推荐：

（1）推荐驱动基因阴性*肺癌在初始治疗前进行 PD-L1 免疫组化检测。

（2）推荐单药帕博利珠单抗或阿替利珠单抗用于 PD-L1（帕博丽珠单抗 22C3 抗体，阿替利珠单抗 SP142 抗体）≥50% 的驱动基因阴性的晚期肺癌的一线治疗。对于 PD-L1（22C3）1%～49% 驱动基因阴性的晚期肺癌可以选择单药帕博利珠单抗作为一线治疗。

（3）推荐帕博利珠单抗联合培美曲塞+铂类作为驱动基因阴性肺癌一线治疗选择，无论 PD-L1 表达情况。4～6 个周期后予帕博利珠单抗联合培美曲塞维持治疗。

（4）推荐阿替利珠单抗联合培美曲塞+铂类作为驱动基因阴性肺癌一线治疗选择，无论 PD-L1 表达情况。4～6 个周期后予阿特利珠单抗联合培美曲塞维持治疗。

（5）推荐卡瑞利珠单抗联合培美曲塞+卡铂作为驱动基因阴性肺癌一线治疗选择，无论 PD-L1 表达情况。4～6 个周期后予卡瑞利珠单抗联合培美曲塞维持治疗。

（6）推荐替雷利珠单抗、信迪利单抗或舒格利单抗联合培美曲塞铂类作为驱动基因阴性肺癌一线治疗选择，无论 PD-L1 表达情况。4～6 个周期后予免疫联合培美曲塞维持治疗。

（7）推荐免疫维持治疗，总计免疫治疗 2 年，或直至疾病进展或不良反应不能耐受。

（8）推荐贝伐珠单抗联合含铂双药化疗（推荐）后予贝伐珠单抗、培美曲塞或贝伐珠单抗联合培美曲塞维持治疗，直至疾病进展或不良反应不能耐受。

（9）可选择人血管内皮抑制素联合长春瑞滨/顺铂+重组人血管内皮抑制素维持治疗。

（10）PS=2 的非鳞状细胞癌驱动基因阴性晚期肺癌一线可考虑单药化疗，化疗方案包括单药吉西他滨、紫杉醇、长春瑞滨、多西他赛、培美曲塞等。

*驱动基因阴性指在癌症患者的基因检测中，没有发现与癌症发生发展相关的特定基因（即驱动基因）的突变、缺失或失活。抗血管治疗联合化疗通常推荐用于不适合免疫联合化疗的驱动基因阴性肺癌患者。

📚 **延伸阅读 9**

KEYNOTE-024 是一项Ⅲ期随机对照的临床研究，对比帕博利珠单抗单药和含铂双药化疗治疗 PD-L1 TPS（Dako 22C3）≥50% 的驱动基因阴性的晚期非小细胞肺癌，帕博利珠单抗较化疗显著延长 PFS（中位 10.3 个月 vs. 6.0 个月，HR=0.50）和 OS（中位 30.0 个月 vs. 14.2 个月，HR=0.63），显著提高 ORR（44.8% vs. 27.8%），且 3 级以上不良反应免疫单药组更低（31.2% vs. 53.3%）。2020 年欧洲肿瘤医学协会会议（ESMO）更新的随访结果显示，意向治疗人群一线接受帕博利珠单抗单药治疗较接受标准含铂双药化疗可降低 38% 死亡风险及 50% 疾病进展风险，中位 OS 长达 26.3 个月，5 年 OS 达 31.9%，明显高于化疗组（16.3%）。2016 年 FDA 批准帕博利珠单抗用于 PD-L1 TPS≥50% 的驱动基因阴性晚期肺癌的一线治疗。

KEYNOTE-042 是另一项Ⅲ期随机对照临床研究，对比帕博利珠单抗单药和含铂双药化疗治疗 PD-L1 TPS（Dako 22C3）≥1%的驱动基因阴性的晚期肺癌，该研究中 PD-L1≥50%接受单药帕博利珠单抗治疗总生存优于化疗组（20.0个月 vs. 12.2个月，HR 0.69；CI 0.56-0.85；*P*=0.0003），PD-L1 表达 1%～49%的患者，帕博利珠单抗单药治疗与化疗中位生存时间相当（13.4个月 vs. 12.1个月，HR 0.92，CI：0.77～1.11）。KEYNOTE-042 中国扩展研究同样证实了一线帕博利珠单抗单药较化疗在各 PD-L1 表达（≥50%；≥20%；≥1%）人群中均有中位 OS 获益（≥50%：24.5个月 vs. 13.8个月，HR：0.63；≥1%：20.2个月 vs. 13.5个月，HR：0.67），反应持续时间（DOR）超15个月，且安全性可控。在今年更新的 KEYNOTE-042 中国扩展研究随访数据显示，帕博利珠单抗较标准化疗可显著降低死亡风险33%，中位 OS 达 20.2个月，2 年 OS 率 43.8%。2019年 FDA 和国家药品监督管理局（NMPA）批准了帕博利珠单抗一线治疗适应证。

IMpower110 是一项针对初治肺癌患者、PD-L1 在≥1%的肿瘤细胞或肿瘤浸润免疫细胞中表达（SP142抗体检测）的随机、开放标签、3期临床试验。在 PD-L1 高表达（TC3/IC3）且 EGFR/ALK 野生型患者中，阿替利珠单抗单药的中位生存期比化疗组长（20.2个月 vs. 13.1个月；HR=0.59）。且阿替利珠单抗较化疗的治疗相关3～4级 AE 发生率更低（12.9% vs. 44.1%）。但在 PD-L1 中-高表达或任意表达的亚组分析中，阿替利珠单抗较标准含铂双药化疗在总生存所取得的获益趋势未达到统计学预设标准。2021年 NMPA 批准了阿替利珠单抗一线治疗 PD-L1 高表达人群的适应证。

IMpower132 探索阿替利珠单抗联合培美曲塞+铂类（APP）一线治疗非鳞状肺癌的疗效及安全性，2020年 ESMO-Asia 公布的最终数据显示 APP 组对比 PP 组在 PFS 显著获益（7.7个月 vs. 5.2个月；HR=0.56）；OS 有4个月延长，但未达到统计学意义（*P*=0.1546）。IMpower132 中国队列中，与培美曲塞和铂类相比，阿替利珠单抗联合培美曲塞和铂类能够带来 PFS 的改善，这与全球数据保持一致。期中分析时，OS 数据尚不成熟，但是观察到阿替利珠单抗联合化疗的获益趋势。

KEYNOTE-189 研究发现帕博利珠单抗联合培美曲塞和铂类较单纯化疗治疗晚期 EGFR/ALK 野生型非鳞状肺癌，联合治疗组 ORR（47.6% vs. 18.9%，*P*<0.0001）、PFS（中位 8.8个月 vs. 4.9个月，HR=0.52，*P*<0.001）和 OS 均有显著获益，在各个 PD-L1 表达亚组均有获益。在 2021年所公布的最新随访数据显示，接受 APP 治疗可显著降低40%的死亡风险和50%的疾病进展风险，中位 OS 达22个月，3年 OS 率31.3%。两种治疗方案的 AE 相当，均可控。不论 PD-L1 表达状态如何，免疫联合组生存均明显延长。FDA 及 NMPA 分别于2017年和2019年批准了帕博利珠单抗联合含铂双药一线治疗晚期无驱动基因突变的非鳞状肺癌。

CameL 研究评估了卡瑞利珠单抗联合培美曲塞/卡铂对比单纯化疗一线治疗晚期 EGFR/ALK 阴性非鳞状肺癌的疗效和安全性，结果显示卡瑞利珠单抗+化疗组相比化疗组显著延长 PFS（中位 11.3个月 vs. 8.3个月，HR=0.61，*P*=0.0002），显著提高 ORR（60.0% vs. 39.1%，*P*<0.0001）、3/4级 TRAEs 发生率相似（66.3% vs. 45.9%）2020年 NMPA 批准卡瑞利珠单抗联合培美曲塞/卡铂用于 EGFR/ALK 阴性的、不可手术切除的局部晚期或转移性非鳞状肺癌的一线治疗。

RATIONALE 304 研究结果显示，ⅢB～Ⅳ期非鳞状肺癌一线治疗使用替雷利珠单抗联合培美曲塞/铂类对比单纯培美曲塞/铂类，可显著改善 PFS（9.7个月 vs. 7.6个月，HR：0.645），并且具有更高的 ORR 和更长的 DoR，替雷利珠单抗联合化疗组的 ORR 达57%（95% CI：50.6，64.0），中位 DoR 达8.5个月（95% CI：6.80，10.58）。替雷利珠单抗联合化疗安全性可控，较单纯化疗未显著增加毒性，且未发现新的安全性信号。

ORIENT-11 研究对比信迪利单抗联合培美曲塞/铂类对比单纯化疗一线治疗 EGFR/ALK 阴性

晚期非鳞状肺癌的疗效和安全性，结果显示联合信迪利单抗显著延长中位 PFS（8.9 个月 vs. 5.0 个月，HR：0.48）和中位 OS（未到达 vs. 16.0 个月，HR：0.61）。2021 年 NMPA 批准信迪利单抗联合培美曲塞/铂类一线治疗非鳞状肺癌。

GEMSTONE-302 研究旨在评估舒格利单抗联合铂类化疗（$n = 320$）对比安慰剂联合铂类化疗（$n = 159$）一线治疗驱动基因阴性IV期鳞状或非鳞状非小细胞肺癌（SQ/NSQ-NSCLC）患者疗效和安全性的III期随机对照注册临床研究。主要研究终点是研究者评估的 PFS。截至 2021 年 3 月 15 日，研究者评估的舒格利单抗组和化疗组的中位 PFS 分别为 9.0 个月和 4.9 个月，HR = 0.48（95% CI 0.39 ~ 0.60）；在非鳞状 NSCLC 患者中，舒格利单抗组和化疗组的中位 PFS 分别是 9.6 个月和 5.6 个月，HR = 0.59（95% CI 0.45 ~ 0.79）。2021 年 12 月 NMPA 批准了舒格利单抗联合培美曲塞和卡铂用于驱动基因阴性的转移性非鳞状 NSCLC 的一线治疗。

BEYOND 研究是一项随机、对照、全国多中心III期临床研究，旨在证实贝伐珠单抗联合卡铂/紫杉醇方案对中国晚期肺癌的疗效和安全性。主要终点为 PFS。结果显示贝伐珠单抗联合卡铂/紫杉醇相较于化疗组，带来显著 PFS 延长（9.2 个月 vs. 6.5 个月，HR 0.40，95% CI：0.29 ~ 0.54，$P < 0.001$），ORR 提高（54.4% vs. 26.3%，$P < 0.001$）和 OS 延长（24.3 个月 vs. 17.7 个月，HR 0.68，95% CI：0.50 ~ 0.93，$P = 0.0154$）。2018 年 NMPA 已批准含铂双药化疗联合贝伐珠单抗一线治疗方案。

PARAMOUNT 证实，培美曲塞联合顺铂 4 周期后，无进展患者继续接受培美曲塞维持治疗直到疾病进展或不可耐受，与安慰剂相比能显著延长 PS 评分为 0 ~ 1 患者的 PFS（中位 4.1 个月 vs. 2.8 个月）及 OS（中位 13.9 个月 vs. 11.0 个月）。贝伐单抗 ± 培美曲塞维持治疗晚期非鳞状肺癌随机III期研究：COMPASS 研究将接受培美曲塞卡铂贝伐单抗治疗后 4 周期未进展者分为贝伐单抗维持组，培美曲塞维持组和培美曲塞贝伐单抗双药维持组，双药维持组较单药 OS 无统计学差异的延长，但在 *EGFR* 野生型及年龄小于 70 岁亚组双药维持获益更多。

一项随机、双盲、多中心、头对头III期临床研究 QL1101-002 研究结果显示，贝伐珠单抗类似物与原研药贝伐珠单抗相比，18 周 ORR 达到主要研究终点（52.3% vs. 56%，HR = 0.933），且安全性相似。基于此，2019 年 NMPA 批准安可达联合含铂双药化疗一线适应证。

长春瑞滨联合顺铂方案一线化疗基础上联合重组人血管内皮抑素治疗晚期肺癌，能显著提高 ORR 并延长疾病进展时间，不良反应无显著差异。

对 PS 评分 2 分的患者，多项临床研究证实，单药化疗较最佳支持治疗（BSC）能延长生存期并提高生活质量。可选的单药化疗方案包括吉西他滨、长春瑞滨、紫杉醇、多西他赛或培美曲塞。PS 评分 ≥ 3 分患者不建议化疗，建议最佳支持治疗。

2. 鳞状细胞癌驱动基因阴性晚期肺癌一线治疗

主要推荐：

（1）推荐驱动基因阴性肺癌初始治疗前进行 PD-L1 免疫组化检测。

（2）推荐单药帕博利珠单抗或阿替利珠单抗用于 PD-L1 TPS（22C3）≥ 50% 的驱动基因阴性的晚期肺癌的一线治疗。对于 PD-L1 TPS（22C3）1% ~ 49% 的驱动基因阴性的晚期肺癌一线治疗可以选择单药帕博利珠单抗作为一线治疗。

（3）推荐帕博利珠单抗联合紫杉醇或白蛋白紫杉醇 + 卡铂，无论 PD-L1 表达情况如何。

（4）推荐替雷利珠单抗联合紫杉醇或白蛋白紫杉醇 + 卡铂，无论 PD-L1 表达情况如何。

（5）推荐信迪利单抗联合吉西他滨+铂类，无论PD-L1表达情况如何。

（6）推荐舒格利单抗联合紫杉醇或白蛋白紫杉醇+铂类，无论PD-L1表达情况如何。

（7）可选择卡瑞利珠单抗联合紫杉醇+卡铂，无论PD-L1表达情况如何。

（8）不适合铂类的选择非铂双药方案：吉西他滨+多西他赛或吉西他滨+长春瑞滨。

（9）推荐免疫维持治疗，总计免疫治疗2年或疾病进展或不良反应不能耐受。

（10）PS=2的晚期驱动基因阴性肺鳞状细胞癌一线可考虑单药化疗，化疗方案包括单药吉西他滨或紫杉醇或长春瑞滨或多西他赛。

延伸阅读10

KEYNOTE-407研究：评估了帕博利珠单抗联合紫杉醇或白蛋白紫杉醇/卡铂对比化疗一线治疗晚期鳞癌肺癌的疗效和安全性。不论PD-L1的表达水平，与单纯化疗相比，帕博利珠单抗联合化疗组显著改善OS，不同PD-L1表达人群均有获益。2021年更新的随访结果显示，接受帕博利珠单抗联合紫杉类药物及卡铂治疗可降低29%的死亡风险和41%的疾病进展风险，中位OS达17.2个月，3年OS率可达29.7%。2018年美国FDA批准了帕博利珠单抗联合紫杉醇或白蛋白紫杉醇/卡铂一线治疗晚期鳞状肺癌。KEYNOTE-407中国扩展研究同样证实了帕博利珠单抗联合化疗相对于单纯化疗改善了中位OS（17.3个月 vs. 12.6个月，HR：0.44）和中位PFS（8.3个月 vs. 4.2个月，HR：0.32）。该方案2019年NMPA获批一线治疗转移性鳞状肺癌适应证。

RATIONALE 307研究显示：ⅢB～Ⅳ期鳞状肺癌一线治疗使用替雷利珠单抗联合卡铂/紫杉醇或联合卡铂/白蛋白紫杉醇，中位PFS皆为7.6个月，对比仅接受化疗的5.5个月显著延长PFS；中位随访时间8.6个月，中位OS仍未达到。且无论TC PD-L1的表达状态，替雷利珠单抗联合化疗较单纯化疗均显著延长PFS。与单纯化疗相比，替雷利珠单抗联合化疗ORR更高（73/75% vs. 50%），缓解持续时间（DoR）更长（8.2/8.6个月 vs. 4.2个月），AE（包括≥3级）的发生率和频率在三组之间相近。2021年NMPA批准替雷利珠单抗联合紫杉醇或白蛋白紫杉醇/卡铂一线治疗晚期鳞状肺癌。

ORIENT-12研究显示：信迪利单抗联合吉西他滨/铂类较化疗一线治疗鳞状肺癌能显著延长中位PFS（5.5个月 vs. 4.9个月，HR：0.54），是首次应用PD-1抑制剂联合吉西他滨+铂类化疗方案治疗肺癌鳞癌取得阳性结果的研究。

CameL-sq研究显示，卡瑞利珠单抗联合紫杉醇/卡铂对比单纯化疗一线治疗鳞状肺癌显著延长中位PFS（8.5个月 vs. 4.9个月，HR：0.37）。

GEMSTONE-302研究在鳞状NSCLC患者中，舒格利单抗组和化疗组的中位PFS分别是8.3个月和4.8个月，HR=0.34（95% CI 0.24～0.48）。2021年12月NMPA批准了舒格利单抗联合紫杉醇和卡铂用于转移性鳞状NSCLC的一线治疗。

3. 驱动基因阴性晚期肺癌二线及以上治疗

主要推荐：

（1）推荐纳武利尤单抗、帕博利珠单抗（PD-L1≥1%）或阿替利珠单抗、替雷利珠单抗用于晚期驱动基因阴性肺癌二线治疗（如一线未接受免疫检查点抑制剂）。

（2）如果患者在PD-1/PD-L1抑制剂单药或联合化疗治疗后进展，不推荐更换其他的PD-1/PD-L1抑制剂作为后续治疗方案。

（3）推荐多西他赛或培美曲塞用于晚期驱动基因阴性肺癌二线治疗（如一线未接受同一药物，且已接受免疫治疗）。

（4）推荐安罗替尼的三线用于既往至少接受过2种系统化疗后出现进展或复发的局部晚期或转移性非小细胞肺癌鳞癌限外周型）患者的三线治疗。

（5）信迪利单抗用于晚期或转移性鳞状肺癌二线治疗。

（6）推荐三线治疗可给予其前线未用的治疗方案，如纳武利尤单抗单药治疗，或多西他赛或培美曲塞单药治疗。

延伸阅读11

CheckMate 017、CheckMate 057和CheckMate 078三项Ⅲ期研究显示纳武利尤单抗在治疗晚期鳞癌与非鳞状癌上的疗效。纳武利尤单抗单药用于二线治疗接受过含铂化疗方案治疗的驱动基因阴性的患者，3 mg/kg，1次/2周。在晚期鳞癌中，纳武利尤单抗单药较多西他赛显著改善中位OS（9.2个月 vs. 6.0个月，HR=0.62）。在晚期非鳞状癌中，纳武利尤单抗单药较多西他赛也能改善中位OS（12.2个月 vs. 9.5个月，HR=0.70）。在中国晚期鳞癌与非鳞状癌患者中，同样显示出纳武利尤单抗优于多西他赛的疗效（中位OS 11.9个月 vs. 9.5个月，HR=0.75），且三项研究中≥3级AE的发生率纳武利尤单抗明显低于化疗组。FDA及NMPA分别于2015和2018年批准纳武利尤单抗用于治疗突变基因阴性的晚期肺癌的二线治疗。

全球多中心临床研究KEYNOTE-010显示，在PD-L1阳性（PD-L1 TPS≥1%，Dako 22C3）且既往接受过至少一种化疗方案的局部晚期或转移性肺癌患者，无论是帕博利珠单抗标准剂量2 mg/kg组还是高剂量10 mg/kg组的OS，均明显优于多西他赛组（10.4 vs. 12.7个月 vs. 8.5个月）。最新随访显示，PD-L1≥50%的患者接受帕博利珠单抗治疗较化疗OS明显延长（中位OS 16.9个月 vs. 8.2个月，HR：0.55；5年OS率：25.0% vs. 8.2%）。PD-L1≥1%的患者中，同样也观察到了帕博利珠单抗治疗的OS获益，5年OS率可达15.6%。基于上述研究，2015年FDA批准了帕博利珠单抗二线治疗既往接受过至少一种化疗的PD-L1≥1%的局部晚期或转移性肺癌患者。KEYNOTE-033研究评估了帕博利珠单抗对比多西他赛二线治疗中国晚期肺癌患者，在PD-L1≥50%的人群中，OS未达统计学显著性，在PD-L1≥1%的人群中，帕博利珠单抗依然显示OS的获益趋势。

POPLAR研究（Ⅱ期）和OAK研究（Ⅲ期）分别评估了PD-L1抗体阿替利珠单抗对比多西他赛，二线治疗复发性局部晚期或转移性肺癌的疗效和安全性。研究显示与传统的多西他赛治疗组相比，阿替利珠单抗可以显著提高中位OS（POPLAR：12.6个月 vs. 9.7个月，HR=0.76；OAK：13.3个月 vs. 9.8个月，HR=0.78）。2016年，FDA批准阿替利珠单抗单药二线治疗晚期肺癌，无论PD-L1的表达水平。

RATIONALE 303研究结果显示，对于接受铂类化疗后出现疾病进展的二线或三线局部晚期或转移性肺癌，对比多西他赛组，替雷利珠单抗组在主要终点OS（ITT人群、PD-L1≥25%人群）上均实现了显著获益（中位OS 17.2个月 vs. 11.9个月、19.1个月 vs. 11.9个月），降低死亡风险分别达36%和48%（HR=0.64，95%CI 0.527～0.778，$P<0.0001$；HR=0.52，95% CI 0.384～0.713，$P<0.0001$）；

在 ITT 人群亚组分析中，所有亚组均观察到替雷利珠单抗治疗的 OS 获益均优于多西他赛，且在各个 PD-L1 表达水平均有获益。替雷利珠单抗组 ITT 人群的 ORR 和 DoR 也均显著优于多西他赛组（21.9% vs. 7.1%，13.5 个月 vs. 6.2 个月，$P < 0.0001$）。替雷利珠单抗组 ≥3 级 AEs 发生率显著降低（38.6% vs. 74.8%）。

但 NMPA 尚未批准帕博利珠单抗、阿替利珠单抗、替雷利珠单抗作为肺癌二线治疗适应证。

ORIENT-3 研究是一项评估信迪利单抗用于晚期或转移性鳞状肺癌二线治疗有效性和安全性的随机、开放、多中心、平行、在中国的 III 期临床研究（NCT 03150875），2021 年 AACR 公布了 ORIENT-3 研究成果：对晚期/转移性 sqLC 二线治疗，信迪利单抗（sintilimab）相比于多西他赛（Docetaxel），信迪利单抗组相比多西他赛组在 OS 上有显著提升（中位 OS 11.79 个月 vs. 8.25 个月；HR 0.74，$P = 0.024\ 89$）。中位 PFS，信迪利单抗组（4.30 个月，95% CI 4.04－5.78）也显著优于多西他赛组（2.79 个月，HR 0.52，$P < 0.000\ 01$）。

ALTER0303 是一项随机、双盲、安慰剂对照的全国多中心 III 期临床研究，旨在评估盐酸安罗替尼单药对二线治疗后复发或进展的晚期肺癌的疗效和安全性，该研究主要终点为 OS。共 440 例结果显示，盐酸安罗替尼组相较于安慰剂组 OS 延长 3.3 个月（9.6 个月 vs. 6.3 个月，HR = 0.68，$P = 0.0018$），PFS 延长 4.0 个月（5.4 个月 vs. 1.4 个月，HR = 0.25，$P < 0.0001$）；ORR 显著提高（9.2% vs. 0.7%，$P = 0.0020$）。随着盐酸安罗替尼在国内的上市，近期也公布了盐酸安罗替尼用于真实世界回顾性数据，结果证实了盐酸安罗替尼用于三线及以上晚期肺癌疗效及安全性，与注册研究结果一致。NMPA 已于 2018 年 5 月批准安罗替尼的三线适应证。

三、肺癌的放射治疗

（一）不适合手术或拒绝手术的 I 期肺癌

主要推荐：

因医学原因不适合手术或拒绝手术的 I 期肺癌，首选立体定向放疗（SBRT）。

延伸阅读 12

早期肺癌（AJCC 第 8 版 I 期和 IIA 期，TNM 分期 $T_{1\sim2}N_0M_0$），标准治疗方式为手术切除；对一些高龄、合并严重内科疾病手术风险高不能手术者，或因自身原因拒绝手术，放疗是一种有效的治疗方法。大量临床研究显示：与常规放疗技术相比，SBRT 或立体定向消融放疗（SABR）、治疗早期肺癌的 3 年局部控制率达 90%，SBRT 显著提高了早期肺癌的局部控制和生存率，与手术相当，3 年生存率达 43%～83%，SBRT 显著提高了早期肺癌的局部控制和生存率。

不适合手术或拒绝手术的早期肺癌的放疗：首选 SBRT，若尚未开展 SBRT 技术，建议推荐有相应治疗技术平台的单位就诊。适应证包括：① 不耐受手术的 I 期；高龄、合并严重基础性疾病的 $T_{1\sim2}N_0M_0$ 期。② 拒绝手术的 I 期肺癌。③ 可考虑 SBRT 治疗对其中无法获取病理诊断的临床 I 期肺癌，必须经过多学科整合诊治（MDT to HIM）讨论或所在医院伦理委员会审核批准，满足下列条件可考虑 SBRT：（a）至少 2 种可供鉴别的影像学检查（如胸部薄层 CT 和全身 PET-CT 提示有恶性特征），明确的影像学诊断（病灶在长期随访 >2 年）过程中进行性增大，或磨玻璃影密度增高、实性比例增大，或伴有血管穿行及边缘毛刺样改变等恶性特征；（b）经肺癌 MDT to HIM 讨论确定；（c）患者及家属充分知情同意。④ 相对适应证：（a）$T_3N_0M_0$；（b）同时性多原发肺癌。

针对早期肺癌的 SBRT 治疗，文献报道生物有效剂量要求 BED ≥ 100 Gy 时才能获得更好的肿瘤局部控制率，实现长期生存，因此 SBRT 剂量的总体要求建议 BED 超过 100 Gy、治疗要求在 2 周内完成。其中对中央型（主支气管树 2 cm 内或邻近纵隔胸膜）、肿瘤周围的正常器官难以耐受高剂量放疗（如再程放疗者）可适当降低分割剂量、增加分割次数。对超中央型肺癌，如邻近或累及主支气管或大血管的肿瘤，照射野范围 PTV 与重要器官如食管等重叠，SBRT 有增加致死性出血等风险，建议谨慎使用。

（二）局部晚期肺癌的放疗

主要推荐：

1. 以手术为主的局部晚期肺癌放疗策略

切缘阳性或任一形式的镜下或肉眼有残留，推荐行术后放疗；完全切除术后病理为 N_2（存在争议但推荐）。

2. 以放疗为主的局部晚期肺癌治疗策略

同步放化疗后度伐利尤单抗进行巩固治疗；无法耐受放化疗同步治疗，可推荐序贯放化疗或单纯放疗；诱导化疗来降低肿瘤体积后再同步放化疗（存在争议但推荐）；同步放化疗后的巩固化疗（不推荐）；驱动基因突变者同步放化疗后常规应用靶向药物（不推荐）。

延伸阅读13

Ⅱ/Ⅲ期特别是Ⅲ期肺癌的异质性显著，主要分为以手术为基础和以放疗为基础的多学科综合治疗手段。对以手术为基础的Ⅱ/Ⅲ期肺癌，依据肿瘤有否手术切除可能，可分为3类：

（1）可切除：Ⅱ期或ⅢA$N_{0~1}$、部分单站纵隔淋巴结转移且短径 < 2 cm 的 N_2 和部分 T_4（相同肺叶内存在卫星结节）N_1。

（2）不可切除：部分ⅢA、ⅢB和全部ⅢC，通常包括单站 N_2 纵隔淋巴结短径 ≥ 3 cm 或多站以及多站淋巴结融合成团（CT上淋巴结短径 ≥ 2 cm）的 N_2，侵犯食管、心脏、主动脉、肺静脉的 T_4 和全部 N_3。

（3）潜在可切除：部分ⅢA和ⅢB，包括单站 N_2 纵隔淋巴结短径 < 3 cm 的ⅢA期肺癌、潜在可切除的肺上沟瘤和潜在可切除的 T_3 或 T_4 中央型肿瘤。

手术参与的局部晚期的患者，若临床认为术后镜下癌残留或肉眼癌残留者，则需术后的放疗，尽管无前瞻性研究说明术后放疗参与时机何为最佳，但美国NCDB数据库显示，大多数临床是将放疗提前实施，可考虑行同步放化疗。对完全性切除者，术后病理N分期为 $pN_{0~1}$，辅助含铂双药化疗后无须行术后辅助放疗；对 pN_2，辅助含铂双药化疗后是否行辅助放疗，目前仍有较大争议。对不可手术LA-LC，同步放化疗后联合免疫维持的综合治疗是标准治疗方式，目前有Ⅲ期前瞻性研究的免疫药物为度伐利尤单抗。放疗是局部晚期肺癌综合治疗不可或缺的治疗手段，若不能耐受同步放化疗，可选择序贯治疗，不能耐受化放疗综合治疗者，放疗仍是基本治疗手段。

1. 以手术为主的局部晚期肺癌放疗策略

以完全性手术切除为主的患者，辅以术后化疗、放疗等治疗。完全性切除包括以下条件：① 切缘阴性，包括支气管、动脉、静脉、支气管周围、肿瘤附近组织；② 清扫淋巴结至少6组，其中肺内3组、纵隔3组（需包括7区）；③ 切除等最高淋巴结病理为阴性；④ 淋巴结无结外侵犯。切缘阳性、淋巴结外侵、淋巴结阳性无法切除均属不完全切除；切缘阴性、淋巴结清扫未达到要求或切除的最高纵隔淋巴结病理为阳性，属于不确定切除。对完全性切除者，术后病理N分期$pN_{0\sim1}$，辅助含铂双药化疗后无须术后放疗；pN_2，辅助含铂双药化疗后是否行放疗，仍有较大争议。目前唯一的临床Ⅲ期对照研究Lung ART发现，术后放疗虽能降低局部复发，但死亡率相对未放疗组明显增加，无生存获益；但该研究时间跨度大，70%的患者采用了三维适形放疗而不是调强放疗，导致不良反应特别是心脏毒性大，掩盖了生存获益。对局部复发高危人群（如多组多站纵隔淋巴结转移等），仍建议术后放疗，在降低局部复发风险的同时提高生存率。基于美国国家癌症数据库pN_2研究发现，手术完全切除、术后病理为N_2者，完成辅助化疗后，术后辅助放疗能提高OS。

对不能完全性切除的Ⅲ期者，可行2周期新辅助治疗后再评估，确定给予完全性切除或根治性放化疗，新辅助治疗有效后行肺叶切除（尤其是$T_4N_{0\sim1}$、T_3N_2）者可能从手术切除中获益更大。目前尚无高级别证据显示新辅助化疗后联合手术疗效优于根治性放化疗，也无证据表明新辅助放化疗+手术的三联疗法优于二联疗法。对切缘阳性，基于癌症数据库的回顾性分析发现，PORT能改善Ⅱ～Ⅲ期$pN_{0\sim2}$不完全切除肺癌患者的总生存情况。

2. 以放疗为主的局部晚期肺癌治疗策略

ⅢC期和绝大部分ⅢB期归类为不可切除的Ⅲ期肺癌。这部分患者与Ⅳ期最显著的不同在于存在治愈的可能，15%～20%的患者通过局部放疗联合系统药物治疗达到长期无瘤生存。因此，对不可手术的LA-LC，局部放疗是整合治疗的基石，是治愈肿瘤不可或缺的治疗手段。

放疗联合化疗的整合治疗是不可手术LA-LC的标准治疗方式。对一般状态好（PS 0～1）推荐同期放疗；而对一般状态较差、有严重基础疾病等无法耐受同步放化疗，可行序贯放化疗或单纯放疗/化疗（驱动基因阳性者靶向治疗±放疗），或根据情况予个体化治疗及支持治疗。放疗+化疗的整合疗效显著优于单纯放疗，以顺铂为基础的两药化疗方案效果最为显著，死亡风险下降30%，2年OS获益4%，5年OS绝对获益增加2%。而同步放化疗相比于序贯放化疗，获益更明显，明显提高了总缓解率和局部控制率，肿瘤的局部区域控制率显著改善，可降低16%的死亡风险，3年OS绝对获益5.7%，5年OS绝对获益4.5%；但同步放化疗和序贯放化疗相比，远处控制率获益不明显，3～4级急性食管毒性的比率显著增加（18% vs. 4%），但患者可以耐受并完成治疗。此外，即使在抗肿瘤药物治疗取得巨大进展的今天，Ⅲ期LA-LC单纯化疗的疗效仍明显差于同步放化疗。日本一项单中心研究回顾性了2011—2016年不可手术的Ⅲ期肺癌，结果显示放化整合治疗显著优于单纯放疗或单纯化疗（1613天 vs. 498天，$P=0.019$），而单纯化疗的中位OS仅为485天。

关于最佳同步化疗方案，多项Ⅱ、Ⅲ期临床试验证据显示：顺铂的放疗增敏效果可能优于卡铂，因此对无禁忌证者，同步放化疗应尽可能采用顺铂为基础的方案。EP方案和PC每周方案是最广泛的同步化疗方案。CAMS研究是唯一头对头比较二者联合同步放疗疗效的多中心随机对照Ⅲ期临床试验，结果显示，EP方案较PC方案带来更多的生存获益。针对局部晚期非鳞状肺癌的PROCLAIM随机对照Ⅲ期临床研究结果显示同步AP（培美曲塞＋顺铂）化疗方案和EP方案在ORR、PFS和OS方面均无统计学差异；AP同步放疗具有延长PFS的趋势。在毒不良反应方面，AP方案耐受性略优于EP方案，显著降低了药物相关性3/4级不良事件的发生率；PC方案和EP方案具有不同的不良反应谱，PC方案发生2级及以上（G2+）放射性肺炎的风险是EP方案的3.33倍，而EP方案严重食管炎（G3+）的发生率较高（20.0% vs. 6.3%，$P=0.009$）。基于上述证据，同步化疗目前仍首选EP方案，非鳞状癌可选培美曲塞联合顺铂。

CALGB39801、LAMP、HOG LUN、KCSG-LU05-04、START、SWOG0023等多个随机对照Ⅱ/Ⅲ期研究显示诱导化疗、巩固化疗和巩固靶向治疗均未能进一步提高接受同步放化疗的疗效，且同步放化疗后巩固化疗有可能带来额外的化疗相关不良反应，有加重肺和食管的放射性损伤风险，或诱发潜在的放射性损伤。目前应用诱导化疗＋同步放化疗模式常见于肿瘤较大、危及器官剂量限制和（或）远处转移风险高的如多组多站N3的患者。对接受诱导化疗＋同步放化疗患者，需要在诱导化疗前给予全面的影像学检查如颈（必要时）、胸、腹部等增强CT或PET/CT检查，以指导诱导化疗后的靶区勾画。

免疫检查点抑制剂（PD-L1单抗）已证实可用于局部晚期肺癌同步放化疗后的巩固治疗（PACIFIC研究）。PACIFIC研究是对比同步放化疗后是否联合免疫巩固治疗的多中心随机对照Ⅲ期临床试验。该研究共纳入713例不可手术局部晚期肺癌，在未经任何标志物筛选前提下，同步放化疗后的1～42天内按2：1随机接受度伐利尤单抗维持治疗（试验组476例，度伐利尤单抗10 mg/kg/2w，最长治疗12个月）或对照安慰剂治疗（对照组，237例）。度伐利尤单抗相比对照组显著延长中位PFS超过11个月，16.9个月 vs. 5.6个月（HR=0.52，$P<0.001$），5年PFS率33.1% vs. 19.0%；中位OS 47.5个月 vs. 29.1个月（HR=0.68，$P=0.0025$），5年生存率42.9% vs. 33.4%。虽然试验组总体治疗相关的不良反应发生率高于对照组（67.8% vs. 53.4%），但大部分为1～2级，其中3～4级严重不良反应的发生率两组间相似（11.8% vs. 4.3%），各种原因导致的3级及以上肺炎发生率亦无差异（4.4% vs. 3.8%）。

目前尚无同步放化疗＋TKI靶向治疗不可切除Ⅲ期肺癌生存获益的临床证据，也没有针对EGFR基因突变放化疗、靶向治疗不同策略比较的高级别证据。

根治性同步放化疗应尽量采用先进放疗技术，如PET/CT分期、4D-CT定位、调强放疗、图像引导放疗（IGRT）和呼吸运动控制等；最低要求是基于CT模拟定位的三维适形放疗（3D-CRT）。IMRT与3D-CRT技术相比，可显著延长生存、降低放射性肺损伤风险。

关于放疗靶区：对接受过诱导化疗者，仅照射化疗后的残留原发灶和受累淋巴结区域；不做淋巴结区域预防性照射，研究证实与淋巴结区域预防照射（ENI）相比，不增加淋巴结引流区的复发率和局部未控的风险，同时显著降低放射性肺炎等不良反应的发生。同步放化疗推荐放疗总剂量为60～66 Gy、每日常规分割照射（1.8～2.0 Gy/次）。

（三）晚期肺癌的放疗

主要推荐：

1. 寡转移患者

（1）颅外寡转移病灶，积极全身治疗有效基础上加局部放疗，尽量选SBRT方式。

（2）颅内寡转移灶，预后好者，首选局部行立体定向放射外科治疗（SRS）、或立体定向放疗（SRT）大分割剂量放疗（HFRT）。

（3）需要迅速减症、有脑卒中风险、瘤体较大、手术可及者，可考虑手术。

2. 广泛转移患者

（1）姑息对症，减少骨相关性事件发生，在全身治疗基础上，加入局部放疗。

（2）免疫治疗患者，放疗参与除传统意义姑息对症、降低骨相关事件发生外，还可能增加免疫治疗疗效（存在争议但推荐）。

📚 延伸阅读14

晚期肺癌应采用以全身治疗为主的整合治疗，根据病理类型、分子遗传学特征、是否为寡转移及患者的机体状态制定个体化治疗策略，以期最大限度延长生存时间，控制疾病进展，提高生活质量，使临床获益最大化。寡转移在药物治疗基础上，应予放疗/手术等局部治疗；部分广泛转移在全身药物治疗有效情况下，采用手术/放疗等局部治疗可延长局部控制时间、改善症状、提高患者生活质量，并可带来生存获益。

1. 寡转移患者的放疗策略

寡转移目前定义为转移器官不超过3个（纵隔淋巴结转移作为一个器官纳入），转移病灶不超过5个，是否可行根治性治疗等被认为是定义寡转移状态的重要因素。这部分患者如全身治疗有效（化疗、靶向治疗等），针对残存原发灶和（或）寡转移灶的积极局部治疗（SBRT、手术等），可能延长疾病控制时间和生存时间，获得潜在的根治效果。一项纳入寡转移肺癌的随机对照 Ⅱ 期试验结果显示，全身治疗有效后的局部治疗中位 PFS 延长 9.8 个月（14.2 个月 vs.4.4 个月，$P=0.022$），中位 OS 延长 24.2 个月（41.2 个月 vs.17.0 个月，$P=0.017$）；患者耐受好，无 3 级以上治疗相关 AE；进展后接受局部治疗组的生存时间也更长（37.6 个月 vs. 9.4 个月，$P=0.034$）。但目前仍缺乏高级别证据，寡转移 Ⅳ 期后的巩固局部治疗，应通过 MDT to HIM 讨论决定，建议参加临床研究。

脑转移肺癌治疗前依据 GPA 或 Lung-mol GPA 分级评估系统评分判断预后。根据症状、一般情况、脑转移灶数目、脑水肿程度及对功能的影响，颅外病灶是否控制、EGFR 突变等因素，在全身治疗基础上，针对脑转移进行 MDT to HIM 制定合理整合治疗，具体包括 SRS、SRT 或全脑放疗（WBRT）、手术和药物治疗等，以达到控制病灶、改善症状、提高生活质量、延长生存时间的目的。

对驱动基因突变阴性脑转移，化疗或化疗+免疫治疗是基本治疗，预后好者，脑转移灶数目局限者，根据脑转移位置、大小，建议行 SRS 或 SRT；N0574 研究对 1～3 个脑转移病灶 SRS 后是否需 WBRT 的 Ⅲ 期临床试验，结果显示 SRS+WBRT 组虽可改善脑部病灶控制，但不能提高 OS 且生活质量（QOL）更差。因此，推荐首选局部 SRT 治疗。对难治性脑转移灶（≥3 cm、位于关键结构如脑干，视神经装置和内囊内或附近、WBRT 进展后的多个复发进展病灶等），降低分次剂量的 HFRT 可在保证局部控制率前提下显著降低治疗相关毒性。

对于驱动基因突变阳性 Ⅳ 期脑转移，在分子靶向治疗有效基础上，预后好的患者，如脑转移灶局限需考虑行 SRS 或 SRT，反之全脑放疗可用于整合治疗。对无症状、病灶≥3 个脑转移灶

的 *EGFR* 基因突变，也可先行 EGFR-TKIs 全身治疗。Ⅲ期随机对照临床试验 BRAIN 研究头对头比较了 EGFR-TKI 和全脑放疗 ± 化疗两种方式治疗无症状 ≥ 3 个脑转移病灶 EGFR 突变阳性肺癌的疗效，结果显示埃克替尼显著延长颅内 PFS，且优于全脑放疗 ± 化疗组。目前尚无该人群一线 TKI 一线治疗基础上对比早放疗和晚放疗的高级别证据。两项回顾分析结果均显示，对有限个数（4个病灶以内）的脑转移，一线 TKI 联合 SRS 疗效显著优于推迟放疗，中位 OS 延长 12 ~ 21 个月，死亡风险下降 46% ~ 61%；但对多发脑转移灶的一线 TKI 联合 WBRT 能否延长生存的结果不一致，一项分析显示可延长 5 个月，而另一项分析未发现 OS 有显著差异。因此，针对 EGFR 突变阳性的肺癌脑转移，推荐一线使用 EGFR-TKI 靶向治疗；是否一线联合放疗，建议开展临床试验；对 4个以内的有限病灶，有条件推荐行 SRT 联合 TKI 治疗，可使 OS 获益最大。

脑转移灶的手术治疗对颅内单发、大于 4 cm 或囊性坏死、部位适合、易于切除或水肿占位效应重、激素治疗效果欠佳、有脑疝风险或导致脑积水的患者，能迅速减轻相关症状，同时能获得肿瘤组织明确病理以及分子病理等信息。但对于脑干、丘脑、基底节等脑深部或功能区的转移瘤则不首选手术治疗。多项前瞻性和回顾性研究发现单发脑转移瘤手术 +WBRT 较单纯手术能明显提高生存，术后再行 WBRT 显著降低颅内转移和相关死亡。NCCTG N107C/CEC·3 随机Ⅲ期临床试验发现脑转移瘤切除术后局部 SRS 或 WBRT 两组 OS 无差别，相比于 WBRT 组，SRS 组在保护神经认知功能生存方面有显著优势。因此，如条件允许推荐脑转移病灶切除术后行局部 SRS进一步降低神经系统不良反应。

2. 广泛转移患者放疗策略

Ⅳ期患者存在较大异质性，基于放疗的局部治疗作用，当转移灶压迫症状明显或有疼痛或骨相关事件高发者，建议姑息性胸腔放疗至少 35 Gy/10 Fx。

Ⅳ期肺癌失败模式是在全身治疗基础上，以原发灶及区域淋巴结复发最早最多，高达 90%以上，因此，理论上认为将放疗与全身治疗相整合，优势互补，除姑息对症作用外，可在一定程度提高肿瘤控制的临床疗效：① 驱动基因阴性者，用含铂的两药联合方案化疗 4 ~ 6 个周期，在全身有效治疗基础上，可考虑有效的局部治疗如放疗、手术等。研究表明，在晚期患者中放疗有明显生存获益，尤其是局部放疗达到根治性放疗剂量，能获得更好生存；可考虑原发病灶局部放疗，剂量首选 > 60 Gy；② 驱动基因阳性的晚期肺癌，在靶向治疗有效基础上，更多患者能从局部治疗参与中获得生存延长的获益，放疗参与宜在 TKI 药物治疗开始后 2 ~ 3 个月内进行。应用靶向药物治疗寡进展或缓慢进展也可从放疗等局部治疗获益；③ 晚期化疗联合免疫治疗的患者，KEYNOTE-001、PEMBRO-RT 和 Bauml 研究均提示，在靶向及免疫参与的Ⅳ期肺癌治疗中，放疗参与有更多机会。但放疗的最佳分割剂量、靶区的数量、靶区范围、参与时机仍在临床研究中，目前临床试验建议放疗后再考虑免疫治疗，放疗技术优先考虑 SBRT。

四、肺癌的中医治疗

（1）不适合或不接受手术、放疗、化疗、分子靶向或免疫治疗的患者，推荐中医辨证治疗。

（2）在围手术期、放疗、化疗、分子靶向或免疫治疗期间，推荐同步进行中医辨证治疗。

（3）无须手术后辅助治疗，或术后辅助治疗结束后，推荐进行 3 年以上的中医治疗。

（4）经治疗后病情稳定的带瘤患者，推荐长期进行中医治疗。

延伸阅读15

1. 中医药治疗肺癌的特色

（1）以人为本，病征结合。人体正气亏虚是肺癌发病的根本病因和预后转归的关键。

（2）"治未病"思想。中医药治疗肺癌不仅适用于晚期、老年等不能耐受西医治疗者，在接受西医治疗的同时联合应用中医药，可以改善症状，减轻肿瘤治疗相关不良反应，提高治疗完成率，增加疗效。在一定程度上有控制肿瘤复发、转移、延长生存期和提高生活质量的作用。长期使用，对康复和调养有积极作用。

（3）中医药防治肺癌机制研究。用现代科研技术，阐明中医防治肺癌的科学内涵。

2. 中医药治疗肺癌的方法

中医药治疗肺癌的方法分为扶正与祛邪，两者辩证统一，相辅相成。扶正是根本，祛邪是目的，须根据机体正气盛衰、邪气强弱综合考虑。

扶正培本法是指采用补气、补血、补阳或补阴之法，以调整失调之阴阳，调补虚衰之气血，阴阳平衡，正气自复。治疗时必须仔细辨证，绝非面面俱到的"十全大补"。

祛邪法主要用于以邪实为主的肿瘤患者。临床应分清痰凝、毒聚（邪毒、热毒）、气滞、血瘀的不同，根据邪气强弱酌情使用。

3. 中医病因病机

（1）正气内虚：脏腑阴阳失调，正气虚损是患病的主要内在原因。

（2）邪毒侵肺：外界风寒暑湿燥火六淫之邪，侵淫肺脏，致肺气宣降失司，肺气膹郁，血行受阻，气滞血凝，日久而成积块。

（3）痰湿内聚：饮食不节、劳倦过度、情志失调等因素，可致脾虚运化失调，聚湿生痰，痰贮肺络，肺气抑郁，宜降失司，痰凝毒聚，肿块逐渐形成。

中医认为，肺脏的虚证以阴虚、气阴两虚为多见，实证则包括气滞、血瘀、痰凝、毒聚的病理变化。因此，越来越多医家把正气虚损学说和邪毒痰湿学说整合起来，认为正虚是发生肺癌的内在基础，也是贯穿于本病发展全程的根本病机。肺癌是全身属虚、局部属实的疾病。对肺癌采用扶正治癌的思想指导临床，即以扶正培本为主，辅以清热解毒、软坚化痰的治疗，才能取得良好的疗效。

4. 中医辨证论治

1）治疗原则

首先是以人为本，即从整体观出发，着眼于患病之人，鉴别单一或复合证候，通过辨证论治以治癌。其次是病征结合，即在辨证论治基础上，选用经过现代药理学证明具有抗癌作用的中草药、中成药。

2）辨证分型与治疗

（1）脾虚痰湿型。

主要证候：咳嗽痰多，胸闷气短，纳少便溏，神疲乏力，面色少华，舌质淡胖有齿印，苔白腻，脉濡缓或濡滑。

治法：健脾化湿，理气化痰。

方药：六君子汤合二陈汤加减。党参、白术、茯苓、薏苡仁、陈皮、半夏、甘草、瓜蒌皮、石上柏、石见穿、白花蛇舌草、百部、紫苑等。

（2）阴虚内热型。

主要证候：咳嗽无痰或少痰，或泡沫痰，或痰中带血，气急胸痛，低热，口干，盗汗，心烦失眠，舌质红或红绛，少苔或光剥无苔，脉细数。

治法：养阴清肺，润肺化痰。

方药：百合固金汤加减。百合、生地、北沙参、麦冬、杏仁、全瓜蒌、鱼腥草、白花蛇舌草、八月札、苦参、干蟾皮等。

（3）气阴两虚型。

主要证候：咳嗽少痰或带血，咳声低弱，神疲乏力气短，自汗或盗汗，口干不多饮，舌质红或淡红，有齿印，苔薄，脉细弱。

治法：益气养阴，清热化痰。

方药：生脉散合沙参麦冬汤加减。生黄芪、生白术、北沙参、天冬、麦冬、杏仁、百部、瓜蒌皮、五味子、石上柏、石见穿、白花蛇舌草、夏枯草、生牡蛎等。

（4）肾阳亏虚型。

主要证候：咳嗽气急，动则气促，胸闷乏力，耳鸣，腰酸膝软，畏寒肢冷，夜间尿频，或并见消瘦、口干不欲饮等症，舌质淡红或质淡而胖，苔薄白，脉细沉。

治法：滋阴温肾，消肿散结。

方药：沙参麦冬汤合赞育丹加减。北沙参、天冬、熟地黄、生地黄、玄参、肉苁蓉、仙茅、淫羊藿、石上柏、石见穿、王不留行、白花蛇舌草、夏枯草、生牡蛎、蚕蛹、薜荔果等。

（5）气滞血瘀型。

主要证候：咳嗽不畅或有痰血，胸闷气急，胸胁胀痛或剧痛，痛有定处，颈部及胸壁青筋显露，唇甲紫暗，舌质暗红或青紫，舌有瘀斑，苔薄黄，脉弦或涩。

治法：理气消肿，活血化瘀。

方药：复元活血汤加减。桃仁、王不留行、丹参、莪术、蜂房、八月札、郁金、全瓜蒌、夏枯草、生牡蛎、海藻、昆布、山豆根、石见穿、白花蛇舌草、山慈姑等。

5.肺癌的中西医结合治疗

1）手术的中医药治疗

手术损伤机体正气，且术后仍有复发转移风险。中医通过辨病辨证，平衡阴阳、补益气血津液、调节脏腑经络功能，提高机体自身抗病能力。术前应用可为体虚者争取手术条件，术后治疗可以减少复发，防止转移，提高远期疗效。Ⅰ～ⅢA期肺癌术后中医辨证以肺脾气虚和气阴两虚为主，治疗以益气养血，健脾化湿，益气养阴为主。长期中药辨证治疗可预防或延缓肺癌根治术后复发、转移，Ⅰ期、Ⅱ期、ⅢA期的中位DFS分别为67.36个月、24.03个月、15.9个月。推荐术后1周即可开始应用中医扶正祛邪、辨病辨证治疗。

2）化疗的中医治疗

中医认为化疗属于"药毒"，可引起不同程度的不良反应，造成机体损伤，限制临床疗效。中医药与化疗联用，一方面运用理气和胃、补气养血、养阴清热、益肾健脾等方法，发挥扶正培本、平衡阴阳的作用，另一方面酌情采用软坚化痰、理气化瘀、清热解毒等中药，通过祛除邪气来加强扶正。

（1）肺癌手术后辅助化疗的中医治疗原则：

中医药治疗是肺癌的 DFS 的独立保护因素。ⅠB～ⅢA 期完全性切除术后肺癌，推荐采用中医药联合辅助化疗的整合治疗方案，辨证属于气虚、阴虚多见，兼有余毒未清，采用益气、养阴、软坚、解毒等方法，可以延长 DFS，减轻化疗不良反应，改善临床症状及中医证候。临床分期越高，转移复发风险越大，ⅡA～ⅢB 期肺癌在辅助化疗结束后，应继续中医辨病辨证治疗，以益气、填精、解毒的方法，能降低术后复发转移率，改善患者生活质量和免疫功能，优于单纯辅助化疗方案。

（2）晚期肺癌姑息化疗患者的中医治疗原则：

中医药干预可延长晚期肺癌生存期。对晚期肺癌，应用中医整合方案（中医辨证汤剂、中药注射剂、中成药）联合化疗，在缩小及稳定病灶、抗远处转移、延长生存期、提高生存率等方面均有良好疗效，同时可减轻化疗不良反应，在改善证候、体重、提高生存质量、提高免疫功能等方面也有良好作用。肺癌中，气阴两虚型占比最高，有学者以黄芪、北沙参、天冬、女贞子、石上柏、重楼等组成的中药复方益肺抗瘤饮（金复康）联合化疗，较单纯化疗相比，可以获得更好的中位 OS，在远期生存率、远处转移率等疗效观察方面，化疗联合金复康，也体现了明显的优势。在晚期肺癌一线化疗后的维持治疗阶段，在延长生存时间方面，单纯中医整合方案治疗与维持化疗临床疗效相当，且具有更优的生活质量。

3）放疗的中医治疗

放疗归属于中医"祛邪"的治法范畴，然而放射线同时也会损伤正常的组织细胞，属于致病的"热毒"之邪。热邪伤阴耗气，会出现口干、便结、干咳、气短、乏力等气阴两伤症状。中医强调扶正以祛邪，祛邪不伤正，对于任何分期、有放疗指征的肺癌患者，均推荐在放疗同时联合中医药，辨证应用养阴生津、活血解毒、凉血补气等治疗原则，可提高放疗完成率，增加放疗近期疗效。同时减轻放疗后出现的食欲下降、口干咽燥、倦怠乏力等不良反应，提高生活质量。

4）靶向的中医治疗

随着分子靶向治疗的飞速发展，部分晚期肺癌预后得到很大改善，但依然存在着一定的局限性，如耐药、不良反应等。中医推荐在靶向药物治疗同时联合中医辨证辨病治疗，以发挥增效减毒的疗效。

对 EGFR 突变阳性的ⅢA～Ⅳ期肺腺癌患者，接受 TKIs 治疗的同时推荐应用辨证口服中药，运用益气温阳、养阴、益气养阴、软坚解毒等方法，可以获得更好的 PFS，一线治疗的疗效优于二线治疗。2020 年一项纳入 57 项随机对照试验、总样本量为 4266 例Ⅲ～Ⅳ期肺癌患者的 Meta 分析得到了类似结果，中医药联合 EGFR-TKIs 治疗有效率显著高于单独应用 EGFR-TKIs。推荐基于中医辨证论治，应用中医整合治疗方法，包括中药静注、中药口服汤剂、中成药、颗粒剂等，治则以益气、养阴、清热化痰为主。一致认为中医药对 EGFR-TKIs 治疗肺癌有增效作用。

第五节　肺癌的康复

一、肺癌治愈性治疗后的随访

（1）肺癌接受治愈性治疗后（包括以治愈为目标的手术、放疗或MDT to HIM整合治疗等），有必要密切随访，从而早期发现肿瘤复发、转移和新发原发肺癌，并及时处理，以延长生存时间，改善生活质量。

（2）接受治愈性治疗后无临床症状或症状稳定肺癌，推荐治疗后前5年每6个月随访1次，治疗后5年以上者每年随访1次。

（3）对出现新发症状或症状加重者，推荐立即随访。

（4）根据治疗后恢复情况，酌情决定首次随访时间。

（5）项目推荐：询问病史、体检和胸部CT（平扫或增强）（推荐但存在争议）。治疗后前两年，可采用胸部（含双侧肾上腺）平扫或增强CT检查；治疗两年后，可采用胸部平扫或低剂量CT检查；不推荐PET/CT作为常规随访手段；不推荐常规头颅MRI检查、骨扫描、纤维支气管镜随访疾病复发转移；不推荐使用外周血肿瘤标志物监测疾病复发。

二、未接受根治性放疗的局部晚期和晚期肺癌的随访

（1）对无临床症状或症状稳定者，推荐治疗后每6～12周随访1次。

（2）对出现相关新发症状或症状加重者，推荐立即随访。

（3）随访项目推荐包括：询问病史、体检、胸部CT（平扫或者增强）。

（4）根据合并的转移或侵犯部位等，调整相应的影像检查，包括头颅MRI、骨扫描等，或包括相应症状部位的适宜检查。不建议采用PET/CT作为常规随访手段；不推荐使用外周血肿瘤标志物监测疾病复发。

三、其他随访推荐

（1）对临床上不适合或不愿意接受进一步治疗者，无须接受影像检查。推荐在随访策略中综合评估健康状况，合并慢性疾病，及患者的个人选择。

（2）在随访过程中，应对患者吸烟状况进行评估，鼓励患者戒烟。

（3）建议由MDT to HIM团队制定随访方案，并考虑个体化调整。

延伸阅读16

　　癌症随访的目的主要是发现：复发／转移；新的原发癌；治疗后的并发症等其他可能威胁生命／健康的情况。目前缺乏最佳随访频率、时机和随访方案的前瞻性随机对照研究结果，且至今无大规模随机对照研究证明肺癌患者治疗后随访能带来生存获益。

第六节　肺癌分期整合治疗总则

一、肺癌整合治疗概述

　　肺癌整合治疗是指根据患者机体状况、肿瘤病理类型、肿瘤侵犯范围（疾病分期）、细胞分子生物学的改变，结合成本效益分析，有计划、合理地整合运用现有各种有效治疗手段，以期较大幅度地提高治愈率并改善生活质量。整合治疗旨在尽可能保留器官主要功能的情况下延长生存并提高生活质量。肺癌的整合治疗有赖于对病情的综合评估、准确诊断，及 MDT to HIM 的有效协作。推荐构建以患者为中心的肺癌多学科团队（MDT to HIM）诊疗模式，以制定合理、有计划的整合治疗方案。肺癌的MDT团队应包括胸外科、呼吸内科、肿瘤内科或胸内科、放疗科、介入科（内镜科）、影像科、病理科等学科的专家。肺癌的MDT to HIM根据患者个体情况，结合最佳循证医学证据，制定可实施的最优化整合治疗方案。现今，手术治疗、放射治疗（简称放疗）、化学药物治疗（简称化疗）、分子靶向治疗、免疫治疗是肺癌治疗的五大常规疗法，其他有效治疗补充包括介入治疗和中医药治疗。

　　肺癌可分为LC和SCLC，二者细胞生物学特性、治疗应答等存在较大差异，影响二者整合治疗方案的制定。目前肺癌的整合治疗包括手术、分子靶向治疗、化疗、放疗、免疫治疗及中医中药治疗等。近年来分子靶向治疗和免疫治疗的发展使肺癌的疗效有极大提高，改变了治疗格局。对于肺癌，分子分型在制定整合治疗方案中发挥重要作用。SCLC与LC相比，恶性程度更高，易发生远处转移，通常确诊时已转移，只有极少数有手术机会，目前SCLC的整合治疗以化疗、放疗和免疫为主，其分子分型尚在探索中。

二、Ⅰ期肺癌的综合治疗原则

　　（1）Ⅰ期肺癌首选治疗为解剖性肺叶切除加系统的肺门纵隔淋巴结取样或清扫术。Ⅰa期肺癌患者不推荐术后辅助治疗。EGFR突变阳性的ⅠB期肺癌完全切除术后，可考虑应用奥希替尼辅助治疗。EGFR突变阴性的ⅠB期肺癌，肿瘤完全切除术后常规不推荐辅助化疗，对其中存在高危因素的患者，推荐MDT to HIM综合评估，结合评估意见及患者意愿，个别情况下可考虑术后辅助化疗（存在争议但推荐）

　　（2）对因医学原因不能接受肺叶切除加肺门纵隔淋巴结清扫术的Ⅰ期肺癌患者，可考虑行亚肺叶切除术（肺段切除和楔形切除术）加系统的肺门纵隔淋巴结取样或清扫术。

（3）不宜或不愿手术治疗的Ⅰ期肺癌，推荐立体定向放疗（SBRT）。

（4）不完全性切除的Ⅰ期肺癌，推荐再次手术±化疗或术后三维适形放疗±化疗。

三、Ⅱ期肺癌的综合治疗原则

（1）Ⅱ期肺癌首选治疗为解剖性肺叶切除加系统的肺门纵隔淋巴结取样或清扫术。EGFR突变阳性的Ⅱ期肺癌完全肿瘤切除术后推荐EGFR-TKI（奥希替尼，吉非替尼或埃克替尼）辅助治疗。EGFR突变阴性的Ⅱ期肺癌，完全性肿瘤切除术后推荐进行辅助化疗。

（2）对医学原因不能接受肺叶切除加肺门纵隔淋巴结清扫术的Ⅱ期肺癌患者，可考虑行亚肺叶切除术（肺段切除和楔形切除术）加系统的肺门纵隔淋巴结取样或清扫术。

（3）不宜或不愿手术治疗的Ⅱ期肺癌，推荐立体定向放疗（SBRT）或同步放化疗。

（4）不完全性切除的Ⅱ期肺癌，推荐再次手术+化疗或术后三维适形放疗+化疗。

四、Ⅲ期肺癌的综合治疗原则

Ⅲ期肺癌具有高度的临床、病理和分子异质性，在开始治疗前，推荐接受MDT to HIM诊疗评估，以制定最优化多学科整合治疗方案。Ⅲ期肺癌分为可手术和不可手术两大类。

1. 可手术的Ⅲ期肺癌

（1）首选手术治疗，推荐解剖性肺叶切除术+系统的肺门纵隔淋巴结取样或清扫术。

（2）临床单站N_2纵隔淋巴结非巨块形转移（淋巴结<3 cm），预期可完全切除，可行手术切除+辅助化疗或新辅助化疗+手术。

（3）临床多站N_2纵隔淋巴结转移，预期可完全切除，可行根治性同步放化疗或新辅助化疗±放疗+手术。

（4）$T_{3\sim4}N_1$、T_4N_0非肺上沟瘤（侵犯胸壁、主支气管或纵隔），可行手术+辅助化疗或新辅助化疗±放疗+手术。

（5）$T_{3\sim4}N_1$肺上沟瘤，行新辅助放化疗+手术。

（6）ⅢA期的可切除肺癌，如分子诊断提示存在*EGFR*基因敏感突变，可行EGFR-TKI新辅助靶向治疗。

（7）Ⅱ~ⅢB期的可切除肺癌，EGFR/ALK阴性，符合新辅助化疗指征者建议进入新辅助免疫治疗的临床试验。

（8）临界可切除的局部晚期肺癌可诱导化疗、靶向治疗（*EGFR*基因敏感突变阳性患者）等多种治疗手段，再分期后重新评估手术可能性。

2. Ⅲ期肺癌完全切除术后

推荐根据*EGFR*突变状态选择术后辅助治疗方案。

（1）*EGFR*突变阳性的Ⅲ期肺癌完全切除术后推荐EGFR-TKI（奥希替尼，吉非替尼，埃克替尼或厄洛替尼）辅助治疗，优先推荐奥希替尼辅助治疗。

（2）*EGFR*突变阴性的Ⅲ期肺癌，完全切除术后推荐进行辅助化疗；建议参加辅助免疫治疗临床试验。

（3）完全性切除的Ⅲ期肺癌，不推荐辅助放疗。

（4）不完全性切除的Ⅲ期肺癌，推荐术后放化疗。

3. Ⅲ期不可手术肺癌

推荐同步放化疗+度伐利尤单抗巩固治疗。由于医学原因无法耐受同步化放疗者，可序贯化放疗。

五、Ⅳ期驱动基因阳性肺癌的治疗原则

Ⅳ期肺癌经分子生物学检测后，根据分子分型指导药物治疗。常规检测基因包含 *EGFR* 突变、*ALK* 融合、*ROS1* 融合、*RET* 重排、*MET4* 外显子跳跃突变、*BRAF V600E* 突变、*KRAS G12C* 突变、*NTRK* 融合。随着 *NGS* 检测技术的发展，建议一次性多基因检测。Ⅳ期驱动基因阳性肺癌的整合治疗原则如下。

（1）随着越来越多肺癌驱动基因的发现和相应特异治疗药物的上市，推荐采用高通量检测方法一次性发现可靶向的驱动基因并一线使用相应的靶向药物治疗。

（2）同一情况下可选择的药物和方法越来越多，需要建立一个兼顾疗效、安全性、生存质量和补偿机制的整合评分系统，让患者得到较为理想的治疗价值。

（3）对靶向治疗中获益明显并持久者，经 MDT to HIM 整合评估，推荐对残留病灶进行局部治疗（包括但不限于手术、放疗、消融等），局部治疗手段的选择以"最小创伤、最大获益"为原则。

（4）一线靶向治疗后寡进展的患者，经 MDT to HIM 整合评估，推荐继续原 TKI 治疗+局部治疗。

（5）一线靶向治疗后广泛进展者，推荐再活检或 ctDNA 检测，具有明确耐药机制并有相应克服耐药的靶向治疗药物的患者，推荐使用相应克服耐药的靶向治疗药物。没有明确耐药机制或虽有明确耐药机制但无相应克服耐药的靶向治疗药物的患者，参照驱动基因阴性Ⅳ期肺癌的治疗推荐，也可进入新药临床试验。

（6）驱动基因阳性肺癌脑转移者，一线优先推荐针对该驱动基因的靶向治疗。靶向治疗过程中颅外病灶稳定而颅内病灶进展者，推荐继续原靶向治疗加颅内病灶的局部治疗，可采用 SRT 或手术切除脑转移瘤；如颅内病灶数量或大小不适合 SRT 或手术治疗，可行 WBRT。

（7）驱动基因阳性肺癌脑膜转移者，推荐脑脊液基因检测指导靶向治疗药物的选择，也可行全脑放疗，并探索鞘内注射疗法。

（8）驱动基因阳性肺癌寡转移者（包括脑寡转移、肾上腺寡转移、肺部寡转移），整合治疗以系统治疗和局部治疗并重为原则。推荐 MDT to HIM 整合评估原发病灶、区域淋巴结和寡转移病灶的手术可能性，在靶向治疗基础上，对原发病灶和寡转移病灶采取同期或异期手术治疗。不适合手术治疗的可进行放疗。手术或放疗后继续靶向治疗。

（9）驱动基因阳性并接受靶向治疗的Ⅳ期肺癌，可进行 ctDNA 监测。治疗过程中 ctDNA 动态变化有助于对预后和疗效的判断。靶向治疗耐药时，ctDNA 检测有助于发现耐药机制。对于 ctDNA 检测阴性，推荐组织活检。对系统治疗或系统+局部治疗达到 CR 的患者，可进行探索性 MRD 检测（存在争议但推荐）。

（10）推荐驱动基因阳性者进入新型靶向治疗药物的临床试验。

六、Ⅳ期驱动基因阴性肺癌的整合治疗原则

驱动基因阴性指 *EGFR* 突变、*ALK* 重排、*ROS-1* 重排、*c-Met14* 外显子跳跃突变、*RET* 重排等明确驱动基因检测为阴性。Ⅳ期驱动基因阴性肺癌的整合治疗原则如下：

（1）推荐驱动基因阴性肺癌初始治疗前行 PD-L1 表达程度的免疫组化检测。

（2）对 PD-L1 ≥ 50%，一线治疗优先推荐免疫单药治疗，也可考虑免疫联合化疗。

（3）不论 PD-L1 表达如何，一线治疗均可推荐免疫联合化疗，对 PD-L1 1% ~ 49%，一线治疗也可选择免疫单药治疗。

（4）不适合免疫联合化疗的驱动基因阴性Ⅳ期肺癌，一线推荐抗血管生成治疗联合化疗。

（5）PS=2 的驱动基因阴性Ⅳ期肺癌一线推荐单药化疗。

（6）一线未接受过免疫治疗的驱动基因阴性Ⅳ期肺癌，二线优先推荐免疫单药治疗；一线接受过免疫治疗的驱动基因阴性Ⅳ期肺癌，二线优先推荐化疗或化疗联合抗血管生成治疗。

（7）推荐安罗替尼用于既往至少接受过 2 种系统化疗后出现进展或复发的局部晚期或转移性肺癌（鳞癌限外周型）的治疗。

（8）推荐驱动基因阴性患者进入临床试验。

第七节　小细胞肺癌

一、小细胞肺癌的流行病学

小细胞肺癌（small cell lung cancer，SCLC）是重要的肺癌亚型，大约占肺癌的 15%。全球每年新发 SCLC 约有 250 000 例，死亡病例至少 200 000 例。来自中国 12 家医院的调查结果显示，2005 年和 2010 年 SCLC 的发病呈上升趋势。2019 年中国肿瘤登记年报中显示 2016 年中国肺癌新发病例 23 万例，其中 SCLC 占 11.29%。SCLC 与吸烟密切相关，是高级别的肺神经内分泌肿瘤，其进展迅速，早期发生转移，60% ~ 70% 在诊断时有转移。尽管 SCLC 对初始治疗敏感，但很快复发耐药，且复发后缺少有效治疗手段，预后差，五年 OS 不足 7%，是难治性肿瘤。

二、小细胞肺癌的早期发现

SCLC 缺少早期特异性症状。低剂量螺旋 CT 是肺癌早筛的主要方法，但研究发现低剂量螺旋 CT 对检查早期 SCLC 作用有限。由于 SCLC 肿瘤倍增时间短、侵袭强、进行迅速，诊断时常已出现转移，目前缺少早期发现的有效筛查方法。

三、小细胞肺癌的诊断

主要推荐：

（1）SCLC为高级别肺神经内分泌瘤，病理诊断遵循WHO标准。组织学诊断较细胞学更可靠，常需使用免疫组化检查确诊。

（2）复合型SCLC，在病理报告中注明复合性NSCLC成分。

（3）转化性SCLC的诊断：肿瘤组织再次活检的组织诊断是目前的金标准。

（4）推荐采用AJCC TNM分期系统和退伍军人肺癌研究组（VALSG）分期法两种分期联合方式对SCLC进行分期，在VGLSG分期后标注具体的TNM分期。

（5）分子诊断：SCLC进行分子分型诊断（存在分歧但推荐）。

📖 延伸阅读17

　　精准的诊断和分期是SCLC合理治疗的前提。SCLC的诊断依赖光镜下独特的肿瘤特征：小的圆形、卵圆形或梭形，胞质少或裸核，颗粒状的染色质，核仁明显，肿瘤内坏死明显，有非常高的有丝分裂指数。在WHO的病理分类中将SCLC分为两个亚型：纯的SCLC（大约占80%）和混合型SCLC（大约占20%），混合型SCLC中最常见的非小细胞肺癌（NSCLC）病理成分是大细胞肺神经内分泌肿瘤（LCNEC）。SCLC也需与其他肺神经内分泌肿瘤、NSCLC、肺外SCLC、淋巴瘤、基底细胞样癌相鉴别。通过免疫组化可与其他疾病鉴别。多数SCLC至少有一种神经内分泌免疫组化标志物阳性（CD56、Syn、CgA）。85%～90%的SCLC的TTF-1呈阳性表达。除SCLC之外的其他肺神经内分泌肿瘤包括肺类癌、不典型类癌、LCNEC、典型和非典型类癌在肿瘤细胞形态和有丝分裂率、增殖指数上与SCLC不同，SCLC的有丝分裂率、增殖指数（Ki-67）异常高，而类癌很低。SCLC与LCNEC的鉴别除了细胞大小外，LCNEC通常有更丰富的胞质，有明显的细胞边界，核染色质为泡状，常可见核仁。SCLC通常p40染色阴性，与基底样细胞癌鉴别。Napsin A是肺腺癌的标志物，SCLC通常是阴性。细胞角蛋白染色有助于SCLC与非上皮来源的肿瘤如淋巴瘤鉴别。

　　分期采用VALSG分期和TNM分期相结合。VALSG分期将SCLC分为局限期（LS-SCLC）和广泛期（ES-SCLC），LS-SCLC指肿瘤局限于一侧肺部且转移的淋巴结局限于同一侧胸部；ES-SCLC或广泛期指肿瘤扩散到另一侧肺部或对侧胸部的淋巴结，或远处器官，或有恶性胸水包绕肺部。VALSG分期广泛应用在临床实践和临床研究中。TNM分期提供了详细的病变解剖分布、精准的淋巴结分期、更为准确的评估预后，能够从局限期SCLC中筛选出更早期（$T_{1\sim2}N_0$）适合接受手术治疗的患者，有助于制定最佳的治疗策略。

　　影像学检查是SCLC分期的基础。胸部、腹部、盆腔CT（增强扫描）、头部MRI（首选）或头部CT（增强扫描）及骨扫描是SCLC的常规分期方法。与常规分期方法相比，PET-CT能为SCLC提供更准确的分期，大约有19%经PET-CT检查由LS-SCLC变为ES-SCLC，也有8%由ES-SCLC降为LS-SCLC。头部MRI尤其是增强MRI是发现脑转移更敏感的检查方法。对不适合MRI的患者，推荐头部CT检查（增强扫描）。如存在胸腔或心包积液需行胸腔积液或心包腔积液细胞学检查。对经多次细胞学检查未见恶性细胞的、非血性非渗出性浆膜腔积液以及浆膜腔积液与肿瘤不相关的情况下，浆膜腔积液不作为分期考虑。少部分 SCLC 会出现骨髓受累，对外周血涂片出现有核红细胞、中性粒细胞及血小板减少时，推荐进行骨髓穿刺和骨髓活检，明确是否存在骨髓受累。对临床分期 Ⅰ~ⅡA 期考虑手术的患者建议行包括纵隔镜检查、纵隔切开术、经气管或者经食管的超声（EBUS 或 EUS）引导下活检以及电视胸腔镜检查等系统的术前分期检查排除潜在的纵隔淋巴结转移。

SCLC 分子分型正在探索。根据 4 个关键的转录因子（ASCL1，NEUROD1，POU2F3，YAP1）表达的差异，分为 A、N、P、Y 4 种亚型。另外也有研究者将不表达 ASCL1、NEUROD1、POU2F3 转录因子的 SCLC 分为Ⅰ亚型（炎症型），Ⅰ亚型高表达免疫相关基因，回顾性分析发现Ⅰ亚型 SCLC 与免疫治疗获益相关。

四、小细胞肺癌的治疗

（一）小细胞肺癌的内科治疗

1. LS-SCLC 的初始治疗

临床分期 Ⅰ~ⅡA 期推荐接受肺叶切除及肺门、纵隔淋巴结清扫治疗，术后接受辅助化疗，pN_0 患者仅接受辅助化疗；pN_1 患者接受化疗 ± 放疗；pN_2 患者接受化疗+辅助放疗。术后行预防性脑照射（PCI）治疗；不适合手术或不愿意接受手术的 $T_{1~2}N_0$ 期应接受 SABR；不适合或不愿意手术治疗超过 $T_{1~2}N_0$ 期和超过 $T_{1~2}N_0$ 的局限期 SCLC 推荐同步或序贯放化疗；经初始治疗获 CR、PR 的 LS-SCLC 推荐 PCI 治疗。

2. ES-SCLC 的初始治疗

（1）ECOG PS 0~2：一线化疗联合免疫治疗：EC+阿替利珠单抗方案 4 周期后阿替利珠单抗维持治疗；EC/EP+度伐利尤单抗方案 4 周期后度伐利尤单抗维持治疗（存在分歧但推荐）。

（2）ECOG PS 0~2 一线化疗方案：EP、EC、EL、IP、IC。

（3）一线治疗 CR/PR 者接受胸部巩固放疗。

（4）一线治疗 CR/PR 者接受 PCI（存在分歧但推荐）。

（5）有症状的脑转移，脊髓压迫症、重症上腔静脉综合征以及重度疼痛的骨转移，危及生命或严重影响生活质量，建议依据临床症状轻重缓急和化疗疗效考虑局部放疗。

（6）因 SCLC 致 ECOG PS 3~4 的患者，应充分综合考虑各种因素，谨慎选择治疗方案；适合化疗，如（单药方案或减量联合方案）治疗后 ECOG PS 能达 2 分以上，可给予胸部放疗。如非 SCLC 导致 ECOG PS 3~4 分，推荐对症支持治疗。

3. SCLC 的二线治疗

（1）6 个月内复发者：拓扑替康；参加临床研究，伊立替康、吉西他滨、紫杉醇或长春瑞滨（存在分歧但推荐）。

（2）超过 6 个月复发的患者：原方案治疗。

（3）SCLC 三线及以上治疗：安罗替尼，参加临床研究。

4. 复合型 SCLC 的治疗

（1）$T_{1~2}N_0$ 期复合型 SCLC 推荐手术治疗，术后辅助化疗，术后发现 $N_{1~2}$ 推荐辅助放疗，术后行 PCI 治疗。

（2）超过$T_{1\sim2}N_0$期的局限期复合型SCLC，同步或序贯放化疗。

（3）广泛期复合型SCLC推荐系统治疗，参照纯SCLC治疗方案。

（4）有腺癌成分的复合型SCLC建议行基因检测，存在EGFR、ALK突变可尝试TKI治疗（存在分歧但推荐）。

5. 转化性SCLC的治疗

（1）快速进展：EP、EC方案化疗，化疗联合TKI，化疗联合贝伐单抗，安罗替尼（存在分歧但推荐）。

（2）局部进展：EP/EC联合局部放化疗（存在分歧但推荐）；TKI联合局部放疗（存在分歧但推荐）。

（3）缓慢进展：EP、EC方案化疗（存在分歧但推荐），化疗联合TKI（存在分歧但推荐），化疗联合贝伐单抗（存在分歧但推荐），安罗替尼（存在分歧但推荐）。

延伸阅读18

1. LS-SCLC的内科治疗

（1）适合手术的LS-SCLC的内科治疗：LS-SCLC术后辅助化疗能降低死亡风险。回顾性研究发现含铂方案辅助化疗显著改善SCLC术后5年生存率，因此辅助治疗方案常沿用EC、EP方案。

（2）不适合或不愿意手术治疗的LS-SCLC的内科治疗：同步或序贯放化疗是Ⅰ～ⅡA期不适合或不愿意手术治疗的患者和ⅡB～ⅢA期SCLC的标准治疗选择。依托泊苷联合铂类是LS-SCLC诱导治疗的标准化疗方案，meta分析发现顺铂与卡铂作为诱导治疗方案疗效相似。

2. ES-SCLC的内科治疗

1）ES-SCLC一线内科治疗

铂类联合依托泊苷一直是ES-SCLC初始治疗的标准方案。卡铂与顺铂的疗效相当，卡铂有更好的耐受性，中位PFS不足6个月，OS只有10个月左右，学界一直在探索更有效的一线治疗方案。伊立替康联合铂类治疗ES-SCLC的几项3期研究有PFS获益但OS未获一致结果。FDA虽然未批准伊立替康联合铂类的方案用于ES-SCLC一线治疗，但NCCN指南做了推荐。我国研究者开展了一项顺铂联合依托泊苷（EP）或洛铂联合依托泊苷（EL）方案一线治疗ES-SCLC的Ⅲ期非劣效研究，发现EL方案与EP方案疗效相当，洛铂在肾毒性、胃肠道反应方面优于顺铂，具有良好耐受性，推荐EL作为中国ES-SCLC一线治疗可选的治疗方案之一。

最近免疫检查点药物的发展推动着SCLC治疗的进步。ES-SCLC一线治疗格局因Impower133、CASPIAN研究而改变。Impower133研究证实与依托泊苷/卡铂（EC）方案相比，阿替利珠单抗联合EC一线治疗ES-SCLC有显著的生存获益，中位OS延长2个月，降低了30%的死亡风险。CASPIAN研究同样证实与标准治疗相比，度伐利尤单抗联合化疗中位OS达到13.0个月，降低了27%的死亡风险。FDA分别在2019年和2020年批准阿替利珠单抗和度伐利尤单抗联合化疗一线治疗ES-SCLC的适应证。因此阿替利珠单抗或度伐利尤单抗联合EC方案成为ES-SCLC一线治疗的新标准，是推荐的首选治疗方案。阿替利珠单抗和度伐利尤单抗也获得了NMPA的批准在中国获得SCLC免疫治疗适应证。ES-SCLC也在探索更加高效的免疫治疗模式，安罗替尼联合

PD-L1抑制剂TQB2450联合化疗一线治疗ES-SCLC的Ⅲ期研究TIGIT抑制剂Tiragolumab联合阿替利珠单抗和EC方案化疗对比安慰剂联合阿替利珠单抗和EC方案一线治疗的随机对照3期研究正在进行。

2）ECOG PS 3~4 ES-SCLC患者的治疗

因SCLC导致ECOG PS 3~4分的ES-SCLC，应充分综合考虑各种因素，谨慎选择治疗方案；适合化疗者，如（单药或减量联合方案）治疗后PS评分能达到2分以上，可给予胸部放疗。如为非SCLC导致ECOG PS 3~4分者，推荐对症支持治疗，经支持治疗PS获得改善，ECOG PS评分达0~2分，按PS 0~2分的治疗策略治疗。

3. SCLC的二线内科治疗

复发SCLC对后续治疗的应答情况与初始治疗间歇期有关，一线治疗结束时间与复发的间歇时间小于3个月的为耐药复发，对大多数药物或治疗方案并不敏感，应答率小于10%；间歇时间超过3个月为敏感复发，对治疗的应答在25%左右。

拓扑替康是FDA批准的SCLC二线治疗。一项Ⅲ期研究发现与最佳支持治疗相比，口服拓扑替康能改善复发SCLC的生存（13.9周vs.5.9周），有更好的症状控制，延缓生活质量下降。研究发现拓扑替康口服与静注治疗复发SCLC的疗效相似。拓扑替康的剂量限制性毒性是粒细胞减少，研究也证实$1.25\ mg/m^2$与$1.5\ mg/m^2$的拓扑替康疗效相当，≥3级血液学毒性明显降低。拓扑替康在中国获批的用药剂量为$1.25\ mg/m^2$，静脉给药，第1~5天，21天为1个周期。目前对一线治疗后6个月内复发的SCLC，除了拓扑替康外，伊立替康、吉西他滨、紫杉醇或长春瑞滨等药物治疗也是推荐的治疗选择。

我国研究者探索了免疫联合抗血管药物在复发SCLC的疗效，PASSION研究是二线治疗ES-SCLC的一项Ⅱ期研究，卡瑞利珠单抗联合阿帕替尼的ORR达到34.0%，中位PFS和OS分别为3.6个月和8.4个月，敏感复发和耐药复发患者均可获益，联合治疗具有良好耐受性，卡瑞利珠单抗联合阿帕替尼也是复发SCLC可尝试的治疗策略。

4. SCLC的三线及后线内科治疗

SCLC二线治疗后进展的患者仅接受最佳支持治疗的预后非常差。回顾性研究发现二线治疗进展后仍有20%左右的患者将接受三线及后线治疗。我国研究者也在SCLC三线及后线治疗领域进行了探索，ALTER1202研究是一项安罗替尼与安慰剂对照治疗至少接受两种方案治疗进展的SCLC的随机Ⅱ期研究，这也是在SCLC三线治疗领域中首个随机对照研究。研究发现，与安慰剂相比，我国自主研发的小分子多靶点抗血管药物安罗替尼能显著地延长PFS（4.1个月 vs. 0.7个月，$P<0.0001$），降低81%的疾病进展风险，同时能显著改善OS（7.3个月 vs. 4.9个月，$P=0.0210$），降低47%的死亡风险。2019年NMPA批准安罗替尼用于SCLC三线及后线治疗，2021年安罗替尼治疗SCLC的适应证也纳入了医保，是我国SCLC三线及后线治疗唯一的标准治疗选择。

另外，参加临床研究也是三线及后线SCLC治疗的选择。体能状态差（ECOG≥2分）的患者可考虑给予最佳支持治疗。

5. 复合型SCLC的内科治疗

复合型SCLC（C-SCLC）是一种特殊的SCLC，占SCLC的2%~28%。C-SCLC的治疗目前缺少前瞻性研究，依据主要来自回顾性研究和病例报告的数据。对C-SCLC的治疗主要参照纯SCLC进行。C-SCLC需要接受手术、放疗、化疗等多学科的整合治疗。

$T_{1\sim2}N_0$的C-SCLC考虑手术治疗。一项回顾性分析发现局限期的C-SCLC，与非手术治疗相比，手术治疗有更高的5年OS率（48.9% vs. 36.6%）。另一项术后C-SCLC的分析发现181例接受手术治疗的C-SCLC中有153例接受术后辅助化疗，其中124例采用EP/EC方案；104例N1~2者中，53例（29.3%）行术后辅助放疗，19例（10.5%）行PCI治疗，在多因素分析中，术后辅助化疗是DFS和OS独立的预后因素，但是否接受PCI治疗对DFS和OS无影响。一项91例术后C-SCLC分析中，11例接受PCI治疗，多因素分析发现PCI是独立的预后因素，而且有降低脑转移发生率的趋势。

系统化疗是广泛期C-SCLC的基本治疗选择。C-SCLC没有纯SCLC对化疗的敏感性高，EP/EC方案仍是多数C-SCLC的主要治疗选择。研究者也探索其他的治疗方案，一项回顾性研究中分析了NIP方案（长春瑞滨＋异环磷酰胺＋顺铂）治疗晚期C-SCLC的疗效，研究发现与NIP方案在ORR、PFS和OS方面与EP方案疗效相当，NIP方案毒性发生率更高、更严重。而另一项回顾性研究则分析在EP/EC方案的基础上增加紫杉醇对广泛期C-SCLC的疗效，三药方案有更高的ORR（90% vs.53%，$P=0.033$），中位PFS和OS也有延长趋势，但未达到统计学差异，三药方案显著增加了治疗相关毒性。

病历报道中混有腺癌成分且存在EGFR突变的C-SCLC接受TKI治疗有效。提示对这样的C-SCLC分子靶向治疗有潜在获益可能。

6. 转化性SCLC的内科治疗

转化性SCLC概念的提出最初是EGFR突变NSCLC患者TKI治疗的耐药机制之一，发生率在5%~14%，随后陆续有*ALK*融合突变、*ROS1*融合突变NSCLC发生SCLC转化的报道，最近也有NSCLC免疫治疗发生SCLC转化的报道。

目前转化性SCLC的治疗缺少前瞻性临床研究。一项来自8个中心的回顾性研究分析了32例EGFR突变肺腺癌TKI治疗发生SCLC，其中27例选择EP方案治疗，ORR为44.4%，中位PFS为3.5个月，5例接受安罗替尼治疗，ORR为66.7%，PFS为6.2个月，提示除了参照原发SCLC方案治疗外，安罗替尼治疗也值得尝试。而在TKI治疗后SCLC转化寡进展的2个病历报道中，1例经一代、三代TKI治疗后出现肺部单发新病灶，停止三代TKI治疗，开始EP方案化疗联合胸部病灶放疗，胸部病灶获得应答，随后患者出现脑部病灶进展，再次开始三代TKI治疗，脑部病灶也PR，该病例报告为转化性SCLC局部进展的治疗选择提供了参考。最近另一项研究回顾性分析了EP/IP方案与化疗联合（TKI或者贝伐单抗）治疗转化性SCLC的疗效，研究纳入21例患者，12例接受EP/IP方案化疗，9例接受化疗联合TKI或化疗联合贝伐单抗治疗，结果与化疗相比，联合治疗组获得ORR（50% vs. 25%，$P=0.002$）和PFS（6.4个月 vs. 2.9个月，$P=0.024$）显著改善，OS也有延长趋势（10.7个月 vs. 7.1个月，$P=0.237$）。提示化疗联合治疗的模式可能是转化SCLC更有前景的治疗策略。

表 2-7-1　SCLC 常用治疗方案

化疗方案	剂量, 用法	用药时间	治疗周期
LS-SCLC 初始治疗			
EP 方案			
顺铂	75 mg/m², 静注	第 1 天	每 3～4 周重复, 4～6 周期
依托泊苷	100 mg/m², 静注	第 1～3 天	每 3～4 周重复, 4～6 周期
EP 方案			
顺铂	60 mg/m², 静注	第 1 天	每 3～4 周重复, 4～6 周期
依托泊苷	120 mg/m², 静注	第 1～3 天	每 3～4 周重复, 4～6 周期
EP 方案			
顺铂	25 mg/m², 静注	第 1～3 天	每 3 周重复, 4～6 周期
依托泊苷	100 mg/m², 静注	第 1～3 天	每 3 周重复, 4～6 周期
EC 方案			
卡铂	AUC=5～6, 静注	第 1 天	每 3 周重复, 4～6 周期
依托泊苷	100 mg/m², 静注	第 1～3 天	每 3 周重复, 4～6 周期
ES-SCLC 初始治疗			
EC+ 阿替利珠单抗方案			
阿替利珠单抗	1200 mg 静注第 1 天 (首次输注时间至少持续 60 min, 如耐受性良好, 随后输注时间至少持续 30 min)	第 1 天	每 3 周重复, 4 周期, 之后 3 周重复维持直至疾病进展或毒性不可耐受
卡铂	AUC=5 静注	第 1 天	每 3 周重复, 共 4 周期
依托泊苷	100 mg/m² 静注	第 1～3 天	每 3 周重复, 共 4 周期
EP+ 度伐利尤单抗			
度伐利尤单抗	1 500 mg 静注, 输注时间 60 min	第 1 天	每 3 周重复, 共 4 周期 4 周期后, 每 4 周重复, 直至疾病进展或毒性不可耐受
顺铂	75～80 mg/m² 静注	第 1 天	每 3 周重复, 共 4 周期
依托泊苷	80～100 mg/m² 静注	第 1～3 天	每 3 周重复, 共 4 周期
EC+ 度伐利尤单抗方案			
度伐利尤单抗	1500 mg 静注, 输注时间 60 min	第 1 天	每 3 周重复, 共 4 周期 4 周期后, 每 4 周重复, 直至疾病进展或毒性不可耐受
卡铂	AUC=5 静注	第 1 天	每 3 周重复, 共 4 周期
依托泊苷	80～100 mg/m² 静注	第 1～3 天	每 3 周重复, 共 4 周期
EP 方案			
顺铂	75 mg/m² 静注	第 1 天	每 3 周重复, 共 4～6 周期
依托泊苷	100 mg/m² 静注	第 1～3 天	每 3 周重复, 共 4～6 周期
EP 方案			
顺铂	80 mg/m² 静注	第 1 天	每 3 周重复, 共 4～6 周期
依托泊苷	80 mg/m² 静注	第 1～3 天	每 3 周重复, 共 4～6 周期
EP 方案			
顺铂	25 mg/m² 静注	第 1～3 天	每 3 周重复, 共 4～6 周期

（续表）

化疗方案	剂量，用法	用药时间	治疗周期
依托泊苷	100 mg/m² 静注	第 1～3 天	每 3 周重复，共 4～6 周期
EC 方案			
卡铂	AUC=5～6 静注	第 1 天	每 3 周重复，4～6 周期
依托泊苷	100 mg/m² 静注	第 1～3 天	每 3 周重复，4～6 周期
EL 方案			
洛铂	30 mg/m² 静注	第 1 天	每 3 周重复，4～6 周期
依托泊苷	100 mg/m² 静注	第 1～3 天	每 3 周重复，4～6 周期
IP 方案			
顺铂	60 mg/m² 静注	第 1 天	每 4 周重复，4～6 周期
伊立替康	60 mg/m² 静注	第 1，8，15 天	每 4 周重复，4～6 周期
IP 方案			
顺铂	30 mg/m² 静注	第 1，8 天	每 3 周重复，4～6 周期
伊立替康	65 mg/m² 静注	第 1，8 天	每 3 周重复，4～6 周期
IC 方案			
卡铂	AUC=5 静注	第 1 天	每 4 周重复，4～6 周期
伊立替康	50 mg/m² 静注	第 1，8，15 天	每 4 周重复，4～6 周期
SCLC 二线治疗			
拓扑替康单药方案			
拓扑替康	1.25 mg/m² 静注	第 1～5 天	每 3 周重复
拓扑替康单药方案			
拓扑替康	3.2 mg/m² 口服	每日 1 次，第 1～5 天	每 3 周重复
SCLC 三线及后线治疗			
安罗替尼单药方案			
安罗替尼	12 mg 口服给药	每日 1 次，第 1～14 天	每 3 周重复

（二）小细胞肺癌的外科治疗

最初手术治疗是所有病理类型肺癌的治疗选择。两项前瞻性随机对照研究发现，与放疗相比，手术治疗未有给 SCLC 带来生存获益，SCLC 手术治疗逐渐被放疗所代替。直到 TNM 分期引入 SCLC 以及基于数据库的大宗病例的回顾性分析发现，在早期 SCLC 中，经选择的患者（$T_{1\sim2}N_0$）手术治疗尤其是肺叶切除 5 年生存率超过 50%，才重新确立了手术治疗在 SCLC 治疗中的价值。目前一致认为临床分期为 Ⅰ～ⅡA 期（$T_{1\sim2}N_0$）的 SCLC 可从手术治疗中获益，推荐临床分期 Ⅰ～ⅡA 期患者接受肺叶切除及肺门、纵隔淋巴结清扫治疗。而对 ⅡB～ⅢA 期 SCLC 是否能从手术治疗中获益仍存争议。

（三）小细胞肺癌的放射治疗

1. LS-SCLC 的放疗

可手术 SCLC 的放疗：手术适宜人群为 $cT_{1\sim2}N_0M_0$，Ⅰ 期，对于 N_2，推荐行辅助化疗合并胸部放疗，同步或序贯均可；N_1 患者化疗 ± 胸部放疗；N_0 者，辅助治疗以全身化疗为主，不能从辅助放疗中获益，不建议术后辅助放疗。推荐靶区为：支气管残端、同侧肺门、术前受累淋巴结区域、病理阳性淋巴结区域；

分期超过 $cT_{1\sim2}N_0M_0$ 的 LS-SCLC：首选同步放化疗，不耐受者可选择序贯放化疗。同步放化疗中胸部放疗剂量及分割模式可选择 45 Gy/3 周（bid）或 60～70 Gy/6～7 周（qd）两种模式；

对 LS-SCLC 经系统治疗后达 CR 或 PR 者，推荐预防性脑照射（PCI）；接受根治性手术和系统化疗的 I 期 SCLC 脑预防性照射存在争议（推荐但存在争议）；对 > 75 岁、PS > 2 分、神经认知功能障碍者不建议行 PCI 治疗。常用分割模式为全脑 25 Gy/10f（2.5 Gy/f），放化疗结束后 3～4 周开始。

2. ES-SCLC 的放射治疗

（1）ES-SCLC 可考虑巩固胸部放疗，最佳治疗剂量和分割模式尚未统一，可选择 30 Gy/10 f、60 Gy/30 f 或此范围内等效剂量的其他方案。靶区应包括：化疗后 GTVp、肺门区域和纵隔（不仅是受累区域）。

（2）对经系统治疗有效者可以考虑行 PCI，也可行脑 MRI 密切随访（推荐但存在争议）。常用分割模式为全脑 25 Gy/10 f（2.5 Gy/f），也可选择全脑 20 Gy/5 f。

延伸阅读 19

放疗是 SCLC 的重要治疗手段之一，其价值在局限期和广泛期均有体现。放疗介入时机主要根据分期，SCLC 分期基于 VALSG 分级系统的两分期方法，同时推荐使用 TNM 分期。LS-SCLC 是指肿瘤局限于半胸（I～III 期），即照射范围可包括在一个靶区内，且能接受足够的照射剂量，但 $T_{3\sim4}$ 期中因多发肺内转移或瘤体太大，一个放疗计划不能耐受者除外。ES-SCLC 包括 IV 期及 I～III 期中 $T_{3\sim4}$ 期多发肺内转移或瘤体过大者。

1. 可手术 SCLC 的放疗推荐

手术适宜人群为 $cT_{1\sim2}N_0M_0$，I 期，是否需术后辅助放疗主要根据术后病理分期，对 N_2 期患者，推荐行辅助化疗合并胸部放疗，同步或序贯均可；N_1 患者行化疗 ± 胸部放疗；N_0 者辅助治疗以全身化疗为主，不能从辅助放疗中获益，不建议术后辅助放疗。推荐靶区为：支气管残端、同侧肺门、术前受累淋巴结区域、病理阳性淋巴结区域。Lung ART 研究提出用于 pN_2 NSCLC 患者术后放疗（PORT）靶区可以参考应用于 SCLC 患者。

对不适于或不愿手术的 $cT_{1\sim2}N_0M_0$ 局限期 SCLC，同期化放疗的治疗模式为首选。SBRT 联合化疗也可能取得同样疗效，NCDB 显示，接受 SBRT 序贯化疗与同步放化疗患者的 OS 没有差异。一项多中心研究报道，SBRT（50 Gy/5f）在 1 年、3 年的 OS 分别为 69.9% 和 34.0%，毒性极小（2 级肺炎 5.2%）。因此，SBRT 后序贯化疗也是可选择的治疗模式。

2. 分期超过 $cT_{1\sim2}N_0M_0$ 的 LS-SCLC 放疗推荐

首选同步放化疗，不耐受者可选序贯放化疗。放疗参与时机越早，获益越明显，推荐在化疗第一周期或第二周期时即加入，主要根据放疗范围及危及器官受量决定。靶区范围：原发病灶 GTV 为化疗后肿瘤残留区域，CTV 为 GTV 外放 8 mm；淋巴结勾画 GTVn 为化疗后残留的淋巴结，淋巴结 CTV 为化疗前阳性淋巴结，应参考化疗前胸部增强 CT 或 PET-CT 影像表现，尤其伴肺不张时，PET-CT 优势更明显。对化疗后 CR 者，建议根据最后一次原发灶的 CT 勾画 GTV-T，根据化疗前 CT 勾画 CTV-N。

SWOG 前瞻性Ⅲ期随机对照研究纳入 466 例 LS-SCLC，对比原发灶放疗靶区为化疗前和化疗后范围的区别，结果显示，两组之间 OS 无统计学差异。CALGB 30610/RTOG0538/CONVERT 研究及陈明教授等多项前瞻性随机对照研究结果证实，传统的选择性淋巴结区域照射模式疗效并未优于化疗前淋巴结受累区域照射模式，且不良反应更明显。

胸部放疗剂量及分割模式选择：目前对于同步放化疗中胸部放疗剂量及分割模式尚不统一。可以选择 45 Gy/3 周（bid）或 60~70 Gy/6~7 周（qd）两种模式。每天两次放疗的模式放射性食管炎发生率较高，因此，该模式只适合于一般情况和基线肺功能较好者。在 INT0096 和 CONVERT 两项随机对照研究中，探索了 LS-SCLC 同步放化疗的最佳放疗模式。INT0096 共纳入 417 例患者，根据放疗分割放射不同，随机分为两组：bid 组（1.5 Gy/f，30 次分割共 3 周）和 qd 组（1.8 Gy/f，25 次分割共 5 周），放疗总剂量 45 Gy，结果显示，每天两次放疗与每天 1 次放疗比较，中位生存时间为 23 个月对 19 个月，局部复发率为 61% 对 48%，5 年生存率为 26% 对 16%，bid 组有生存获益，但未达统计学差异，且食管炎整体发生率更高。另一项随机对照 CONVERT 研究中，bid 组（274例）放疗模式为 45 Gy/30f/19d，1.5 Gy/f，bid；qd 组（273 例）放疗模式为 66 Gy/33 f/45 d，两组中位 OS 分别为 30 个月和 25 个月（$P=0.14$），两组之间 3~4 级食管炎（19% vs. 38%，$P=0.85$）和放射性肺炎（3% vs. 2%，$P=0.70$）的发生率无明显差异。超分割与常规分割模式生存无明显差异，且不良反应相近。Grønberg BH 等一项随机分组Ⅱ期研究显示：LS-SCLC 使用 1.5 Gy bid 的分割模式，放疗剂量 60 Gy 比 45 Gy 生存率提高，但毒性并无增加，说明每天两次照射的胸腔放疗至 60 Gy 有望成为现有方案的优化选择。

3. LS-SCLC 的 PCI 推荐

对 LS-SCLC 经系统治疗后达 CR 或 PR 的患者，推荐 PCI；接受根治性手术和系统化疗的Ⅰ期 SCLC 的 PCI 存在争议；对＞75 岁、PS＞2 分、神经认知功能障碍者不建议行 PCI 治疗。常用分割模式为全脑 25 Gy/10 f（2.5 Gy/f），建议放化疗结束后 3~4 周开始。PCI 常见的急性毒性包括疲劳、头痛、恶心和呕吐等。

美国 SEER 数据库纳入 7995 例回顾性分析显示，接受 PCI 患者 2 年、5 年、10 年 OS 均优于未行 PCI 组，具统计学差异（$P<0.05$）。由于 PCI 会引起晚期脑神经功能损伤，表现为认知功能障碍，有研究证实单次剂量超过 3 Gy 或同步化疗会加重脑认知功能障碍，因此对一般状况差、＞75 岁或认知功能缺陷者不建议行 PCI。PCI 相关的神经认知功能退化部分是由海马照射引起的。因此，建议 PCI 时对海马进行保护，且海马保护并不会增加脑转移的发生率。

4. ES-SCLC 放疗推荐

ES-SCLC 可以考虑巩固胸部放疗，但仍需进一步细分获益人群。最佳治疗剂量和分割模式尚未统一，可以选择 30 Gy/10 f、60 Gy/30 f 或此范围内等效剂量的其他方案。靶区包括：化疗后 GTVp、肺门区域和纵隔（不仅受累区域）。Jeremic 等一项随机对照研究纳入 210 例 ES-SCLC，结果显示对转移负荷较低且化疗后达到 CR 或接近 CR 者，后续加入胸部放疗生存获益明显，中位 OS 达到 17 个月，优于未放疗组的 11 个月。Dutch CREST 研究认为系统治疗后胸内有肿瘤残留、全身治疗有效且转移灶负荷较小者，可从巩固性胸部放疗中获益。

5. ES-SCLC 的 PCI 治疗

PCI 在广泛期 ES-SCLC 中的应用存在争议。对经系统治疗有效者可考虑行 PCI，也可行脑 MRI

密切随访。常用分割模式为全脑 25 Gy/10 f（2.5 Gy/f），也可选择全脑 20 Gy/5 f。

EORTC 的一项随机对照研究纳入 286 例 ES-SCLC，观察一线化疗有效者 PCI 的价值，结果显示：PCI 降低了脑转移概率，延长了生存。但该研究未在 PCI 前进一步排除是否存在脑转移，并且未规定具体剂量和分割模式，成为本研究的不足。日本的一项Ⅲ期随机对照研究采用相同设计，分为 PCI 组和 MRI 随访组，PCI 剂量为 25 Gy/10 f，且预防性照射前排除了脑转移，结果显示 PCI 组与 MRI 监测组相比，降低了脑转移发生率，但未带来生存获益。

6. 有症状的 ES-SCLC 的放疗

（1）上腔静脉压迫综合征：临床症状严重者推荐先放疗后化疗；临床症状较轻者推荐先化疗后放疗，同时给予吸氧、利尿、镇静、止痛等对症治疗。放疗初期可能会有局部水肿，可配合激素和利尿剂辅助治疗；首次化疗建议给予冲击剂量。

（2）脊髓压迫症：如无特殊情况，首先行局部放疗，控制压迫症状，并给予化疗，最常用放疗剂量 30 Gy/10 f/2 周或 40 Gy/20 f/4 周。转移灶比较孤立的椎体转移导致的压迫，可给予大分割照射，20 Gy/5 f ~ 8 Gy/1 f。由于脊髓压迫症者生存期较短，生命质量较差，所以对胸部放疗的选择需综合考量多方因素，慎重选择（如 CR 或 PR 者可以放疗），但通常不建议手术减压治疗。

（3）骨转移：推荐化疗 + 姑息外照射放疗 ± 双磷酸盐治疗；骨折高危者可采取骨科固定。阻塞性肺不张：化疗 + 胸部放疗。脑转移：初诊无症状者：推荐化疗，治疗后疗效达 CR 或 PR 者，可予全颅放疗（30 Gy/10 f）。有症状初诊患者：推荐全脑放疗与化疗序贯进行，放疗要尽快进行（30 Gy/10 f）。PCI 后出现脑转移者，首选 SRS/SRT。治疗后疗效达 CR 或 PR 的患者，可择期给予胸部放疗。

7. SCLC 的再程放疗

SCLC 再程放疗的研究目前尚缺乏大型的前瞻性随机对照研究，数据大多来自回顾性研究。应充分考虑两次放疗计划重叠区域、间隔时间，保证危及器官受量。如在中央肿瘤中有重叠区域，慢性毒性的风险更大。中心结构应避免 90 ~ 150 Gy 的累积剂量。如首次放疗和再次放疗之间的时间少于 6 个月，脊髓剂量应小于 50 Gy（EQD2）。如超过 6 个月，则可用 40 ~ 45 Gy/20 ~ 25 f，其安全累积平均剂量为 87.4 Gy。根据现有数据，姑息剂量（< 40 Gy）再程放疗对治疗咯血、上腔静脉综合征和肋骨痛等症状是有用的；无症状、无远处疾病和 PS 良好的患者，高剂量可改善生活质量和 OS。因此，建议选择无症状且无转移者进行根治性放疗；在其他情况下，建议考虑低分割再程放疗和支持治疗以减少毒性。

8. SCLC 的放疗技术

随着放射治疗技术的发展，各种放射治疗技术在 SCLC 均有尝试，总体来说，每种技术都有特定优势，需综合考量肿瘤的位置、患者身体耐受性和效价比。

图像引导放疗（image-guided radiation therapy，IGRT）在 SCLC 中的应用目前尚缺乏大数据支持，一项包括 132 名 SCLC 患者的研究表明，IGRT 对比 IMRT OS 无显著不同。而在 IMRT 和 3D-CRT 的回顾性研究的数据表明，IMRT 的 OS 具优势。在周围型肿瘤中，相对于经典 IMRT，容积旋转调强放疗（VMAT）肺 V5 更低，而 IMRT 肺 V30 低；在中心型肿瘤中，VMAT 的 V20 低于 IMRT。质子治疗的研究较少，一项前瞻性研究显示：与调强放疗相比，质子放疗在脊髓、心脏和肺的平均剂量上有统计学上显著降低，但在食管平均剂量或 V20 上无差异。

五、小细胞肺癌的康复

（1）对疗效评价为CR、PR或者SD的LS-SCLC，治疗后前2年每3月随访1次，第3年每6月随访1次，随后每年随访1次。

（2）对疗效评价为CR、PR或者SD的ES-SCLC，治疗后第1年每2月随访1次，第2～3年每3～4个月随访1次，第4～5年每6月随访1次，5年后每年随访1次。

（3）对出现相关新发症状或症状加重者，推荐立即随访。

（4）随访项目推荐：病史、体检、胸部/腹部/盆腔CT(平扫或者增强)。头颅增强MRI(首选)或者CT，第1年每3～4个月1次，第2年起每6个月1次；不推荐PET/CT作为常规随访手段。

延伸阅读20

SCLC的最佳随访方案缺乏高质量证据。

Sugiyama T等回顾了94例SCLC接受一线化疗达到CR/PR后接受深度随访或非深度随访的结果，深度随访组（胸部加上腹部CT、颅脑MRI和骨扫描）每2个月随访一次，6个月后改为每3个月至满2年，非深度随访组则由医师自行决定；研究显示，与非深度随访组相比，深度随访组能发现更多的无症状复发，挽救性化疗的有效率更高（61.8% vs. 37.9%，$P=0.04$），中位总生存（20个月 vs.13个月，$P=0.001$）显著延长。

各指南推荐治疗后前2年较高频率随访：治疗后前2年，广泛期每2～3个月CT随访一次，局限期每3～6个月CT随访一次。2年后复发风险降低，可以降低随访频率。

目前尚无前瞻性研究评估脑MRI在监测复发中的作用。无论是否接受过PCI，均建议定期检查头颅增强MRI（首选）或者CT，第1年每3～4个月一次，第2年每6个月一次。ASCO指南对于达到CR且无症状者随访2年后不建议定期复查颅脑MRI。但ESMO指南和CSCO指南推荐随访2年后继续定期监测颅脑MRI。鉴于缺少证据，各指南均建议医师与患者共同讨论决策。

各指南均不推荐PET/CT作为SCLC的常规随访手段。

陆舜　李子明　虞永峰（上海交通大学医学院附属胸科医院）

参考文献

［1］ International Agency for Research on Cancer. Global Cancer Observatory: Cancer Today.［EB/OL］. Lyon，France: International Agency for Research on Cancer, Available from: https://gco.iarc.fr/today/home.

［2］ Institute for Health Metrics and Evaluation (IHME). Global Burden of Disease Study 2019 (GBD 2019) Results.［EB/OL］. Seattle，United States: Institute for Health Metrics and Evaluation (IHME), 2020.

Available from: http://ghdx.healthdata.org/gbd-results-tool.

[3]　Zhang S, Sun K, Zheng R, et al. Cancer incidence and mortality in China, 2015 [J]. Journal of the National Cancer Center, 2021, 1(1):2-11.

[4]　Zeng H, Chen W, Zheng R, et al. Changing cancer survival in China during 2003-15: a pooled analysis of 17 population-based cancer registries [J]. Lancet Glob Health, 2018, 6(5): e555-e567.

[5]　National Cancer Institute. PDQ lung cancer prevention [EB/OL]. Bethesda, MD: National Cancer Institute. Updated 2021-05-12. Available from: https://www.cancer.gov/types/lung/hp/lung-prevention-pdq.

[6]　Fan DM. Integrative oncology [M]. Beijing: Science Press, 2021.

[7]　Chen W, Zheng R, Baade PD, et al. Cancer statistics in China, 2015 [J]. CA Cancer J Clin, 2016, 66(2): 115-132.

[8]　Sun KX, Zheng RS, Zeng HM, et al. Analysis of cancer incidence and mortality in China [J]. Zhonghua Zhong Liu Za Zhi, 2018, 40(11): 805-811.

[9]　International Early Lung Cancer Action Program Investigators. International Early Lung Cancer Action Program protocol. [EB/OL]. Available at: www.IELCAP.org/protocols Accessed June 6, 2020.

[10]　Zhu LY, Xu YJ, Liang D, et al. Clinical features and CT findings of synchronous multiple primary lung cancer [J]. Zhonghua Jie He He Hu Xi Za Zhi. 2012, 35(6): 419-422.

[11]　Travis WD, Dacic S, Wistuba I, et al. World Health Organization Classification of tumours 5th Edition. Thoracic tumours [M]. Lyon (France): IARC Press, 2021.

[12]　Travis WD, Dacic S, Wistuba I, et al. IASLC Multidisciplinary Recommendations for Pathologic Assessment of Lung Cancer Resection Specimens After Neoadjuvant Therapy [J]. J Thorac Oncol, 2020, 15(5): 709-740.

[13]　Qu Y, Yan LX, Sun W, et al. Consensus of expert pathology evaluation on the efficacy of neoadjuvant therapy in non-small cell lung cancer [J]. Chinese Journal of Pathology, 2021, 50(9): 1002-1007.

[14]　Chinese Anti-Cancer Association Tumor Pathology Professional Committee Lung Cancer Group, Chinese Anti-Cancer Association Lung Cancer Professional Committee, PD-L1 Detection Consensus Expert Group: Chinese expert consensus on PD-L1 immunohistochemical detection of non-small cell lung cancer [J]. Chinese Journal of Lung Cancer, 2020, 23(9): 733-740.

[15]　Gandara DR, Paul SM, Kowanetz M, et al. Blood-based tumor mutational burden as a predictor of clinical benefit in non-small-cell lung cancer patients treated with atezolizumab [J]. Nature Medicine, 2018, 24 (9):1441-1448.

[16]　Ginsberg RJ, Rubinstein LV. Randomized trial of lobectomy versus limited resection for T1N0 non-small cell lung cancer. Lung Cancer Study Group [J]. Annals of Thoracic Surgery, 1995, 60(3): 615-622.

[17]　Veluswamy RR, Ezer N, Mhango G, et al. Limited resection versus lobectomy for older patients with early stage lung cancer: impact of histology [J]. Journal of Clinical Oncology, 2015, 33(30): 3447-3453.

[18]　Koike T, Kitahara A, Sato S, et al. Lobectomy versus segmentectomy in radiologically pure solid small-sized non-small cell lung cancer [J]. Annals of Thoracic Surgery, 2016, 101(4): 1354-1360.

[19]　Suzuki K, Watanabe S, Wakabayashi M, et al. A Single-arm Study of Sublobar Resection for Ground Glass Opacity Dominant Peripheral Lung Cancer [J]. Journal of Thoracic and Cardiovascular Surgery, 2022, 163(1): 289-301. e2.

［20］ Lardinois D，De Leyn P，Van Schil P，et al. ESTS guidelines for intraoperative lymph node staging in non-small cell lung cancer［J］. European Journal of Cardio-Thoracic Surgery，2006，30(5): 787-792.

［21］ Detterbeck F，Puchalski J，Rubinowitz A，et al. Classification of the thoroughness of mediastinal staging of lung cancer［J］. Chest，2010，137(2): 436-442.

［22］ Darling GE，Allen MS，Decker PA，et al. Randomized trial of mediastinal lymph node sampling versus complete lymphadenectomy during pulmonary resection in the patient with N0 or N1 (less than hilar) non-small cell carcinoma: results of the American College of Surgery Oncology Group Z0030 Trial［J］. Journal of Thoracic and Cardiovascular Surgery，2011，141(3): 662-670.

［23］ Izbicki JR，Passlick B，Pantel K，et al. Effectiveness of radical systematic mediastinal lymphadenectomy in patients with resectable non-small cell lung cancer: results of a prospective randomized trial［J］. Annals of Surgery，1998，227(1): 138-144.

［24］ Ishiguro F，Matsuo K，Fukui T，et al. Effect of selective lymph node dissection based on patterns of lobe-specific lymph node metastases on patient outcome in patients with resectable non-small cell lung cancer: a large-scale retrospective cohort study applying a propensity score［J］. J Thorac Cardiovasc Surg，2010，139(4): 1001-1006.

［25］ Group NM-aC. Preoperative chemotherapy for non-small-cell lung cancer: a systematic review and meta-analysis of individual participant data［J］. Lancet，2014，383(9928): 1561-1571.

［26］ van Meerbeeck JP，Kramer GW，Van Schil PE，et al. Randomized controlled trial of resection versus radiotherapy after induction chemotherapy in stage ⅢA-N2 non-small-cell lung cancer［J］. J Natl Cancer Inst，2007，99(6): 442-450.

［27］ Albain KS，Swann RS，Rusch VW，et al. Radiotherapy plus chemotherapy with or without surgical resection for stage Ⅲ non-small-cell lung cancer: a phase Ⅲ randomised controlled trial［J］. Lancet，2009，374(9687):379-386.

［28］ Thomas M，Rube C，Hoffknecht P，et al. Effect of preoperative chemoradiation in addition to preoperative chemotherapy: a randomised trial in stage Ⅲ non-small-cell lung cancer［J］. Lancet Oncol，2008，9(7): 636-648.

［29］ Pless M，Stupp R，Ris HB，et al. Induction chemoradiation in stage ⅢA/N2 non-small-cell lung cancer: a phase 3 randomised trial［J］. Lancet，2015，386(9998): 1049-1056.

［30］ Forde PM，Chaft JE，Smith KN，et al. Neoadjuvant PD-1 Blockade in Resectable Lung Cancer［J］. N Engl J Med，2018，378(21): 1976-1986.

［31］ Gao S，Li N，Gao S，et al. Neoadjuvant PD-1 inhibitor (Sintilimab) in NSCLC［J］. J Thorac Oncol，2020，15(5): 816-826.

［32］ Provencio M，Nadal E，Insa A，et al. Neoadjuvant chemotherapy and nivolumab in resectable non-small-cell lung cancer (NADIM): an open-label, multicentre, single-arm, phase 2 trial［J］. Lancet Oncol，2020，21(11): 1413-1422.

［33］ Zhong WZ，Chen KN，Chen C，et al. Erlotinib Versus Gemcitabine Plus Cisplatin as Neoadjuvant Treatment of Stage ⅢA-N2 EGFR-Mutant Non-Small-Cell Lung Cancer (EMERGING-CTONG 1103): A Randomized Phase Ⅱ Study［J］. J Clin Oncol，2019，37(25): 2235-2245.

［34］ Pignon JP，Tribodet H，Scagliotti GV，et al. Lung adjuvant cisplatin evaluation: a pooled analysis by the LACE Collaborative Group［J］. J Clin Oncol，2008，26(21): 3552-3559.

［35］ Biagi JJ, Raphael MJ, Mackillop WJ, et al. Association between time to initiation of adjuvant chemotherapy and survival in colorectal cancer: a systematic review and meta-analysis［J］. JAMA, 2011, 305(22): 2335-2342.

［36］ Kelly K, Altorki NK, Eberhardt WE, et al. Adjuvant Erlotinib Versus Placebo in Patients With Stage IB-ⅢA Non-Small-Cell Lung Cancer (RADIANT): A Randomized, Double-Blind, Phase Ⅲ Trial［J］. J Clin Oncol, 2015, 33(34): 4007-4014.

［37］ Zhong WZ, Wang Q, Mao WM, et al. Gefitinib versus vinorelbine plus cisplatin as adjuvant treatment for stage Ⅱ-ⅢA(N1-N2)EGFR-mutant NSCLC(ADJUVANT/CTONG1104): a randomised, open-label, phase 3 study［J］. Lancet Oncol, 2018, 19(1): 139-148.

［38］ Yue D, Xu S, Wang Q, et al. Erlotinib versus vinorelbine plus cisplatin as adjuvant therapy in Chinese patients with stage ⅢA EGFR mutation-positive non-small-cell lung cancer(EVAN): a randomised, open-label, phase 2 trial［J］. Lancet Respir Med, 2018, 6(11): 863-873.

［39］ Wu YL, Tsuboi M, He J, et al. Osimertinib in Resected EGFR-Mutated Non-Small-Cell Lung Cancer［J］. N Engl J Med, 2020, 383(18): 1711-1723.

［40］ Pi C, Xu CR, Zhang MF, et al. EGFR mutations in early-stage and advanced-stage lung adenocarcinoma: Analysis based on large-scale data from China［J］. Thorac Cancer, 2018, 9(7): 814-819.

［41］ PORT Meta-analysis Trialists Group. Postoperative radiotherapy in non-small-cell lung cancer: systematic review and meta-analysis of individual patient data from nine randomised controlled trials［J］. Lancet (London, England), 1998, 352(9124): 257-263.

［42］ Park SY, Lee JG, Kim J, et al. Efficacy of platinum-based adjuvant chemotherapy in T2aN0 stage IB non-small cell lung cancer［J］. J Cardiothorac Surg, 2013, 8:151.

［43］ Strauss GM, Herndon JE, Maddaus MA, et al. Adjuvant paclitaxel plus carboplatin compared with observation in stage IB non-small-cell lung cancer: CALGB 9633 with the Cancer and Leukemia Group B, Radiation Therapy Oncology Group, and North Central Cancer Treatment Group Study Groups［J］. J Clin Oncol, 2008, 26(31): 5043-5051.

［44］ Butts CA, Ding K, Seymour L, et al. Randomized phase Ⅲ trial of vinorelbine plus cisplatin compared with observation in completely resected stage IB and Ⅱ non-small-cell lung cancer: updated survival analysis of JBR-10 ［J］. J Clin Oncol, 2010, 28(1): 29-34.

［45］ Arriagada R, Auperin A, Burdett S, et al. Adjuvant chemotherapy, with or without postoperative radiotherapy, in operable non-small-cell lung cancer: two meta-analyses of individual patient data［J］. Lancet(London, England), 2010, 375(9722): 1267-1277.

［46］ Levy A, Hendriks LEL, Berghmans T, et al. EORTC Lung Cancer Group survey on the definition of NSCLC synchronous oligometastatic disease［J］. Eur J Cancer, 2019, 122: 109-114.

［47］ Hanagiri T, Takenaka M, Oka S, et al. Results of a surgical resection for patients with stage IV non-small-cell lung cancer［J］. Clin Lung Cancer, 2012, 13(3): 220-224.

［48］ Ashworth AB, Senan S, Palma DA, et al. An individual patient data meta-analysis of outcomes and prognostic factors after treatment of oligometastatic non-small-cell lung cancer［J］. Clin Lung Cancer, 2014, 15(5): 346-355.

［49］ Park K, Tan EH, O'Byrne K, et al. Afatinib versus gefitinib as first-line treatment of patients with EGFR mutation-positive non-small-cell lung cancer(LUX-Lung 7): a phase 2B, open-label, randomised controlled trial［J］.Lancet Oncol. 2016，17(5)：577-589.

［50］ Wu YL，Cheng Y，Zhou X，et al. Dacomitinib versus gefitinib as first-line treatment for patients with EGFR-mutation-positive non-small-cell lung cancer (ARCHER 1050)：a randomised, open-label, phase 3 trial［J］. Lancet Oncol, 2017, 18(11)：1454-1466.

［51］ Gray JE，Okamoto I，Sriuranpong V，et al. Tissue and plasma EGFR mutation analysis in the FLAURA trial：osimertinib versus comparator EGFR tyrosine kinase inhibitor as first-line treatment in patients with EGFR-mutated advanced non-small cell lung cancer［J］. Clin Cancer Res, 2019, 25(22)：6644-6652.

［52］ Yang JC，Sequist LV，Geater SL，et al. Clinical activity of afatinib in patients with advanced non-small-cell lung cancer harbouring uncommon EGFR mutations：a combined post-hoc analysis of LUX-Lung 2, LUX-Lung 3, and LUX-Lung 6 ［J］. Lancet Oncol, 2015, 16(7)：830-838.

［53］ Wu YL，Lee JS，Thongprasert S，et al. Intercalated combination of chemotherapy and erlotinib for patients with advanced stage non-small-cell lung cancer (FASTACT-2)：a randomized, double-blind trial［J］. Lancet Oncol, 2013, 14(8)：777-786.

［54］ Zhou Q，Xu CR，Cheng Y，et al. Bevacizumab plus erlotinib in Chinese patients with untreated, EGFR-mutated, advanced NSCLC (ARTEMIS-CTONG1509)：a multicenter phase 3 study［J］. Cancer Cell, 2021, 39(9)：1279-1291. e3.

［55］ Wu YL，Ahn MJ，Garassino MC，et al. CNS efficacy of osimertinib in patients with T790M-positive advanced non-small-cell lung cancer：data from a randomized phase Ⅲ trial (AURA3)［J］. J Clin Oncol, 2018, 36(26)：2702-2709.

［56］ Solomon BJ，Kim DW，Wu YL，et al. Final overall survival analysis from a study comparing first-line crizotinib versus chemotherapy in ALK-mutation-positive non-small-cell lung cancer［J］. J Clin Oncol, 2018, 36(22)：2251-2258.

［57］ Soria JC，Tan DSW，Chiari R，et al. First-line ceritinib versus platinum-based chemotherapy in advanced ALK-rearranged non-small-cell lung cancer (ASCEND-4)：a randomized, open-label, phase 3 study［J］. Lancet, 2017, 389(10072)：917-929.

［58］ Camidge DR，Dziadziuszko R，Peters S，et al. Updated efficacy and safety data and impact of the EML4-ALK fusion variant on the efficacy of alectinib in untreated ALK-positive advanced non-small cell lung cancer in the global phase Ⅲ ALEX study［J］. J Thorac Oncol, 2019, 14(7)：1233-1243.

［59］ Camidge DR，Kim HR，Ahn MJ，et al. Brigatinib versus crizotinib in advanced ALK inhibitor-naive ALK-positive non-small cell lung cancer：second interim analysis of the phase Ⅲ ALTA-1L trial［J］. J Clin Oncol, 2020, 38(31)：3592-3603.

［60］ Shaw AT，Bauer TM，de Marinis F，et al. First-line lorlatinib or crizotinib in advanced ALK-positive lung cancer［J］. N Engl J Med, 2020, 383(21)：2018-2029.

［61］ Yang Y，Zhou J，Zhou J，et al. Efficacy, safety, and biomarker analysis of ensartinib in crizotinib-resistant, ALK-positive non-small-cell lung cancer：a multicentre, phase 2 trial［J］. Lancet Respir Med, 2020, 8(1)：45-53.

［62］ Shaw AT，Ou SH，Bang YJ，et al. Crizotinib in ROS1-rearranged non-small-cell lung cancer［J］. N Engl J Med, 2014, 371(21)：1963-1971.

［63］ Drilon A，Siena S，Ou SI，et al. Safety and Antitumor Activity of the Multitargeted Pan-TRK, ROS1, and ALK Inhibitor Entrectinib：Combined Results from Two Phase I Trials (ALKA-372-001 and STARTRK-1)

［J］. Cancer Discov, 2017, 7(4): 400-409.

［64］ Lu S, Fang J, Li X, et al. Phase Ⅱ study of savolitinib in patients (pts) with pulmonary sarcomatoid carcinoma (PSC) and other types of non-small cell lung cancer (NSCLC) harboring MET exon 14 skipping mutations (METex14+)［J］. J Clin Oncol, 2020, 38: 9519-9519.

［65］ Reck M, Rodríguez-Abreu D, Robinson AG, et al. Five-Year Outcomes With Pembrolizumab Versus Chemotherapy for Metastatic Non-Small-Cell Lung Cancer With PD-L1 Tumor Proportion Score ≥ 50［J］. J Clin Oncol, 2021, 39(21): 2339-2349.

［66］ Mok TSK, Wu YL, Kudaba I, et al. Pembrolizumab versus chemotherapy for previously untreated, PD-L1-expressing, locally advanced or metastatic non-small-cell lung cancer (KEYNOTE-042): a randomised, open-label, controlled, phase 3 trial［J］. Lancet, 2019, 393(10183): 1819-1830.

［67］ Herbst RS, Giaccone G, de Marinis F, et al. Atezolizumab for First-Line Treatment of PD-L1-Selected Patients with NSCLC［J］. N Engl J Med, 2020, 383(14): 1328-1339.

［68］ Nishio M, Barlesi F, West H, et al. Atezolizumab Plus Chemotherapy for First-Line Treatment of Nonsquamous NSCLC: Results From the Randomized Phase 3 IMpower132 Trial［J］. J Thorac Oncol, 2021, 16(4): 653-664.

［69］ D Rodríguez-Abreu, S F Powell, M J Hochmair, et al. Pemetrexed plus platinum with or without pembrolizumab in patients with previously untreated metastatic nonsquamous NSCLC: protocol-specified final analysis from KEYNOTE-189［J］. Ann Oncol, 2021, 32(7): 881-895.

［70］ Zhou C, Chen G, Huang Y, et al. Camrelizumab plus carboplatin and pemetrexed versus chemotherapy alone in chemotherapy-naive patients with advanced non-squamous non-small-cell lung cancer (CameL): a randomised, open-label, multicentre, phase 3 trial［J］. Lancet Respir Med, 2021, 9(3): 305-314.

［71］ Lu S, Wang J, Yu Y, et al. Tislelizumab Plus Chemotherapy as First-line Treatment for Locally Advanced or Metastatic Nonsquamous Non-Small Cell Lung Cancer (RATIONALE 304): A Randomized Phase 3 Trial ［J］. J Thorac Oncol, 2021, 16(9): 1512-1522.

［72］ Yang Y, Wang Z, Fang J, et al. Sintilimab plus pemetrexed and platinum as first-line treatment for locally advanced or metastatic nonsquamous NSCLC: A randomized, double-blind, phase 3 study (Oncology pRogram by InnovENT anti-PD-1-11)［J］. J Thorac Oncol, 2020, 15(10): 1636-1646.

［73］ Zhou C, Wu YL, Chen G, et al. BEYOND: A Randomized, Double-Blind, Placebo-Controlled, Multicenter, Phase Ⅲ Study of First-Line Carboplatin/Paclitaxel Plus Bevacizumab or Placebo in Chinese Patients With Advanced or Recurrent Nonsquamous Non-Small-Cell Lung Cancer［J］. J Clin Oncol, 2015, 33(19): 2197-2204.

［74］ Paz-Ares LG, de Marinis F, Dediu M, et al. PARAMOUNT: Final overall survival results of the phase Ⅲ study of maintenance pemetrexed versus placebo immediately after induction treatment with pemetrexed plus cisplatin for advanced nonsquamous non-small-cell lung cancer［J］. J Clin Oncol, 2013, 31(23): 2895-2902.

［75］ Seto T, Azuma K, Yamanaka T, et al. Randomized Phase Ⅲ Study of Continuation Maintenance Bevacizumab With or Without Pemetrexed in Advanced Nonsquamous Non-Small-Cell Lung Cancer: COMPASS (WJOG5610L)［J］. J Clin Oncol, 2020, 38(8): 793-803.

［76］ Chu T, Lu J, Bi M, et al. Equivalent efficacy study of QL1101 and bevacizumab on untreated advanced non-squamous non-small cell lung cancer patients: a phase 3 randomized, double-blind clinical trial［J］.

Cancer Biol Med, 2021, 18(3): 816-824.

［77］ Reck M, Mok TSK, Nishio M, et al. Atezolizumab plus bevacizumab and chemotherapy in non-small-cell lung cancer (IMpower150): Key subgroup analyses of patients with EGFR mutations or baseline liver metastases in a randomised, open-label phase 3 trial［J］. Lancet Respir Med, 2019, 7(5): 387-401.

［78］ 戴月娣, 陶莉, 李安琪, 等. 重组人血管内皮抑制素联合长春瑞滨和顺铂一线治疗晚期非小细胞肺癌的临床观察［J］. 肿瘤, 2011, 31(5): 5.

［79］ Paz-Ares L, Vicente D, Tafreshi A, et al. A Randomized, Placebo-Controlled Trial of Pembrolizumab Plus Chemotherapy in Patients With Metastatic Squamous Non-Small-Cell Lung Cancer: Protocol-Specified Final Analysis of KEYNOTE-407［J］. J Thorac Oncol, 2020, 15(10): 1657-1669.

［80］ Cheng Y, Zhang L, Hu J, et al. Pembrolizumab Plus Chemotherapy for Chinese Patients With Metastatic Squamous NSCLC in KEYNOTE-407［J］. JTO Clin Res Rep, 2021, 2(10): 100225.

［81］ Wang J, Lu S, Yu X, et al. Tislelizumab Plus Chemotherapy vs Chemotherapy Alone as First-line Treatment for Advanced Squamous Non-Small-Cell Lung Cancer: A Phase 3 Randomized Clinical Trial［J］. JAMA Oncol, 2021, 7(5): 709-717.

［82］ Zhou C, Wu L, Fan Y, et al. Sintilimab Plus Platinum and Gemcitabine as First-Line Treatment for Advanced or Metastatic Squamous NSCLC: Results From a Randomized, Double-Blind, Phase 3 Trial (ORIENT-12)［J］. J Thorac Oncol, 2021, 16(9): 1501-1511.

［83］ Zhou C, Ren S, Chen J, et al. 96O Camrelizumab or placebo plus carboplatin and paclitaxel as first-line treatment for advanced squamous NSCLC (CameL-sq): A randomized, double-blind, multicenter, phase Ⅲ trial［J］. J Thorac Oncol, 2021, 16(4): S748.

［84］ Borghaei H, Gettinger S, Vokes EE, et al. Five-Year Outcomes From the Randomized, Phase Ⅲ Trials Check Mate 017 and 057: Nivolumab Versus Docetaxel in Previously Treated Non-Small-Cell Lung Cancer［J］. J Clin Oncol, 2021, 39(7): 723-733.

［85］ Wu YL, Lu S, Cheng Y, et al. Nivolumab Versus Docetaxel in a Predominantly Chinese Patient Population With Previously Treated Advanced NSCLC: CheckMate 078 Randomized Phase Ⅲ Clinical Trial［J］. J Thorac Oncol, 2019, 14(5): 867-875.

［86］ Herbst RS, Baas P, Kim DW, et al. Pembrolizumab versus docetaxel for previously treated, PD-L1-positive, advanced non-small-cell lung cancer (KEYNOTE-010): a randomised controlled trial［J］. Lancet, 2016, 387(10027): 1540-1550.

［87］ Mazieres J, Rittmeyer A, Gadgeel S, et al. Atezolizumab Versus Docetaxel in Pretreated Patients With NSCLC: Final Results From the Randomized Phase 2 POPLAR and Phase 3 OAK Clinical Trials［J］. J Thorac Oncol, 2021, 16(1): 140-150.

［88］ Zhou C, Huang D, Yu X, et al. Results from RATIONALE 303: A global Phase 3 study of tislelizumab versus docetaxel as second or third-line therapy for patients with locally advanced or metastatic NSCLC［C］. Cancer Res, 2021, 81(13-Suppl): CT039-CT039.

［89］ Shi Y, Wu L, Yu X, et al. Abstract CT041: ORIENT-3: A randomized, open-label, phase 3 study of sintilimab versus docetaxel in previously treated advanced/metastatic squamous non-small-cell lung cancer (sqNSCLC)［J］. Cancer Res, 2021, 81(13_Supplement): CT041-CT041.

［90］ Han B, Li K, Wang Q, et al. Effect of Anlotinib as a Third-Line or Further Treatment on Overall Survival of Patients With Advanced Non-Small Cell Lung Cancer: The ALTER 0303 Phase 3 Randomized Clinical

Trial［J］. JAMA Oncol, 2018, 4(11): 1569-1575.

［91］ Ball D, Mai GT, Vinod S, et al. Stereotactic ablative radiotherapy versus standard radiotherapy in stage 1 non-small-cell lung cancer (trog 09.02 chisel): A phase 3, open-label, randomised controlled trial［J］. The Lancet Oncology, 2019, 20(4): 494-503.

［92］ Chang JY, Senan S, Paul MA, et al. Stereotactic ablative radiotherapy versus lobectomy for operable stage i non-small-cell lung cancer: A pooled analysis of two randomised trials［J］. The Lancet Oncology, 2015, 16(6): 630-637.

［93］ Wang EH, Corso CD, Rutter CE, et al. Postoperative Radiation Therapy Is Associated With Improved Overall Survival in Incompletely Resected Stage Ⅱ and Ⅲ Non-Small-Cell Lung Cancer［J］. J Clin Oncol, 2015, 33(25): 2727-2734.

［94］ Marino P, Preatoni A, Cantoni A. Randomized trials of radiotherapy alone versus combined chemotherapy and radiotherapy in stages Ⅲa and Ⅲb nonsmall cell lung cancer. A meta-analysis［J］. Cancer, 1995, 76(4): 593-601.

［95］ Antonia SJ, Villegas A, Daniel D, et al. Overall Survival with Durvalumab after Chemoradiotherapy in Stage Ⅲ NSCLC［J］. N Engl J Med, 2018, 379(24): 2342-2350.

［96］ Bi N, Ma Y, Xiao J, et al. A Phase Ⅱ Trial of Concurrent Temozolomide and Hypofractionated Stereotactic Radiotherapy for Complex Brain Metastases［J］. Oncologist, 2019, 24(9): e914-e920.

［97］ Brown PD, Ballman KV, Cerhan JH, et al. Postoperative stereotactic radiosurgery compared with whole brain radiotherapy for resected metastatic brain disease (NCCTG N107C/CEC·3): a multicentre, randomised, controlled, phase 3 trial［J］. Lancet Oncol, 2017, 18(8): 1049-1060.

［98］ Theelen WSME, Peulen HMU, Lalezari F, et al. Effect of Pembrolizumab After Stereotactic Body Radiotherapy vs Pembrolizumab Alone on Tumor Response in Patients With Advanced Non-Small Cell Lung Cancer: Results of the PEMBRO-RT Phase 2 Randomized Clinical Trial［J］. JAMA Oncol, 2019, 5(9): 1276-1282.

［99］ Bauml JM, Mick R, Ciunci C, et al. Pembrolizumab After Completion of Locally Ablative Therapy for Oligometastatic Non-Small Cell Lung Cancer: A Phase 2 Trial［J］. JAMA Oncol, 2019, 5(9): 1283-1290.

［100］刘嘉湘. 中医扶正法在肿瘤治疗中的应用［J］. 新医药学杂志, 1974, (11): 14-20.

［101］ Guo H, Liu JX, Li H, et al. In Metastatic Non-small cell Lung Cancer Platinum-Based Treated Patients, Herbal Treatment Improves the Quality of Life. A Prospective Randomized Controlled Clinical Trial［J］. Front Pharmacol, 2017, 8: 454.

［102］刘嘉湘, 施志明, 徐振晔, 等. 滋阴生津, 益气温阳法治疗晚期原发性肺腺癌的临床研究［J］. 中医杂志, 1995, (3): 155-158+132.

［103］刘嘉湘, 施志明, 李和根, 等. 益肺抗瘤饮治疗271例非小细胞肺癌临床观察［J］. 上海中医药杂志, 2001, (2): 4-6.

［104］ Jiang Y, Liu LS, Shen LP, et al. Traditional Chinese Medicine treatment as maintenance therapy in advanced non-small-cell lung cancer: A randomized controlled trial［J］. Complement Ther Med, 2016, 24: 55-62.

［105］田建辉, 席志超, 罗斌, 等. "扶正治癌"理论的科学内涵［J］. 世界科学技术-中医药现代化, 2019, 21(05): 943-948.

［106］廖美琳, 周允中. 肺癌(第三版)［M］. 上海: 上海科技出版社, 2012: 520-536.

［107］花宝金.中医临床诊疗指南释义·肿瘤疾病分册［M］.北京：中国中医药出版社，2015：4-5.

［108］朱丽华，李和根，史美育，等.非小细胞肺癌根治术后无瘤生存期影响因素分析及中药干预效果评价［J］.上海中医药杂志，2013，47(2)：11-15.

［109］侯宛昕，李和根，陈智伟，等.中医药联合辅助化疗治疗完全性切除非小细胞肺癌的临床研究［J］.中国中西医结合杂志，2015，35(6)：648-653.

［110］Huang XG，Zhu LH，Zhou L，et al. Multidisciplinary and Comprehensive Chinese Medicine for Advanced Non-Small Cell Lung Cancer Patients：A Retrospective Study of 855 Cases［J］. Chin J Integr Med，2021，27(7)：490-495.

［111］刘嘉湘.扶正治癌 融汇中西 继承创新［J］.中国中西医结合杂志，2019，39(1)：10-12.

［112］Sui X，Zhang M，Han X，et al. Combination of traditional Chinese medicine and epidermal growth factor receptor tyrosine kinase inhibitors in the treatment of non-small cell lung cancer：A systematic review and meta-analysis［J］. Medicine(Baltimore)，2020，99(32)：e20683.

［113］International Agency for Research on Cancer. Cancer Incidence in Five Continents Volume X［M］. IARC，2014.

［114］Shi Y，Xing P，Fan Y，et al. Current small cell lung cancer treatment in China［J］. Thorac Cancer，2015，6(3)：233-238.

［115］赫捷，魏文强.2019中国肿瘤登记年报［M］.北京：人民卫生出版社，2021：145.

［116］Amarasena IU，Chatterjee S，Walters JAE，et al. Platinum versus non-platinum chemotherapy regimens for small cell lung cancer［J］. Cochrane Database Syst Rev，2015，(8)：CD006849.

［117］Kalemkerian GP. Staging and imaging of small cell lung cancer［J］. Cancer Imaging，2012，11(1)：253-258.

［118］Rudin CM，Poirier JT，Byers LA，et al. Molecular subtypes of small cell lung cancer：a synthesis of human and mouse model data［J］. Nat Rev Cancer，2019，19(5)：289-297.

［119］Gay CM，Stewart CA，Park EM，Diao L，et al. Patterns of transcription factor programs and immune pathway activation define four major subtypes of SCLC with distinct therapeutic vulnerabilities［J］. Cancer Cell，2021，39(3)：346-360. e7.

［120］Yang CF，Chan DY，Speicher PJ，et al. Role of Adjuvant Therapy in a Population-Based Cohort of Patients With Early-Stage Small-Cell Lung Cancer［J］. J Clin Oncol，2016，34(10)：1057-1064.

［121］Brock MV，Hooker CM，Syphard JE，et al. Surgical resection of limited disease small cell lung cancer in the new era of platinum chemotherapy：Its time has come［J］. J Thorac Cardiovasc Surg，2005，129(1)：64-72.

［122］Rossi A，Di Maio M，Chiodini P，et al. Carboplatin- or cisplatin-based chemotherapy in first-line treatment of small-cell lung cancer：the COCIS meta-analysis of individual patient data［J］. J Clin Oncol，2012，30(14)：1692-1698.

［123］Hanna N，Bunn PA Jr，Langer C，et al. Randomized phase Ⅲ trial comparing irinotecan/cisplatin with etoposide/cisplatin in patients with previously untreated extensive-stage disease small-cell lung cancer［J］. J Clin Oncol，2006，24(13)：2038-2043.

［124］Lara PN Jr，Natale R，Crowley J，et al. Phase Ⅲ trial of irinotecan/cisplatin compared with etoposide/cisplatin in extensive-stage small-cell lung cancer：clinical and pharmacogenomic results from SWOG S0124［J］. J Clin Oncol，2009，27(15)：2530-2535.

［125］Hermes A，Bergman B，Bremnes R，et al. Irinotecan plus carboplatin versus oral etoposide plus carboplatin in extensive small-cell lung cancer: a randomized phase Ⅲ trial［J］. J Clin Oncol，2008，26(26): 4261-4267.

［126］Sun Y，Cheng Y，Hao X，et al. Randomized phase Ⅲ trial of amrubicin/cisplatin versus etoposide/cisplatin as first-line treatment for extensive small-cell lung cancer［J］. BMC Cancer，2016，16: 265.

［127］Horn L，Mansfield AS，Szczęsna A，et al. First-Line Atezolizumab plus Chemotherapy in Extensive-Stage Small-Cell Lung Cancer［J］. N Engl J Med，2018，379(23): 2220-2229.

［128］Paz-Ares L，Dvorkin M，Chen Y，et al. Durvalumab plus platinum-etoposide versus platinum-etoposide in first-line treatment of extensive-stage small-cell lung cancer(CASPIAN): a randomised, controlled, open-label, phase 3 trial［J］. Lancet，2019，394(10212): 1929-1939.

［129］O'Brien ME，Ciuleanu TE，Tsekov H，et al. Phase Ⅲ trial comparing supportive care alone with supportive care with oral topotecan in patients with relapsed small-cell lung cancer［J］. J Clin Oncol，2006，24(34): 5441-5447.

［130］Eckardt JR，von Pawel J，Pujol JL，et al. Phase Ⅲ study of oral compared with intravenous topotecan as second-line therapy in small-cell lung cancer［J］. J Clin Oncol，2007，25(15): 2086-2092.

［131］Huber RM，Reck M，Gosse H，et al. Efficacy of a toxicity-adjusted topotecan therapy in recurrent small cell lung cancer［J］. Eur Respir J，2006，27(6): 1183-1189.

［132］Fan Y，Zhao J，Wang Q，et al. Camrelizumab Plus Apatinib in Extensive-Stage SCLC(PASSION): A Multicenter，Two-Stage，Phase 2 Trial［J］. J Thorac Oncol，2021，16(2): 299-309.

［133］Fiegl M，Pircher A，Waldthaler C，et al. Small steps of improvement in small-cell lung cancer(SCLC) within two decades: a comprehensive analysis of 484 patients［J］. Lung Cancer，2014，84(2): 168-174.

［134］Steffens CC，Elender C，Hutzschenreuter U，et al. Treatment and outcome of 432 patients with extensive-stage small cell lung cancer in first，second and third line - Results from the prospective German TLK cohort study［J］. Lung Cancer，2019，130: 216-225.

［135］Simos D，Sajjady G，Sergi M，et al. Third-line chemotherapy in small-cell lung cancer: an international analysis［J］. Clin Lung Cancer，2014，15(2): 110-118.

［136］Saruwatari K，Umemura S，Nomura S，et al. Prognostic Factor Analysis in Patients With Small-Cell Lung Cancer Treated With Third-Line Chemotherapy［J］. Clin Lung Cancer，2016，17(6): 581-587.

［137］Cheng Y，Wang Q，Li K，et al. Anlotinib vs placebo as third- or further-line treatment for patients with small cell lung cancer: a randomised，double-blind，placebo-controlled Phase 2 study［J］. Br J Cancer，2021，125(3): 366-371.

［138］Nicholson SA，Beasley MB，Brambilla E，et al. Small cell lung carcinoma(SCLC): a clinicopathologic study of 100 cases with surgical specimens［J］. Am J Surg Pathol，2002，26(9): 1184-1197.

［139］Mangum MD，Greco FA，Hainsworth JD，et al. Combined small-cell and non-small-cell lung cancer［J］. J Clin Oncol，1989，7(5): 607-612.

［140］Babakoohi S，Fu P，Yang M，et al. Combined SCLC clinical and pathologic characteristics［J］. Clin Lung Cancer，2013，14(2): 113-119.

［141］Men Y，Hui Z，Liang J，et al. Further understanding of an uncommon disease of combined small cell lung cancer: clinical features and prognostic factors of 114 cases［J］. Chin J Cancer Res，2016，28(5): 486-494.

［142］Lei Y，Feng H，Qiang H，et al. Clinical characteristics and prognostic factors of surgically resected combined small cell lung cancer: a retrospective study[J]. Lung Cancer, 2020, 146: 244-251.

[143] Wang Y, Xu J, Han B, et al. The role of prophylactic cranial irradiation in surgically resected combined small cell lung cancer: a retrospective study[J]. J Thorac Dis, 2018, 10(6): 3418-3427.

[144] Radice PA, Matthews MJ, Ihde DC, et al. The clinical behavior of "mixed" small cell/large cell bronchogenic carcinoma compared to "pure" small cell subtypes[J]. Cancer, 1982, 50(12): 2894-2902.

[145] Luo J, Wu FY, Li AW, et al. Comparison of vinorelbine, ifosfamide and cisplatin(NIP) and etoposide and cisplatin(EP) for treatment of advanced combined small cell lung cancer(cSCLC) patients: a retrospective study[J]. Asian Pac J Cancer Prev, 2012, 13(9): 4703-4706.

[146] Li YY, Zhou C, Yang DX, et al. Paclitaxel-etoposide-carboplatin/cisplatin versus etoposide-carboplatin/cisplatin as first-line treatment for combined small-cell lung cancer: a retrospective analysis of 62 cases[J]. Cancer Biol Med, 2015, 12(2): 117-125.

[147] Shi X, Duan H, Liu X, et al. Genetic alterations and protein expression in combined small cell lung cancers and small cell lung cancers arising from lung adenocarcinomas after therapy with tyrosine kinase inhibitors [J]. Oncotarget, 2016, 7(23): 34240-34249.

[148] Men Y, Hui Z, Liang J, et al. Further understanding of an uncommon disease of combined small cell lung cancer: clinical features and prognostic factors of 114 cases[J]. Chin J Cancer Res, 2016, 28(5): 486-494.

[149] Guo Y, Qu L, Shao M, et al. A case report of combined small cell lung cancer with EGFR mutation and treatment experience[J]. Zhongguo Fei Ai Za Zhi, 2014, 17(6): 511-514.

[150] Marcoux N, Gettinger SN, O'Kane G, et al. EGFR-Mutant Adenocarcinomas That Transform to Small-Cell Lung Cancer and Other Neuroendocrine Carcinomas: Clinical Outcomes[J]. J Clin Oncol, 2019, 37(4): 278-285.

[151] Oser MG, Niederst MJ, Sequist LV, et al. Transformation from non-small-cell lung cancer to small-cell lung cancer: molecular drivers and cells of origin[J]. Lancet Oncol, 2015, 16(4): e165-e172.

[152] Sequist LV, Waltman BA, Dias-Santagata D, et al. Genotypic and histological evolution of lung cancers acquiring resistance to EGFR inhibitors[J]. Sci Transl Med, 2011, 3(75): 75ra26.

[153] Yu HA, Arcila ME, Rekhtman N, et al. Analysis of tumor specimens at the time of acquired resistance to EGFR-TKI therapy in 155 patients with EGFR-mutant lung cancers[J]. Clin Cancer Res, 2013, 19(8): 2240-2247.

[154] Piotrowska Z, Niederst MJ, Karlovich CA, et al. Heterogeneity Underlies the Emergence of EGFRT790 Wild-Type Clones Following Treatment of T790M-Positive Cancers with a Third-Generation EGFR Inhibitor[J]. Cancer Discov, 2015, 5(7): 713-722.

[155] Lee JK, Lee J, Kim S, et al. Clonal History and Genetic Predictors of Transformation Into Small-Cell Carcinomas From Lung Adenocarcinomas[J]. J Clin Oncol, 2017, 35(26): 3065-3074.

[156] Hobeika C, Rached G, Eid R, et al. ALK-rearranged adenocarcinoma transformed to small-cell lung cancer: a new entity with specific prognosis and treatment[J]. Per Med, 2018, 15(2): 111-115.

[157] Sehgal K, Varkaris A, Viray H, et al. Small cell transformation of non-small cell lung cancer on immune checkpoint inhibitors: uncommon or under-recognized[J]. J Immunother Cancer, 2020, 8(1): e000697.

[158] Wang W, Xu C, Chen H, et al. Genomic alterations and clinical outcomes in patients with lung adenocarcinoma with transformation to small cell lung cancer after treatment with EGFR tyrosine kinase inhibitors: A multicenter retrospective study[J]. Lung Cancer, 2021, 155: 20-27.

［159］Pignataro D, Bertaglia V, Bironzo P, et al. Oligoprogressive Disease With SCLC Transformation in EGFR-Mutated NSCLC: How Biology Knowledge Can Change the Game Rules［J］. J Thorac Oncol, 2020, 15(10): e170-e172.

［160］Zhang C, Zhang S, Yao Y, et al. MA12.08 Chemotherapy plus EGFR TKIs or Bevacizumab versus Chemotherapy Alone in SCLC-Transformed EGFR-Mutant Lung Adenocarcinoma［J］. J Thorac Oncol, 2021, 16(3): S178-S179.

［161］Yu JB, Decker RH, Detterbeck FC, et al. Surveillance epidemiology and end results evaluation of the role of surgery for stage I small cell lung cancer［J］. J Thorac Oncol, 2010, 5(2): 215-219.

［162］Schreiber D, Rineer J, Weedon J, et al. Survival outcomes with the use of surgery in limited-stage small cell lung cancer: should its role be re-evaluated［J］. Cancer, 2010, 116(5): 1350-1357.

［163］Yang CF, Chan DY, Speicher PJ, et al. Role of Adjuvant Therapy in a Population-Based Cohort of Patients With Early-Stage Small-Cell Lung Cancer［J］. J Clin Oncol, 2016, 34(10): 1057-1064.

［164］Wakeam E, Giuliani M, Leighl NB, et al. Indications for Adjuvant Mediastinal Radiotherapy in Surgically Resected Small Cell Lung Cancer［J］. Ann Thorac Surg, 2017, 103: 1647-1653.

［165］刘维帅, 赵路军, 张宝忠, 等. 术后放疗在T1～2 N0 M0期SCLC治疗中的意义［J］. 中华放射肿瘤学杂志, 2015, 24(5): 484-487.

［166］Kelsey CR, Light KL, Marks LB. Patterns of failure after resection of non-small-cell lung cancer: implications for postoperative radiation therapy volumes［J］. Int J Radiat Oncol Biol Phys, 2006, 65(4): 1097-1105.

［167］Feng W, Fu XL, Cai XW, et al. Patterns of local-regional failure in completely resected stage ⅢA(N2) non-small cell lung cancer cases: implications for postoperative radiation therapy clinical target volume design［J］. Int J Radiat Oncol Biol Phys, 2014, 88(5): 1100-1107.

［168］Kepka L, Bujko K, Bujko M, et al. Target volume for postoperative radiotherapy in non-small cell lung cancer: results from a prospective trial［J］. Radiother Oncol, 2013, 108(1): 61-65.

［169］An international randomized trial, comparing post-operative conformal radiotherapy (PORT) to no PORT, in patients with completely resected non-small cell lung cancer (NSCLC) and mediastinal N2 involvement: Primary end-point analysis of LungART (IFCT-0503, UK NCRI, SAKK) NCT00410683.

［170］Verma V, Hasan S, Wegner RE, et al. Stereotactic ablative radiation therapy versus conventionally fractionated radiation therapy for stage I small cell lung cancer［J］. Radiother Oncol, 2019, 131: 145-149.

［171］Verma V, Simone CB 2nd, Allen PK, et al. Multi-Institutional Experience of Stereotactic Ablative Radiation Therapy for Stage I Small Cell Lung Cancer［J］. Int J Radiat Oncol Biol Phys, 2017, 97(2): 362-371.

［172］Kies MS, Mira JG, Crowley JJ, et al. Multimodal therapy for limited small-cell lung cancer: a randomized study of induction combination chemotherapy with or without thoracic radiation in complete responders; and with wide-field versus reduced-fielld tadiation in partial responders: a Southwest Oncology Group Study［J］. J Clin Oncol, 1987, 5(4): 592-600.

［173］Faivre-Finn C, Snee M, Ashcroft L, et al. Concurrent once-daily versus twice-daily chemoradiotherapy in patients with limited-stage small-cell lung cancer (CONVERT): an open-label, phase 3, randomised, superiority trial［J］. Lancet Oncol, 2017, 18(8): 1116-1125.

［174］Hu X, Bao Y, Xu YJ, et al. Final report of a prospective randomized study on thoracic radiotherapy target volume for limited-stage small cell lung cancer with radiation dosimetric analyses[J]. Cancer, 2020, 126 (4): 840-849.

[175] Turrisi AT, Kim K, Blum R, et al. Twice-daily compared with once-daily thoracic radiotherapy in limited small-cell lung cancer treated concurrently with cisplatin and etoposide[J]. N Engl J Med, 1999, 340(4): 265-271.

[176] Halvorsen TO, Valan CD, Slaaen M, et al. Associations between muscle measures, survival, and toxicity in patients with limited stage small cell lung cancer[J]. J Cachexia Sarcopenia Muscle, 2020, 11(5): 1283-1290.

[177] Patel S, Macdonald O K, Suntharalingam M. Evaluations of the use of prophylactic cranial irradiation in small cell lung cancer[J]. Cancer, 2009, 115(4): 842-850.

[178] Le Pechoux C, Laplanche A, Faivre-Finn C, et al. Clinical neurological outcome and quality of life among patients with limited small-cell lung cancer treated with two different dose of prophylactic cranial irradiation in the intergroup phase III tral(PCI199-01, EORTC 2200308004, RTOG 0212 and IFCT 99-01)[J]. Ann Oncol, 2011, 22(5): 1154-1163.

[179] Jeremic B, Shibamoto Y, Nikolic N, et al. Role of radiation therapy in the combined-modality treatment of patients with extensive disease small-cell lung cancer: A randomized study[J]. J Clin Oncol, 1999, 17(7): 2092-2099.

[180] Slotman BJ, van Tinteren H, Praag JO, et al. Use of thoracic radiotherapy for extensive stage small-cell lung cancer: a phase 3 randomised controlled trial[J]. Lancet, 2015, 238(9962): 36-42.

[181] Slotman B, Faivre-Finn C, Kramer G, et al. Prophylactic cranial irradiation in extensive small-cell lung cancer[J]. N Engl J Med, 2007, 357(7): 664-672.

[182] Takahashi T, Yamanaka T, Seto T, et al. Prophylactic cranial irradiation versus observation in patients with extensive-disease small-cell lung cancer: a multicentre, randomised, open-label, phase 3 trial[J]. Lancet Oncol, 2017, 18(5): 663-671.

[183] Drodge CS, Ghosh S, Fairchild A. Thoracic reirradiation for lung cancer: a literature review and practical guide[J]. Ann Palliat Med, 2014, 3(2): 75-91.

[184] Käsmann L, Janssen S, Baschnagel AM, et al. Prognostic factors and outcome of reirradiation for locally recurrent small cell lung cancer-a multicenter study[J]. Transl Lung Cancer Res, 2020, 9(2): 232-238.

[185] Liang JA, Tu CY, Hsia TC, et al. Effectiveness of image-guided radiotherapy for locally advanced lung cancer patients treated with definitive concurrent chemoradiotherapy[J]. Thorac Cancer, 2020, 11(9): 2639-2649.

[186] Khirvani SM, Juloori A, Allen PK, et al. Comparison of 2 common radiation therapy techniques for definitive treatment of small cell lung cancer[J]. Int J Radiat Oncol Biol Phys, 2013, 87(1): 139-147.

[187] Li Y, Wang J, Tan L, et al. Dosimetric comparison between IMRT and VMAT in irradiation for peripheral and central lung cancer[J]. Oncol Lett, 2018, 15(3): 3735-3745.

[188] Le Pechoux C, Pourel N, Barlesi F, et al. LBA3_PR An international randomized trial, comparing post-operative conformal radiotherapy(PORT) to no PORT, in patients with completely resected non-small cell lung cancer(NSCLC) and mediastinal N2 involvement: Primary end-point analysis of LungART(IFCT-0503, UK NCRI, SAKK)NCT00410683 [J]. Annals of Oncology, 2020, 31: S1178.

[189] Rwigema JM, Verma V, Lin L, et al. Prospective study of proton-beam radiation therapy for limited-stage

small cell lung cancer［J］. Cancer, 2017, 123(21): 4244-4251.

［190］Sugiyama T, Hirose T, Hosaka T, et al. Effectiveness of intensive follow-up after response in patients with small cell lung cancer［J］. Lung Cancer, 2008, 59(2): 255-261.

［191］中国临床肿瘤学会指南工作委员会. 小细胞肺癌诊疗指南(2020)［M］.北京: 人民卫生出版社, 2020.

［192］Dingemans AC, Fruh M, Ardizzoni A, et al. Small-cell lung cancer: ESMO Clinical Practice Guidelines for diagnosis, treatment and follow-up［J］. Ann Oncol, 2021, 32(7): 839-853.

［193］NCCN. NCCN Clinical Practice Guidelines in Oncology: Small Cell Lung Cancer, Version 1.2021.

第三章　食管癌治疗进展

食管癌在全球范围内发病率于恶性肿瘤中居第8位，病死率为第6位。我国是食管癌最高发的国家之一。男性和女性的发病率分别居各种恶性肿瘤的第4位和第7位，是全球平均发病率的7倍多，病死率居男女均居第4位。我国每年新发的食道癌约占全球新发病例的50%，超过22万，每年死亡约20万例。与欧美低发地区以低位食管及胃食管交界处腺癌为主的特点不同，我国食管癌以中段及下段为多，且90%以上为鳞状细胞癌。关于食管癌诊治的共识意见主要包括美国国家综合癌症网络（NCCN）指南、日本食道学会（JES）指南和国内抗癌协会食管癌治疗专业委员会制定的《食管癌规范化诊治指南》。同其他常见恶性肿瘤一样，食管癌的治疗也是建立在准确分期基础上的个体化治疗：原位癌及位于黏膜层的Ⅰ期癌（T1a）可内镜下治疗，累及黏膜下的Ⅰ期（无淋巴结转移的T1b）到部分ⅢC期可手术治疗（部分进展期患者需术前的新辅助化放疗），广泛淋巴结转移的ⅢC期患者行限定性化放疗，而侵及邻近器官的ⅢC期及更晚的分期患者根据PS评分采取系统性治疗（化疗、靶向治疗）、姑息性治疗或最佳支持治疗。

近年来，除了部分靶向治疗药物被批准用于一线治疗外，食管癌的治疗模式未发生根本性的变革，但随着研究的深入，历史上存在的争议得以显示出差异；随着技术的发展，部分治疗的手段有了质的变化，现按手术治疗（包括内镜下治疗）与非手术治疗（包括新辅助治疗）阐述如下。

第一节　食管癌的手术治疗

一、胸中下段食管癌的切口选择及淋巴结清扫范围的问题

食管癌手术有3种经典的手术方式：

（1）Sweet术式：经左胸并打开膈肌游离胃食管在主动脉弓下/上或颈部吻合，吴英恺院士在国内进行首例食管癌手术的术式，作为开胸术式仍在我国食道癌高发地区的多数单位采用。

（2）Ivor-Lewis术式先：经腹游离胃及腹段食道，再转右胸游离胸段食道行右胸顶吻合，是西方多数胸外科医师的首选术式。

（3）Mckeown术式，先经右胸游离食道，再经腹游离胃及腹段食道，最后在颈部行吻合，是大部分日本胸外科医师的首选术式。

对于上段食管癌，Mckeown是确定的术式，但对于下段食管癌，（1）和（2）术式之间存在争议，而对于中段食管癌，（2）和（3）术式之间存在争议。切口的选择问题即淋巴结清扫范围

的问题，而清扫范围是由食管癌特殊的淋巴转移规律决定的：食管黏膜下层内的淋巴管为纵向走行，而横向引流至食管旁淋巴结的淋巴管则起源于固有肌层，两者之间很少交通。故侵及黏膜下层的较早期食管癌会发生跳跃性转移，即无食管旁的纵隔淋巴结转移而直接转移至颈胸交界处的喉返神经链淋巴结和胃食管交界部的贲门胃左动脉旁淋巴结。因此部分学者主张即使是Ⅰ期的食管癌，也需重点清扫上述两部位的淋巴结。

中段食管癌的切口选择（淋巴结清扫范围）问题上，Kato和Kajiyama的研究是目前仅有的关于三野与二野的前瞻性随机对照研究，该研究的结论是三野淋巴清扫患者与常规手术患者术后远处转移发生率相似，但局部复发率三野清扫组低于常规手术组，5年生存率是三野清扫组高于二野清扫组。但三野清扫势必创伤更大，近期的研究表明，三野清扫的吻合口瘘、肺部感染等并发症率高于二野清扫，生存率上无明显差异或仅部分患者获益。为避免过度淋巴结清扫带来的手术并发症，很多学者主张行选择性的三野淋巴结清扫，但目前的检查手段包括PET-CT对颈部淋巴结转移的敏感性不高，尤其是小于1 cm的淋巴结，给选择性三野淋巴结清扫带来困扰。目前行二野加清扫的改良Mckeown是最有利的术式，技术上经右胸的切口在胸内可清扫至右侧甲状腺下极的水平是可行的，即在胸内完成右颈部淋巴结的清扫，行左颈吻合时可并行左颈部淋巴结清扫，该术式（及其对应的二野加清扫范围）可避免清扫的盲区，相对三切口术式而言创伤略小，且随着腔镜下微创食管切除术的发展（最常用的是Mckeown术式），正为越来越多的单位所采用。

下段食管癌的切口选择（淋巴结清扫范围）问题上，食管癌淋巴转移的规律决定了Ivor-Lewis术式比Sweet术式更具优势，此外，在生理及解剖上也具有优势：① 食管全段在右胸内显露清晰，各段的肿瘤均可操作；② 不用在盲视下分离主动脉弓水平的肿瘤，避免大血管损伤的风险；③ 避免了膈肌损伤，保护术后的呼吸功能；④ 避免了经左胸手术时胸腔胃对主动脉弓和心脏功能的压迫影响，降低了心肺负荷，术后血压、心率等血流动力学指标更平稳，更利于患者术后心肺功能的恢复；⑤ 术后无须担心主动脉弓的搏动对吻合口愈合的影响及对进食的影响，一定程度上减少了吻合口瘘的发生风险。回顾性研究方面，罗孔嘉、戎铁华报道了右胸入路二野三野清扫术式纵隔淋巴结的复发率更低，生存率更高；毛友生、郝杰报道了右胸入路的二野、三野清扫术式淋巴结清扫更彻底，可能会成为未来趋向。但是，复旦大学肿瘤医院李斌、陈海泉等报道了一项在中下段食管鳞癌中三野对比两野淋巴结清扫的前瞻性随机对照研究，结果发现对于该类患者三野淋巴结清扫并不能显著改善生存。此外，该中心的另一项前瞻性随机对照研究发现，对于中下段食管鳞癌，Ivor-Lewis手术相比Sweet术式淋巴结清扫得更加彻底，总体术后并发症更低，而无病生存和总生存情况也更好，特别是在有淋巴结转移及R1/2切除的患者中差异明显。这些研究为中下段食管癌的合理术式选择提供了更多参考。

二、微创食管切除术

20世纪90年代全腔镜的微创手术即已在普腹外科普及，微创食管切除术（minimally invasive esophagectomy，MIE）的概念也始于那个时代，早在1992年Cuschieri等首次提出，其后，DePaula等在1995率先报道了12例腹腔镜食管癌切除手术，Watson等1999年报道了2例患者胸腹腔镜联合（全腔镜）进行的Ivor-Lewis手术，Luketich等2003年进一步报道了胸腹腔镜联合食管癌切除手术222例的初步研究结果，提出不需要胸腹部小切口辅助，采用全腔镜进行的食管癌手术比其他手术方式更具微创优势，包括较低围手术期死亡率（1.4%）和较短住院时间（7天）等。国内这方面起步较晚，在2010年前后，各大医学中心也开始了全腔镜微创食管手术的工作。

食管癌手术本身复杂，涉及全身脏器功能，对手术操作技术要求较高，因此MIE在安全性和疗效等方面仍不乏争议。多数回顾性的研究都证实了等同于甚至高于常规手术的安全性，但直到2012年才有Biere等1121的胸腹腔镜食管癌手术的前瞻性研究结果，其结论也是微创食管癌手术安全性更好、创伤更小。在淋巴结清扫方面，多数报道结论为两组并没有显著差，也有研究结论为微创组不但达到开放组的淋巴结清扫效果，在技术成熟和操作熟练的基础上，腔镜下手术可精细操作且视野良好，在淋巴结清扫方面更具优势。就食管癌MIE术后的生存状况而言，目前的研究报道比较有限，1151食管癌微创治疗的东部肿瘤协作组（E2202）最新的随访结果显示（2015 Luketich等），中位随访时间35.8个月，3年生存率为58.4%（95%可信区间为47.7%～67.6%）。国内刘宝兴等的报道是3年生存率MIE为44.2%对比开放手术的42.2%（$P=0.954$），无统计学差异。

总的说来，MIE手术治疗食管癌是安全和有效的，具有明显的微创优势，其远期生存率并不比开放手术差。随着技术设备的改进和手术技术的日臻完善，MIE必将跟随微创外科在腹部外科、泌尿外科及妇科领域里的步伐得到普及。

三、机器人辅助食管切除术

食管位于后纵隔内，周围空间狭窄而毗邻结构多且复杂，既有气管大血管等容易辨识的粗大结构，又有喉返神经胸导管等精细结构，术中快速、精确地暴露和分离食管以及清扫淋巴结一直是微创食管手术的难点。达芬奇机器人手术系统的机械臂在手术中的精细动作较传统腔镜操作稳定；机械臂尖端的机械手指体积小且功能活动范围远大于传统腔镜器械，使其在有限空间内的精细操作更为灵活；其提供的3D视野较3D胸腔镜失真更少。因此，机器人手术系统在食道癌的手术中有广泛的应用空间，包括我国在内的多个国家已开展达芬奇机器人手术系统辅助下食管切除术（robot-assisted minimally invasive esophagectomy，RAMIE）。

目前的RAMIE手术方式仍是围绕着经典的手术径路展开，有经右胸—腹—颈部路径食管切除术（McKeown procedure）和经右胸和上腹路径切除胸腔内食管胃吻合术（Ivor-Lewis procedure），较有特色的是低位及胃食管交界处的食管癌经裂孔食管切除术（THE）。经右胸—腹—颈部路径食管切除术先以达芬奇机器人手术系统在左侧半俯卧位下进行胸部的操作，再转平卧位进行腹部的操作，最后进行颈部的操作。而经右胸和上腹路径切除胸腔内食管胃吻合术（Ivor-Lewisprocedure）则是先进行腹部的操作。两种术式中，机器人手术系统在游离胸段食管、清扫淋巴结上无本质的区别。经裂孔食管切除术（THE）无胸部创口，先在腹腔镜下游离胃、胃食管交界打开膈肌裂孔后，再以机器人手术系统进入手术野，经裂孔在机械臂可及的范围内将淋巴结和食管周围组织连同食管一并整体游离，最后在左颈部进行上段食管的游离与吻合，其颈部的操作与右胸—腹—颈部路径食管切除术相同。

目前较多的观点认为与传统手术比较，RAMIE具有一定优势，RAMIE的开展已有增多趋势，其优势主要为更少的术中出血量、较短的术后住院时间、更少的术后并发症（更低的声带麻痹和嘶哑的发生率）以及更好的术后生命质量等优点，并获得至少与开放手术相当的肿瘤预后。但也有学者持中立的观点，其研究的结论为手术时间、术中出血量、清扫淋巴结数目、术后并发症、术后住院时间等方面二者比较，差异无统计学意义。

上海是除北京外国内较早引进该系统的地区之一，上海交通大学附属胸科院是国内开展第一例肺癌、纵隔肿瘤机器人辅助手术的单位，医院食道中心在本书成稿时仍保持RAMIE手术量单中心世界第一。该中心李志刚等完成了国际首个对比RAMIE和传统MIE的前瞻性多中心随机对照研究，其早期结果显示RAMIE的手术时间更短，对淋巴结清扫更加彻底，特别是对解剖较为复杂区域如左侧喉返神经旁淋巴结清扫更加有效，二者的术后并发症水平无明显差异。两种术式的长期生存情况目前仍在随访中。

四、早期食管癌的内镜下治疗

国内外指南已普遍将T1a期及更早的食管肿瘤列入可由内镜治疗的范围。该技术在国内开展尚不普遍，但随着防癌意识的提高，早期筛查范围的扩大，适合采用该技术的早期患者会增多。根据对病灶处理原则的不同，分两大类：

（一）内镜下的病变切除术

主要有EMR和ESD两大类。内镜下黏膜切除术（endoscopic mucosal resection，EMR）：内镜下将黏膜病灶整块或分块切除，先通过黏膜下注射将黏膜下层与固有肌层分离，然后利用不同的方法切除局部隆起的黏膜病灶，国外报道EMR可根除57.9%~78.3%的T1a期食管癌和癌前病变，整块切除率在46.0%~78.6%，国内报道，EMR治疗早期食管癌及癌前病变，完全切除率为44.8%~100%，整块切除率为44.1%~84.5%。内镜黏膜下剥离术（endoscopic submucosal dissection，ESD）：是在进行黏膜下注射后使用特殊电刀逐渐分离黏膜层与固有肌层之间的组织，将病变黏膜及黏膜下层完整剥离的方法。国内学者对经典ESD技术进行改进，发明了隧道式黏膜剥离技术有效简化了操作，此项技术在日本开展较多，治疗食管鳞癌的整块切除率可达93%~100%，完全切除率达88%以上，国内ESD整块切除率为80%~100%，完全切除率为74%~100%。研究报告表浅型食管鳞癌ESD术后切缘阳性率为11.4%，EMR术后局部复发率为0~15.3%，ESD术后局部复发率为0~9.4%，与肿瘤浸润深度、操作是否规范、病变位于食管上段及食管癌家族史有关。

（二）内镜下病变非切除治疗

主要有射频消融术（radio frequency ablation，RFA）、光动力疗法（photo-dynamic therapy，PDT）、氩离子凝固术、激光疗法、热探头治疗和冷冻疗法等。报道较多的是射频消融治疗，其利用电磁波的热效应，使组织脱水并热凝固坏死而达到治疗目的，在癌前病变及多发、病变较长或累及食管全周的早期食管癌的治疗中具有优势，作用均匀且其治疗的深度控制在1000 μm左右，穿孔和术后狭窄的发生率低。光动力疗法是利用特定激光激发选择性聚集于肿瘤组织的光敏剂，使其内部产生单态氧，通过物理、化学及免疫等复合机制使肿瘤细胞坏死的疗法，可用于处理大面积的早期多灶病变，但需注意光敏反应。非切除治疗方法致肿瘤毁损，不能获得组织标本而进行精确的病理学评估，无法明确肿瘤是否完整切除，因此治疗后需密切随访，长期疗效还有待进一步研究证实。

尽管各指南推荐T1a期及更早的病变才是内镜治疗的适应证，但无所突破便无创新及进展，内镜专家的共识性意见中可适合以内镜进行治疗的病变并不局限于T1a，其相对适应证中包括了累及黏膜下浅层的病变，但需排除淋巴结转移。然而早期的食管癌即存在淋巴结转移甚至跳跃性转移且以现有的检查甄别是否存在淋巴结的转移并不万无一失。日本学者的研究认为，对于食管癌术后颈部淋巴结寡转移灶行手术及术后补充放化疗可以使患者获得长期生存，提示原发病灶切除彻底后补充放化疗是有意义的。2016年的ASCO会议上，日本学者报道了内镜下治疗联合放化疗的研究，176名患者中86名为PT1b期（以EBUS取材分期），对这部分患者进行预防性放化疗，3年的OS、PFS与T1a期患者暂无差别，更长时段的生存状况有待报道。

第二节　食管癌的非手术治疗

一、新辅助治疗进展

新辅助治疗始于20世纪90年代末，最早最可信的报道由英国医学研究协会食管癌工作组（MRC）于2002年发表在Lancet上，同期最具说服力的注册研究为RTOG trial 8911（USA Intergroup113），为较大样本量的前瞻性随机对照研究，先是1998年在《新英格兰医学杂志》（*New England Journal of Medicine*）上发表了术前化疗对食道癌患者不改善总体生存的阴性结论，但经长期随访和细致的分层研究，细分出了其中化疗后影像学上肿瘤消退明显的类型，发现这一类型肿瘤的患者术后的长期生存状况较好，结论发表在2007年的《临床肿瘤学杂志》（*Journal of Clinical Oncology*）上，从而肯定了新辅助化疗的作用。同期的新辅助化放疗无上述两者如此大样本的随机对照研究，公认最可信的Meta分析来自澳大利亚胃肠肿瘤研究组，该分析综合了与上述研究同期的10个新辅助化放疗和8个新辅助化疗对照单纯手术的随机对照研究进行Meta分析，认为术前新辅助化放疗可使生存显著获益，同时新辅助化疗也可获益但不如放化疗且限于腺癌。同期加拿大的学者关于新辅助化放疗随机对照研究的Meta分析论证了同步进行化放疗的收益高于序贯化放疗。由此，在21世纪前10年中，新辅助化放疗确立了其作为可切除的食道癌的标准化治疗方案中重要一环的地位。

近年来，新辅助治疗的进展表现在：新报道的随机对照研究证实新辅助化放疗后手术对照单纯手术的生存数据提高显著，进一步巩固了其标准化治疗方案中重要一环的地位：如2012年《新英格兰医学》发表的VanHagen的报道，中位总体生存期是新辅助化放疗的49.4个月对照单纯手术的24个月；2015年《柳叶刀》发表的ShapiroJ的报道是48.6个月对24个月，都提高了两年多。NCCN指南建议行术前新辅助化放疗的期别范围是有淋巴结转移的T1b和任何的T2到T4a患者，这就包括了部分Ⅱ期患者，而在国内，现行指南的共识及建议中，认为对于Ⅲb或Ⅲc期可考虑先行新辅助化放疗，并建议开展新辅助放疗的研究。尽管有如此多的数据说明新辅助化放疗的优势，国内患者对于可手术的食道癌的治疗主观认识仍是"尽早手术"，因而国内几无同期的随机对照研究，但国内同道们仍借助Meta分析为这一研究的进展做出了去伪纯真、去粗取精的贡献。认识到了鳞癌与腺癌的区别并分别加以深入研究：国内和澳洲的同道都发现鳞癌对新辅助化放疗的反应及最终的疗效优于腺癌，东欧的学者发现经治疗后影像学上反应明显的鳞癌患者生存获益明显。虽然瑞典的学者报道鳞癌患者新辅助化放疗术后与治疗相关的死亡率高于腺癌患者，但更多的研究报道术后并发症率及死亡率无统计学差异。新化疗药物的使用：并非新问世的化疗药物，而是在其他消化道脏器如胃、大肠已取得肯定疗效的药物加入食道癌的化疗中验证其效果。既往新辅助化放疗中化疗的支柱用药是5-氟尿嘧啶联合顺铂，近年的研究加入了紫杉醇类药物和新的铂类药物。奥沙利铂/5-FU显示了不劣于顺铂/5-FU的生存结果，且毒性反应更少；紫杉醇/卡铂为基础的新辅助化放疗也显示了有前景的活性；近两年ASCO会上也有报道多药联用（在铂+5-FU基础上联用多西他赛或表柔比星）可取得病理缓解，至于PCR改善是否可以转化为生存获益还待进一步报道。

针对上述问题，中山大学肿瘤医院的傅建华等组织国内多家中心开展了一项前瞻性随机对照临床研究（NEOCRTEC5010），以对比新辅助放化疗和单纯新辅助化疗对于局部进展食管鳞癌手术的预后影响，该研究也是迄今针对局部进展期食管鳞癌以手术为主的综合治疗最大的前瞻性对照研究，其结果发现，相对单纯新辅助化疗，新辅助放化疗可以显著延长患者术后无病生存时间和总生存时间，而二者的术后并发症水平除心律失常外无显著差异。该研究也进一步奠定了新辅助放化疗在亚洲以鳞癌为主人群中的地位。

二、食管癌靶向治疗进展：绝大多数研究是胃食管癌混合的

（一）人类表皮生长因子受体（human epidermal growth factor receptor，HER）

HER家族成员包括HER1（erbB1，EGFR）、HER2（erbB2，NEU）、HER3（erbB3）及HER4（erbB4）。EGFR也被称作HER1/ErbB1，是一种跨膜糖蛋白，属于酪氨酸激酶型受体，靠与配体结合来激活，包括EGF和TGFα（transforming growth factor α），激活后EGFR由单体转化为二聚体，也可能和ErbB受体家族的其他成员聚合来激活，如与HER2、HER3或HER4发生二聚作用；而HER2主要是通过与家族其他成员发生二聚作用形成二聚体发挥作用，不同家族成员间二聚作用形成的异源性二聚体与EGFR同源性二聚体相比，往往具有更高的再利用率、稳定性和信号转导的能力，它们可通过多个细胞内的激酶信号通路引导下游的磷酸化，使Ras-MAPK、PI3K-Akt等信号转导通路的活性上调，从而使细胞增殖能力增强并抑制细胞分化成熟与凋亡的机制。

（1）EGFR靶向药物治疗结肠癌、头颈部鳞癌和肺腺癌效果明确，分为单克隆抗体（monoclonal antibodies，mAbs）和小分子络氨酸激酶抑制剂（tyrosinekinaseinhibitors，TKIs）两类，前者有西妥昔单抗（cetuximab）、帕尼单抗（panitumumab）及尼妥珠单抗（nimotuzumab），后者有吉非替尼和厄洛替尼。食管癌中EGFR过表达（40%～80%）既见于食管腺癌，也见于食管鳞癌，并与差的预后相关，是研究较早也最广泛的靶点方向，上述临床前研究奠定了EGFR拮抗剂在EGFR过表达的胃食管癌中有效的理论基础。此方面的单克隆药物，西妥昔单抗和帕尼单抗的Ⅰ期和Ⅱ期的临床试验结果都令人满意，但都未在Ⅲ期试验中取得预期结果，尼妥珠

单抗则在Ⅱ期临床试验中失败。

（2）HER2靶向药物中单克隆抗体类药物有曲妥珠单抗（trastuzumab）、帕妥珠单抗（pertuzumab）和T-DM1（曲妥珠单抗与微管聚合抑制剂emtansine的复合物），TKIs类药物有拉帕替尼。而阿法替尼是HER家族的多通道TKIs，被用于肺腺癌，但在其他多种肿瘤中开展临床试验。HER2靶向的药物在乳腺癌治疗中成就空前，HER2在乳腺癌中的过表达率约为30%，胃-食管腺癌中HER2的过表达率与之相仿，但异质性程度远高于乳腺癌。而HER2与胃食管癌的预后是否相关仍存在争议，有研究的多变量因素分析认为HER2的表达状况并非独立预后因素，甚至有研究得出了HER2表达阳性患者的预后好于阴性患者的结果。尽管临床前研究多数并不支持HER2靶向药物应用于胃食管癌，但与EGFR的情况完全相反的是临床试验结果却是所有靶向药物中最好的。其中最有影响力的是曲妥珠单抗的Ⅲ期临床试验——ToGA试验，基于有效的结果，众多Ⅱ期、Ⅲ期临床试验开展，但大多限于转移性的胃食管癌。现行新的临床试验致力于验证此类药物在期别更早的患者中的作用，甚至包括了新辅助化放疗的患者（NCT01196390、NCT01748773），结果有待报道。而TKIs药物则效果不明显，拉帕替尼Ⅱ期及Ⅲ期临床试验结果均不理想，无论人种和地域。阿法替尼取得的最好结果也只是肿瘤的SD（stabilizationdisease）状态。

（二）血管内皮生长因子（vascular endothelial growth factors，VEGFs）

VEGFs是信号调节蛋白，在循环系统发育及血管新生等方面均发挥重要作用。VEGFs活性异常时可导致肿瘤新生、侵袭及转移。虽然有多种VEGF配体与受体，在肿瘤、血管新生方面起最重要作用的是VEGF-A配体与VEGFR2受体的联合体。众多临床前研究证实VEGF可促进肿瘤的生长与转移，且阻断VEGF信号通道可取得明显的抗肿瘤效果。化疗联合VEGF靶向药物可改善同为消化道器官结直肠癌的生存状况。单克隆抗体类药物有贝伐单抗（bevacizumab）、雷莫卢单抗（ramucirumab）和阿柏西普（ziv-aflibercept），TKIs类药物有瑞戈非尼（regorafenib）、苏尼替尼（sunitinib）、索拉非尼（sorafenib）及阿帕替尼（apatinib）。单克隆抗体药物中雷莫卢单抗在二线治疗中取得了显著的OS改善，从而被加入标准治疗方案中，但在联合化疗应用于一线治疗的试验中还未能取得有效结果（NCT01246960）。TKIs类药物中阿帕替尼的Ⅱ、Ⅲ期临床试验结果最为理想，从而后继进行了跟进的试验（NCT02510469、NCT02509806和NCT02409199），结果有待报道。

（三）肝细胞生长因子（hepatocyte growth factor，HGF）

HGF是目前已知的间质上皮转化受体（mesenchymal-epithelial transition factor，MET受体）的唯一配体。MET受体又称c-met，是一种由c-met原癌基因编码的蛋白产物，具有酪氨酸激酶活性，与多种癌基因产物和调节蛋白相关，参与细胞信号转导、细胞骨架重排的调控，是细胞增殖、分化和运动的重要因素。HGF和c-met结合导致受体自身磷酸化，增强了c-met酪氨酸激酶的活性，导致多种底物蛋白的酪氨酸磷酸化，在胃食管癌的发生、侵袭及转移中起重要作用。胃癌中MET的过表达和扩增很常见，MET扩增是胃癌的强预后因素，临床前研究发现MET扩增对MET抑制剂具备高敏感性。用于消化道肿瘤方面的单克隆抗体型c-met拮抗药物有onartuzumab和rilotumumab（暂未有中文名），TKIs类c-met拮抗药物有AMG337、tivantinib

（暂无中文名）及克唑替尼（同时也是ALK阳性肺癌靶向药）。Onartuzumab与安慰剂对照联合化疗的Ⅱ期临床试验因OS、PFS无明显改善未再进入Ⅲ期实验（NCT01590719）。Rilotumumab是高选择性HGF单抗，Ⅱ期临床实验对照单纯化疗与化疗和靶向药的联合NCT00719550，OS与PFS改善的程度令其进入和Ⅲ期试验（NCT01697072），然而因疗效过差而关停，同类试验仅在亚裔患者中继续进行，有观点认为导致Ⅲ期试验效果差的原因一是剂量过大，二是鉴定MET有否扩增表达的方法是不够精确的免疫组化法。TKIs类药物中克唑替尼是ALK与c-met的双通道阻滞剂，早先用于ALK阳性非小细胞肺癌患者，在胃食管腺癌中现为先导试验和早期临床试验状态，在有限的范围内证实可取得肿瘤消退效果。Tivantinib目前与单纯化疗比较并未发现联合治疗的改善（NCT01611857）。AMG337目前是早期临床试验阶段，NCT02016534、NCT02096666、NCT02344810均在进行，其中NCT02344810对MET表达的测定同时采用了免疫组化和原位荧光杂交法以期比较两种测定结果对指导治疗效果的差异。

三、免疫检查点抑制剂在食管癌治疗中的进展

肿瘤细胞会释放新抗原（Neoantigen）通过树突细胞递呈给T细胞，并激活T细胞产生针对肿瘤细胞新抗原的免疫杀伤反应。然而，肿瘤细胞可以通过免疫检查点蛋白调控T细胞的激活和功能，从而逃避免疫细胞杀伤。这些免疫检查点蛋白包括T细胞上的Programmed death 1（PD-1）和肿瘤细胞上的Programmed death-ligand 1 和2（PD-L1；PD-L2），以及在PD-1/PD-L1通路前发挥作用的细胞毒T淋巴细胞相关抗原4（cytotoxic T-lymphocyte-associated antigen 4，CTLA4）。通过抑制这些免疫检查点通路的激活，则可以抑制肿瘤细胞的免疫逃逸机制，从而加强免疫细胞对携带新抗原的肿瘤细胞的杀伤。相关的免疫检查点抑制剂（immune checkpoint inhibitor，ICI）近年来在黑色素瘤、肺癌等实体肿瘤中表现了出色效果，其在食管癌中的应用也得到了越来越多的关注。

据统计，在晚期食管癌中，40%～50%的肿瘤有PD-L1表达。ICI的效果首先在晚期食管癌的二线治疗中得到了验证。在一项针对晚期食管癌二线用药的三期、开放标签、随机对照多中心临床研究（KEYNOTE181）中，PD-1抑制剂帕博利珠单抗（Pembolizumab，商品名：可瑞达）单药相比传统化疗在PD-L1联合阳性评分（combined positive score，CPS）≥ 10的患者中，可以显著提高患者的总生存（中位生存9.3个月 vs. 6.7个月，HR 0.69，$P = .0074$），特别是在鳞癌中效果明显，而总体3～5级不良反应发生率较化疗更低（18.2% vs. 40.9%）。而应用另一种PD-1单抗纳武利尤单抗（Nivolumab，商品名：欧迪沃）及国产的卡瑞利珠单抗（camrelizumab，商品名：艾瑞卡）的临床研究（ATTRACATION-3和ESCORT）均表现相似的研究结果证明了ICI在晚期食管癌二线治疗中的作用。在一线治疗的前瞻性三期临床研究中，帕博利珠单抗（KEYNOTE-590）或纳武利尤单抗（CheckMate 648/649）联合化疗相较单独用化疗同样本证明可以显著提高患者的总生存。

对于局部晚期食管癌，如前所述，根据CROSS研究和NEOCRTEC5010研究结果，目前的标准治疗手段是新辅助放化疗联合手术，但是在手术结束后，仍建议对患者进行辅助治疗。在一项2021年发表在新英格兰医学杂志上的三期双盲对照研究中（CheckMate 577），在经过标准新辅助放化疗并进行手术的人群中，对于未达到病理完全缓解的患者，相较于安慰剂，术后给

予纳武利尤单抗可以显著延长患者中位无病生存（22.4个月 vs. 11.0个月，HR：0.69，$P < 0.001$），且在不同的亚组中均有获益，特别是在鳞癌中。而在新辅助治疗中，目前也有多项1/2期临床研究验证加入ICI至原有的放化疗策略中对患者生存的影响。来自上海瑞金医院李鹤成教授团队牵头的一项2期前瞻性临床研究中（PALACE-1，$n=20$），新辅助放化疗联合帕博利珠单抗的总体病理完全缓解率达55.6%，高于CORSS研究中的49%和NEOCRTEC5010 trial的43.2%，3 ~ 5级的不良反应发生率为65%。在另外一项由上海市胸科医院李志刚教授团队牵头的多中心单臂2期临床研究中（$n=60$），卡瑞利珠单抗联合化疗的完全病理缓解率为39.2%，此外9.8%的患者原发灶完全退缩，仅在淋巴结有残留肿瘤组织，3 ~ 5级不良反应发生率为56.7%。这些研究均表明ICI在局限晚期食管癌的围术期治疗中将发挥更加重要的作用，从而为提高食管癌患者的总体治疗效果带来新的希望。

成兴华　申屠阳（上海交通大学医学院附属胸科医院）

参考文献

［1］ Montgomery EA. Oesophageal cancer［M］. In: Stewart BW, Wild CP, editors. World Cancer Report 2014［J］. Lyon: International Agency for Research on Cancer, 2014: 374-382.

［2］ Chen W, Zheng R, Baade PD, et al. Cancer statistics in China, 2015［J］. CA Cancer J Clin, 2016, 66(2): 115-132.

［3］ Jemal A, Bray F, Center MM, et al. Global cancer statistics［J］. CA Cancer J Clin, 2011, 61(2): 69-90.

［4］ Siegel RL, Miller KD, Jemal A. Cancer statistics, 2015［J］. CA Cancer J Clin, 2015, 65(1): 5-29.

［5］ Ajani JA, D'Amico TA, Almhanna K, et al. Esophageal and Esophago-gastric junction cancers, version 2. 2016.

［6］ Kuwano H, Nishimura Y, Oyama T, et al. Guidelines for Diagnosis and Treatment of Carcinoma of the Esophagus April 2012 edited by the Japan Esophageal Society［J］. Esophagus, 2015, 12: 1-30.

［7］ 赫捷,中国抗癌协会食管癌专业委员会.食管癌规范化诊治指南.2版.［M］.北京:中国协和医科大学出版社,2013: 1-171.

［8］ Kato H, Kajiyama Y. Cervical lymph node dissection during surgery of esophageal cancer［J］. Kyobu Geka, 2012, 65(10): 866-867.

［9］ 林栋, 叶挺, 相加庆, 等. 胸段食管鳞癌二野与三野淋巴结清扫术的疗效比较［J］. 中华胃肠外科杂志, 2016, 19(9)(在线出版).

［10］ 刘树, 汪道峰,方翼, 等. 食管癌三野淋巴结清扫术后肺部感染的危险因素分析［J］. 中华医院感染学杂志, 2013, 23(11): 2604-2606.

［11］ Wong J, Weber J, Almhanna K, et al. Extent of Lymphadenectomy does not predict survival in patients treated with primary esophagectomy［J］. J Gastrointest Surg, 2013, 17(9): 1562-1569.

［12］ Li H, Yang S, Zhang Y, et al. Thoracic recurrent laryngeal lymph node metastases predict cervical node metastases and benefit from three-field dissection in selected patients with thoracic esophageal squamous cell carcinoma［J］. J Surg Oncol, 2012, 105(6): 548-552.

［13］ 柳硕岩, 朱坤寿, 郑庆丰, 等. 三野与二野淋巴结清扫对胸段食管鳞癌患者术后生存的影响［J］. 中华胸心血管外科杂志, 2014, 30(11): 645-648.

［14］ 柳硕岩, 王镇, 王枫. 胸段食管癌三野与二野加淋巴结清扫的选择［J］. 中华胃肠外科杂志, 2016, 19(9): 975-978.

［15］ 罗孔嘉, 傅剑华, 戎铁华, 等. 左右胸两种入路治疗胸中段食管鳞癌的手术评价［J］. 癌症(英文版), 2012, 28(12): 1260-1264.

［16］ 毛友生, 赫捷, 董静思, 等. 胸段食管癌左右胸入路清扫淋巴结的结果比较［J］. 中华肿瘤杂志, 2012, 34(4): 296-300.

［17］ Li B, Xiang J, Zhang Y, et al. Comparison of Ivor-Lewis vs Sweet esophagectomy for esophageal squamous cell carcinoma: a randomized clinical trial［J］. JAMA Surg, 2015, 150(4): 292-298.

［18］ Li B, Hu H, Zhang Y, et al. Extended Right Thoracic Approach Compared With Limited Left Thoracic Approach for Patients With Middle and Lower Esophageal Squamous Cell Carcinoma: Three-year Survival of a Prospective, Randomized, Open-label Trial［J］. Ann Surg, 2018, 267(5): 826-832.

［19］ Cuschieri A, Shimi S, Banting S. Endoscopic oesophagectomy through a right thoracoscopic approach［J］. J R Coll Surg Edinb, 1992, 37(1): 7-11.

［20］ DePaula AL, Hashiba K, Ferreira EA, et al. Laparoscopic transhiatal esophagectomy with esophagogastroplasty［J］. Surg Laparosc Endosc, 1995, 5(1): 1-5.

［21］ Watson DI, Davies N, Jamieson GG. Totally endoscopic Ivor-Lewis esophagectomy［J］. Surg Endosc, 1999, 13(3): 293-297.

［22］ 谭黎杰, 王群, 冯明祥, 等. 一种新的食管切除术——俯卧位胸腔镜食管切除术(附8例报告)［J］. 中国临床医学, 2009, 16(5): 720-721.

［23］ 刘宝兴, 李印, 秦建军, 等. 胸腹腔镜联合与常规三切口食管次全切除术治疗食管癌的比较研究［J］. 中华胃肠外科杂志, 2012, 15(9): 938-942.

［24］ 茅腾, 方文涛, 谷志涛, 等. 腔镜微创与开放食管癌根治术围手术期并发症和淋巴结清扫的比较研究［J］. 中华胃肠外科杂志, 2012, 15(9): 922-925.

［25］ 汪灏, 谭黎杰, 李京沛, 等. 胸腔镜食管癌根治术的安全性评价［J］. 中华胃肠外科杂志, 2012, 15(9): 926-929.

［26］ Kim DJ, Park SY, Lee S, et al. Feasibility of a robot-assisted thoracoscopic lymphadenectomy along the recurrent laryngeal nerves in radical esophagectomy for esophageal squamous carcinoma［J］. Surg Endosc, 2014, 28(6): 1866-1873.

［27］ van der Sluis PC, Ruurda JP, Verhage RJ, et al. Oncologic Long-Term results of Robot-Assisted minimally invasive Thoraco-Laparoscopic esophagectomy with Two-Field lymphadenectomy for esophageal cancer［J］. Ann Surg Oncol, 2015, 22 Suppl 3: S1350-S1356.

［28］ Puntambekar S, Kenawadekar R, Kumar S, et al. Robotic transthoracic esophagectomy［J］. BMC Surgery, 2015, 15: 1-7.

［29］ Dunn DH, Johnson EM, Morphew JA, et al. Robot-assisted transhiatal esophagectomy: a 3-year single-center experience［J］. Dis Esophagus, 2013, 26(2): 159-166.

［30］ van der Sluis PC, Ruurda JP, van der Horst S, et al. Robot-assisted minimally invasive thoraco-laparoscopic esophagectomy versus open transthoracic esophagectomy for resectable esophageal cancer, a randomized controlled trial（ROBOT trial）［J］. Trials, 2012, 13: 1-9.

［31］ Weksler B, Sharma P, Moudgill N, et al. Robot-assisted minimally invasive esophagectomy is equivalent to thoracoscopic minimally invasive esophagectomy［J］. Dis Esophagus, 2012, 25(5): 403-409.

［32］ Yang Y, Li B, Yi J, et al. Robot-assisted Versus Conventional Minimally Invasive Esophagectomy for Resectable Esophageal Squamous Cell Carcinoma: Early Results of a Multicenter Randomized Controlled Trial: the RAMIE Trial［J］. Ann Surg, 2022, 275(4): 646-653.

［33］ Urabe Y, Hiyama T, Tanaka S, et al. Advantages of endoscopic submucosal dissection versus endoscopic oblique aspiration mucosectomy for superficial esophageal tumors［J］. J Gastroenteral Hepatol, 2011, 26(2): 275-280.

［34］ Takahashi H, Arimura Y, Masao H, et al. Endoscopic submucosal dissection is superior to conventional endoscopic resection as a curative treatment for early squamous cell carcinoma of the esophagus with video ［J］. Gastrointest Endosc, 2010, 72(2): 255-264.

［35］ 夏芸, 邹晓平, 吕瑛, 等. 内镜下分片黏膜切除术治疗早期食管癌及癌前病变［J］. 中国微创外科杂志, 2012, 12(3): 197-201.

［36］ 陈子洋, 刘晓岗, 李易, 等. 内镜黏膜剥离术治疗早期食管癌的临床研究［J］. 华西医学, 2013, 28(2): 184-186.

［37］ 郑晓玲, 何利平, 梁玮, 等. 内镜下黏膜剥切术联合氩离子血浆凝固术治疗食管早期癌及癌前病变的价值［J］. 中国医学创新, 2012, 9(12): 23-25.

［38］ 李岩, 徐宏伟, 陆雪荣, 等. 内镜黏膜下剥离术治疗早期食管癌及癌前病变［J］. 胃肠病学和肝病学杂志, 2012, 21(11): 1051-1053.

［39］ 徐芳媛, 尹成龙, 袁志萍, 等. 内镜黏膜下剥离术治疗早期食管癌及癌前病变的临床评价［J］. 中华消化病与影像杂志（电子版）, 2013, 3(5): 9-14.

［40］ 李红平, 唐波, 樊超强, 等. 内镜黏膜下剥离术治疗近环周早期食管癌及癌前病变的价值［J］. 第三军医大学学报, 2014, 36(3): 278-282.

［41］ Ishihara R, Iishi H, Takeuchi Y, et al. Local recurrence of large squamous-cell carcinoma of the esophagus after endoscopic resection［J］. Gastrointest Endosc, 2008, 76(6): 799-804.

［42］ 郭大昕, 杨建民, 徐启顺, 等. 内镜黏膜下剥离术和内镜下黏膜切除术治疗早期食管癌安全有效性的Meta分析［J］. 中华消化内镜杂志, 2013, 30(12): 685-689.

［43］ Zhang YM, Bergman JJ, Weusten B, et al. Radio frequency ablation for early esophageal squamous cell neoplasia［J］. Endoscopy, 2010, 42(4): 327-333.

［44］ Bergman JJ, Zhang YM, He S, et al. Outcomes from a prospective trial of endoscopic radiofrequency ablation of early squamous cell neoplasia of the esophagus［J］. Gastrointest Endosc, 2011, 74(6): 1181-1190.

［45］ van Vilsteren FG, Alvarez Herrero L, Pouw RE, et al. Radiofrequency ablation for the endoscopic eradication of esophageal squamous high grade intraepithelial neoplasia and mucosal squamous cell carcinoma［J］. Endoscopy, 2011, 43(4): 282-290.

［46］ Tanaka T, Matono S, Nagano T, et al. Photodynamic therapy for large superficial squamous cell carcinoma of the esophagus［J］. Gastrointest Endosc, 2011, 73(1): 1-6.

［47］ Hiyoshi Y, Morita M, Kawano H, et al. Clinical significance of surgical resection for the recurrence of esophageal cancer after radical esophagectomy[J]. Ann Surg Oncol, 2015, 22(1): 240-246.

[48] Manabu M, Keiko M, Keiji N, et al. Efficacy of combined endoscopic resection and chemoradiotherapy for clinical stage I esophageal squamous cell carcinoma (ESCC): A single-arm confirmatory study (JCOG0508) [C]. 2016 ASCO Abs 4013.

[49] Medical Research Council Oesophageal Cancer Working Group. Surgical resection with or without preoperative chemotherapy in oesophageal cancer: a randomized controlled trial[J]. Lancet, 2002, 359 (9319): 1727-1733.

[50] Kelsen DP, Winter KA, Gunderson LL, et al. Long-term results of RTOG trial 8911 (USA Intergroup 113): a random assignment trial comparison of chemotherapy followed by surgery compared with surgery alone for esophageal cancer[J]. J Clin Oncol, 2007, 25(24): 3719-3725.

[51] Gebski V, Burmeister B, Smithers BM, et al. Survival benefits from neoadjuvant chemoradiotherapy or chemotherapy in oesophageal carcinoma: a meta-analysis[J]. Lancet Oncol, 2007, 8(3): 226-234.

[52] Urschel JD, Vasan H. A meta-analysis of randomized controlled trials that compared neoadjuvant chemoradiation and surgery to surgery alone for resectable esophageal cancer[J]. Am J Surg, 2003, 185(6): 538-543.

[53] Van Hagen P, Hulshof MC, van Lanschot JJ, et al. Preoperative chemoradiotherapy for esophageal or junctional cancer[J]. N Engl J Med, 2012, 366(22): 2074-2084.

[54] Shapiro J, van Lanschot JJB, Hulshof MCCM, et al. Neoadjuvant chemoradiotherapy plus surgery versus surgery alone for oesophageal or junctional cancer (CROSS): long-term results of a randomized controlled trial[J]. Lancet Oncol, 2015, 16(9): 1090-1098.

[55] Deng J, Wang C, Xiang M, et al. Meta-analysis of postoperative efficacy in patients receiving chemoradiotherapy followed by surgery for resectable esophageal carcinoma[J]. Diagnostic Pathology, 2014, 9: 151.

[56] Fu T, Bu ZD, Li ZY, et al. Neoadjuvant chemoradiation therapy for resectable esophago-gastric adenocarcinoma: a meta-analysis of randomized clinical trials[J]. BMC Cancer, 2015, 15: 322.

[57] Deng HY, Wang WP, Wang YC, et al. Neoadjuvant chemoradiotherapy or chemotherapy? A comprehensive systematic review and meta-analysis of the options for neoadjuvant therapy for treating oesophageal cancer [J]. Eur J Cardiothorac Surg, 2017, 51(3): 421-431.

[58] Yang H, Liu H, Chen Y, et al. Neoadjuvant Chemoradiotherapy Followed by Surgery Versus Surgery Alone for Locally Advanced Squamous Cell Carcinoma of the Esophagus (NEOCRTEC5010): A Phase Ⅲ Multicenter, Randomized, Open-Label Clinical Trial[J]. J Clin Oncol, 2018, 36(27): 2796-2803.

[59] Yang H, Liu H, Chen Y, et al. Long-term Efficacy of Neoadjuvant Chemoradiotherapy Plus Surgery for the Treatment of Locally Advanced Esophageal Squamous Cell Carcinoma: The NEOCRTEC5010 Randomized Clinical Trial[J]. JAMA Surg, 2021, 156(8): 721-729.

[60] Zacherl J. The current evidence in support of multi modal treatment of locally advanced, potentially resectable esophageal cancer[J]. Dig Dis, 2014, 32(1-2): 171-175.

[61] Kumagai K, Rouvelas I, Tsai JA, et al. Meta-analysis of postoperative morbidity and perioperative mortality in patients receiving neoadjuvant chemotherapy or chemoradiotherapy for resectable oesophageal and gastro-oesophageal junctional cancers[J]. Br J Surg, 2014, 101(4): 321-338.

[62] Hanna A, Birla R, Iosif C, et al. Benefits and disadvantages of Neoadjuvant Radiochemotherapy (RCT) in the

Multimodal Therapy of Squamous Esophageal Cancer (ESC) [J]. Chirurgia (Bucur), 2016, 111(1): 12-25.

[63] Mukherjee S, Hurt CN, Gwynne S, et al. NEOSCOPE: A randomized Phase II study of induction chemotherapy followed by either oxaliplatin/capecitabine (OXCAP) or carboplatin/paclitaxel (CarPac) based chemoradiation (CRT) as pre-operative regimen for resectable oesophageal adenocarcinoma [J]. BMC cancer, 2015, 15: 48.

[64] Claudia Pauligk PhD, et al. PCR of FOLT compare ECF neoadjuvant chemotherapy for locally advanced, operable gastric and esophageal junction cancer: Part of the III phase FLOT4 study of II in the phase of AIO [C]. ASCO Abs No: 4016,2015.

[65] Lemmon MA, Schlessinger J. Regulation of signal transduction and signal diversity by receptor oligomerization [J]. Trends Biochem Sci, 1994, 19(11): 459-463.

[66] Messa C, Russo F, Caruso MG, et al. EGF, TGF-alpha, and EGFR in human colorectal adenocarcinoma [J]. Acta Oncol, 1998, 37(3): 285-289.

[67] Tew WP, Kelsen DP, Ilson DH. Targeted therapies for esophageal cancer [J]. Oncologist, 2005, 10(8): 590-601.

[68] Nicholson RI, Gee JM, Harper ME. EGFR and cancer prognosis [J]. Eur J Cancer, 2001, 37(Suppl 4): 9-15.

[69] Lordick F, Kang YK, Chung HC, et al. Capecitabine and cisplatin with or without cetuximab for patients with previously untreated advanced gastric cancer (EXPAND): a randomised, open-label phase 3 trial [J]. Lancet Oncol, 2013, 14(6): 490-499.

[70] Okines AF, Gonzalez de Castro D, Cunningham D, et al. Biomarker analysis in oesophagogastric cancer: Results from the REAL3 and TransMAGIC trials [J]. Eur J Cancer, 2013, 49(9): 2116-2125.

[71] Waddell T, Chau I, Cunningham D, et al. Epirubicin, oxaliplatin, and capecitabine with or without panitumumab for patients with previously untreated advanced oesophagogastric cancer (REAL3): a randomised, open-label phase 3 trial [J]. Lancet Oncol, 2013, 14(6): 481-489.

[72] Du F, Zheng Z, Shi S, et al. S-1 and cisplatin with or without nimotuzumab for patients with untreated unresectable or metastatic gastric cancer: a randomized, open-label phase 2 trial [J]. Medicine (Baltimore), 2015, 94(23): e958.

[73] Crosby T, Hurt CN, Falk S, et al. Chemoradiotherapy with or without cetuximab in patients with oesophageal cancer (SCOPE1): a multicentre, phase 2/3 randomised trial [J]. Lancet Oncol, 2013, 14(7): 627-637.

[74] Lockhart AC, Reed CE, Decker PA, et al. Phase II study of neoadjuvant therapy with docetaxel, cisplatin, panitumumab, and radiation therapy followed by surgery in patients with locally advanced adenocarcinoma of the distal esophagus (ACOSOGZ4051) [J]. Ann Oncol, 2014, 25(5): 1039-1044.

[75] Bang YJ, Van Cutsem E, Feyereislova A, et al. Trastuzumab in combination with chemotherapy versus chemotherapy alone for treatment of HER2-positive advanced gastric or gastro-oesophageal junction cancer (ToGA): a phase 3, open-label, randomized controlled trial [J]. Lancet, 2010, 376(9742): 687-697.

[76] Janjigian YY, Werner D, Pauligk C, et al. Prognosis of metastatic gastric and gastroesophageal junction cancer by HER2 status: a European and USA International collaborative analysis [J]. Ann Oncol, 2012, 23(10): 2656-2662.

[77] Lordick F, Kang YK, Salman P, et al. Clinical outcome according to tumor HER2 status and EGFR expression in advanced gastric cancer patients from the EXPAND study [J]. J Clin Oncol, 2013, 31(Suppl): abstr 4021.

［78］ Satoh T, Xu RH, Chung HC, et al. Lapatinib plus paclitaxel versus paclitaxel alone in the second-line treatment of HER2-amplified advanced gastric cancer in Asian populations: TyTAN–a randomized, phase Ⅲ study［J］. J Clin Oncol, 2014, 32(19): 2039-2049.

［79］ Lorenzen S, Riera Knorrenschild J, Haag GM, et al. Lapatinib versus lapatinib plus capecitabine as second-line treatment in human epidermal growth factor receptor 2–amplified metastatic gastro-oesophageal cancer: a randomized phase Ⅱ trial of the Arbeitsgemeinschaft Internistische Onkologie［J］. Eur J Cancer, 2015, 51(5): 569-576.

［80］ Janjigian Y, Capanu M, Imtiaz T, et al. A phase Ⅱ study of afatinib in patients (pts) with metastatic human epidermal growth factor receptor (HER2)-positive trastuzumab-refractory esophagogastric (EG) cancer［J］. J Clin Oncol, 2014, 32(Suppl 3): 52.

［81］ Janjigian Y, Ku G, Ilson D, et al. A phase Ⅱ study of afatinib in patients (pts) with metastatic human epidermal growth factor receptor (HER2)-positive trastuzumab refractory esophagogastric (EG) cancer［J］. J Clin Oncol, 2015, 33(Suppl 3): 59.

［82］ Fuchs CS, Tomasek J, Yong CJ, et al. Ramucirumab monotherapy for previously treated advanced gastric or gastrooesophageal junction adenocarcinoma (REGARD): an international, randomised, multicentre, placebo-controlled, phase 3 trial［J］. Lancet, 2014, 383(9911): 31-39.

［83］ Yoon HH, Bendell JC, Braiteh FS, et al. Ramucirumab (RAM) plus FOLFOX as front-line therapy (Rx) for advanced gastric or esophageal adenocarcinoma (GE-AC): Randomized, double-blind, multicenter phase 2 trial［J］. J Clin Oncol, 2014, 32(Suppl): 4004.

［84］ Li J, Qin S, Xu J, et al. Apatinib for chemotherapy-refractory advanced metastatic gastric cancer: results from a randomized, placebo-controlled, parallel-arm, phase Ⅱ trial［J］. J Clin Oncol, 2013, 31(26): 3219-3225.

［85］ Qin S. Phase Ⅲ study of apatinib in advanced gastric cancer: A randomized, double-blind, placebo-controlled trial［J］. J Clin Oncol, 2014, 32(Suppl): 4003.

［86］ Cunningham D, Tebbutt N, Davidenko I, et al. Phase Ⅲ, randomized, double-blind, multicenter, placebo(P)-controlled trial of rilotumumab(R) plus epirubicin, cisplatin and capecitabine(ECX) as first-line therapy in patients(pts) with advanced MET-positive(pos) gastric or gastroesophageal junction(G/GEJ) cancer: RILOMET-1 study［J］. J Clin Oncol, 2015, 33(Suppl): 4000.

［87］ Doi T, Kang Y, Muro K, et al. A phase 3, multicenter, randomized, double-blind, placebo-controlled study of rilotumumab in combination with cisplatin and capecitabine (CX) as first-line therapy for Asian patients (pts) with advanced MET-positive gastric or gastroesophageal junction (G/GEJ) adenocarcinoma: The RILOMET-2 trial［J］. J Clin Oncol, 2015, 33(Suppl 3): abstrTPS226.

［88］ Pant S, Patel MR, Kurkjian C, et al. A phase Ⅱ study of the c-Met inhibitor tivantinib (tiv) in combination with FOLFOX for the treatment of patients (pts) with previously untreated metastatic adenocarcinoma of the distal esophagus, gastroesophageal (GE) junction, or stomach［J］. J Clin Oncol, 2015, 33(Suppl): 4065.

［89］ Liu YJ, Shen D, Yin X, et al. HER2, MET and FGFR2 oncogenic driver alterations define distinct molecular segments for targeted therapies in gastric carcinoma［J］. Br J Cancer, 2014, 110(5): 1169-1178.

［90］ Okamoto W, Okamoto I, Arao T, et al. Antitumor action of the MET tyrosine kinase inhibitor crizotinib (PF-02341066) in gastric cancer positive for MET amplification［J］. Mol Cancer Ther, 2012, 11(7): 1557-1564.

［91］ Chen DS, Mellman I. Oncology meets immunology: the cancer-immunity cycle［J］. Immunity, 2013, 39(1): 1-10.

［92］ Alsina M, Moehler M, Lorenzen S. Immunotherapy of Esophageal Cancer: Current Status, Many Trials and Innovative Strategies［J］. Oncol Res Treat, 2018, 41(5): 266-271.

［93］ Kojima T, Shah MA, Muro K, et al. Randomized Phase Ⅲ KEYNOTE-181 Study of Pembrolizumab Versus Chemotherapy in Advanced Esophageal Cancer［J］. J Clin Oncol, 2020, 38(35): 4138-4148.

［94］ Kato K, Cho BC, Takahashi M, et al. Nivolumab Versus Chemotherapy in Patients With Advanced Oesophageal Squamous Cell Carcinoma Refractory or Intolerant to Previous Chemotherapy (ATTRACTION-3): A Multicentre, Randomised, Open-Label, Phase 3 Trial［J］. Lancet Oncol, 2019, 20(11): 1506-1517.

［95］ Huang J, Xu J, Chen Y, et al. Camrelizumab Versus Investigator's Choice of Chemotherapy as Second-Line Therapy for Advanced or Metastatic Oesophageal Squamous Cell Carcinoma (ESCORT): A Multicentre, Randomised, Open-Label, Phase 3 Study［J］. Lancet Oncol, 2020, 21(6): 832-842.

［96］ Kato K, Sun JM, Shah MA, et al. Pembrolizumab Plus Chemotherapy Versus Chemotherapy as First-Line Therapy in Patients With Advanced Esophageal Cancer: The Phase 3 KEYNOTE-590 Study［J］. Ann Oncol, 2020, 31: S1192-S1193.

［97］ Janjigian YY, Shitara K, Moehler M, et al. First-Line Nivolumab Plus Chemotherapy Versus Chemotherapy Alone for Advanced Gastric, Gastro-Oesophageal Junction, and Oesophageal Adenocarcinoma (CheckMate 649): A Randomised, Open-Label, Phase 3 Trial［J］. Lancet, 2021, 398(10294): 27-40.

［98］ Doki Y, Ajani JA, Kato K, et al. CheckMate 648 Trial Investigators. Nivolumab Combination Therapy in Advanced Esophageal Squamous-Cell Carcinoma［J］. N Engl J Med, 2022, 386(5): 449-462.

［99］ Kelly RJ, Ajani JA, Kuzdzal J, et al. CheckMate 577 Investigators. Adjuvant Nivolumab in Resected Esophageal or Gastroesophageal Junction Cancer［J］. N Engl J Med, 2021, 384(13): 1191-1203.

［100］ Li C, Zhao S, Zheng Y, et al. Preoperative Pembrolizumab Combined With Chemoradiotherapy for Oesophageal Squamous Cell Carcinoma (PALACE-1)［J］. Eur J Cancer, 2021, 144: 232-241.

［101］ Liu J, Yang Y, Liu Z, et al. Multicenter, single-arm, phase Ⅱ trial of camrelizumab and chemotherapy as neoadjuvant treatment for locally advanced esophageal squamous cell carcinoma［J］. J Immunother Cancer, 2022, 10(3): e004291.

第四章　胃癌治疗进展

胃癌是最常见的恶性肿瘤之一。WHO国际癌症研究机构团队发布的全球恶性肿瘤统计报告显示，2022年全球胃癌新发病例96.8万，死亡病例66.0万，发病和死亡在全部恶性肿瘤中均位居第5位。我国是胃癌的高发地区，2022年新增胃癌病例约35.9万例，死亡病例约26万例，分别位居我国恶性肿瘤发病和死亡的第5位和第3位。

胃癌的发病率存在显著的性别、年龄和地域差异。胃癌好发于男性，男女发病率之比约为2:1。发病年龄以中老年居多，35岁以下较低，60~74岁为高发年龄段。我国胃癌的发病率在不同地区之间有很大差异，东北、华北、西北和东部沿海地区胃癌发病率明显高于其他地区。

早期胃癌可以通过手术治愈，但胃癌起病隐匿，我国多数胃癌患者在确诊时已处于中晚期，总体预后较差。因此提高胃癌诊治水平是我国亟待解决的重大公共健康难题。近年来胃癌治疗领域收获颇丰，靶向治疗和免疫治疗方案发展迅速，胃癌患者预后显著改善，晚期胃癌慢病化未来可期。

第一节　胃癌的病因和发病机制

胃癌的发生是一个多步骤、多因素进行性发展的过程。在正常情况下，胃黏膜上皮细胞的增殖和凋亡之间保持动态平衡。这种平衡的维持有赖于癌基因、抑癌基因及一些生长因子的共同调控。这种平衡一旦被破坏，即癌基因被激活，抑癌基因被抑制，生长因子参与以及DNA微卫星不稳定，使胃上皮细胞过度增殖又不能启动凋亡信号，则可能逐渐进展为胃癌。多种因素会影响上述调控体系，共同参与胃癌的发生。

一、环境和饮食因素

流行病学研究提示，多吃新鲜水果和蔬菜、使用冰箱及正确贮藏食物，可降低胃癌的发生。经常食用霉变食品、咸菜、腌制和烟熏食品，以及过多摄入食盐，可增加危险性。

二、幽门螺杆菌感染

幽门螺旋杆菌（HP）是世界卫生组织（WHO）认定的第一类致癌原。HP感染会引起慢性活动性胃炎，在胃黏膜萎缩和肠化生的发生和发展中也起重要作用，因此HP感染在肠型胃癌发生中起关键作用。

三、遗传因素

胃癌有明显的家族聚集倾向，家族发病率高于人群2～3倍。遗传因素在1%～3%的遗传性弥漫性胃癌的发生中起决定作用。

四、癌前状态

胃癌的癌前状态分为癌前疾病和癌前病变，前者是指与胃癌相关的胃良性疾病，有发生胃癌的危险性，后者是指较易转变为癌组织的病理学变化。

（1）癌前疾病：主要包括慢性萎缩性胃炎、胃息肉、胃溃疡、残胃等。

（2）癌前病变：主要包括肠型化生和异型增生。

第二节　胃癌的诊断

早期诊断是根治胃癌的前提。胃癌的诊断主要依据患者的临床表现、实验室检查、影像学检查以及内镜检查加病理活检。

一、临床表现

早期胃癌多无症状，或者仅有一些非特异性消化道症状。进展期可表现为上腹不适，包括上腹痛、饱食后心窝部胀满、呕吐等；或表现为食欲减退、消瘦、乏力等；肿瘤发生于贲门者可出现进食时哽噎感。少数患者可出现出血、幽门或贲门梗阻、穿孔等并发症。

早期胃癌无明显体征，进展期在上腹部可扪及肿块，伴有压痛。转移到肝脏可使之肿大并可扪到结实结节，腹膜有转移时可发生腹水，出现移动性浊音。有远处淋巴结转移时可摸到Virchow淋巴结（左锁骨上淋巴结），质硬而不能移动。肛门指检在直肠膀胱间凹陷可摸到肿块。在脐孔处也可扪到坚硬结节，卵巢转移并发Krukenberg瘤时阴道指检可扪到两侧卵巢肿大。一些胃癌患者可以出现副癌综合征，包括反复发作的表浅性血栓静脉炎及过度色素沉着、黑棘皮症、皮肌炎等。

二、实验室检查

血液检查中缺铁性贫血较常见，系长期失血所致。如有恶性贫血，可见巨幼细胞性贫血。微血管病变引起的溶血性贫血也有报道。粪便隐血试验常呈持续阳性，有辅助诊断意义。肿瘤血清学检查，如血清癌胚抗原（CEA）、CA19-9等可能出现异常，对于监测胃癌病情有一定价值。

三、影像学检查

1. 上消化道造影检查

有助于观察肿瘤在胃腔内侵润范围、肿块部位及胃腔狭窄程度、有无幽门梗阻等，并可通过观察胃粘膜的形态、胃壁的柔软程度等，有助于与胃炎性病变、胃壁在性病变及胃淋巴瘤等相鉴别。

2. 超声检查

超声检查简单易行、价格便宜，可作为胃癌患者的常规检查，主要用于发现腹盆腔重要器官及淋巴结有无转移，也可用于锁骨上、颈部淋巴结检查。还可开展超声导引下行肝脏、淋巴结穿刺活检，有利于肿瘤诊断及分期。

3. CT检查

有助于观察胃部肿瘤对胃壁的浸润深度、与周围脏器的关系、有无淋巴结转移和远处转移（如肝脏、卵巢、腹膜、网膜等）。特别是对于女性患者，可观察有无卵巢转移。对于无CT造影剂过敏的患者，应行增强CT扫描，有助于检出微小转移灶。

4. MRI检查

MRI适用于碘对比剂过敏而无法进行增强CT检查的患者；并有助于肝转移灶的评价。

5. PET-CT检查

有助于发现或确定其他影像方法漏诊或疑诊的远处转移病灶，可应用于胃癌分期或治疗效果评价。

四、内镜检查

内镜检查结合黏膜活检，是目前最可靠的诊断手段。一般需要进行多点活检，应在病灶边缘与正常交界处至少取6块以上。

根据胃癌的进程可分为早期胃癌和进展期胃癌。早期胃癌是指病灶局限且深度不超过黏膜下层的胃癌，不论有无局部淋巴结转移。进展期胃癌病灶深度超过黏膜下层。早期胃癌内镜下分为三型即：

Ⅰ型（息肉型）

Ⅱ型（浅表型）

Ⅱa型（浅表隆起型）

Ⅱb型（浅表平坦型）

Ⅱc型（浅表凹陷型）

Ⅲ型（溃疡型）

进展期胃癌内镜下大体形态类型（Borrmann分型）包括：

Ⅰ型：息肉型或蕈伞型。

Ⅱ型：溃疡型。

Ⅲ型：溃疡浸润型。

Ⅳ型：弥漫浸润型，如累及全胃，可使整个胃壁增厚、变硬，称为皮革胃。

超声内镜（endoscopic ultrasonography，EUS）是将超声探头引入内镜的一种检查。能判断胃内或胃外的肿块，观察肿瘤侵犯胃壁的深度，有助于区分早期和进展期胃癌；还能了解有无局部淋巴结转移。

五、胃癌的组织病理学

胃癌绝大部分为腺癌，常见类型有乳头状腺癌、管状腺癌、黏液腺癌、低黏附性癌（包括印戒细胞癌）和混合性癌，特殊类型有腺鳞癌、鳞状细胞癌、小细胞癌、未分化癌等。

根据癌细胞分化程度，胃癌可分为高分化（G1）、中分化（G2）和低分化/未分化（G3）三个组织学等级。

根据胃癌的组织形态结构和生物学特征（Lauren 分型），胃癌可分为肠型胃癌、弥漫型胃癌混合型腺癌。

根据基因分型，胃癌可分为基因稳定型、EB病毒感染型、染色体不稳定型、微卫星不稳定型。

六、侵袭与转移

胃癌有四种扩散方式：① 直接蔓延：侵袭至相邻器官，如食管、肝、大网膜、胰腺。② 淋巴结转移，一般先转移到局部淋巴结，再到远处淋巴结，转移到锁骨上淋巴结时称为Virchow淋巴结。③ 播散：最常转移到肝脏，其次是肺、腹膜、及肾上腺，也可转移到肾、脑、骨髓等。④ 血行转移：癌细胞侵及浆膜层脱落入腹腔，种植于肠壁和盆腔，如种植于卵巢，称为Krukenberg瘤，也可在直肠周围形成明显的结节状肿块。

第三节　胃癌的治疗及研究进展

一、手术治疗

（一）开放手术治疗

开放外科手术切除加区域淋巴结清扫是目前治疗胃癌的主要手段。胃切除范围可分为近端胃切除、远端胃切除及全胃切除，切除后分别用Billroth Ⅰ、Billroth Ⅱ及Roux-en-Y式重建消化道连续性。目前东西方对于淋巴结清扫范围的观点趋于一致，即D2淋巴结清扫是进展期胃癌的合理治疗方式，超过D2的淋巴结清扫，并不能提高疗效。日本JCOG 9501研究比较了D2根治性手术与扩大根治性手术（D2+腹主动脉旁淋巴结清扫）治疗进展期胃癌的疗效，结果显示两组患者的5年生存期无差异，因此建议不应把超越D2的淋巴结清扫手术作为常规术式。

对那些无法通过手术治愈的患者，部分切除仍然是缓解症状最有效的手段，特别是有梗阻的患者。

（二）内镜下治疗

以内镜黏膜切除术（endoscopicmucosal resection，EMR）和内镜黏膜下剥离术（endoscopic submucosal dissection，ESD）为代表的内镜治疗技术已被广泛地应用于早期胃癌的治疗。与胃切除术相比，EMR和ESD有很多优势，因为它们属于微创手术，可以更多地保留胃部结构和功能等。研究表明，在严格选择适应证的情况下，早期胃癌开腹手术和内镜手术的5年存活率差异无统计学意义。目前，日本胃癌学会推荐的手术适应证为：①分化良好；②≤20 mm肿块型肿瘤；③≤10 mm凹陷型肿瘤；④不伴有溃疡；⑤黏膜内癌。

日本消化内镜学会联合日本胃癌学会共同发布的《早期胃癌内镜黏膜切除术和黏膜下剥离术治疗指南》明确指出，由于EMR和ESD预后评估尚缺乏足够的循证医学证据，目前针对超出适应证病灶的标准治疗方式仍然为外科手术。

一项内镜ESD切除分化型早期胃癌扩大指征病灶的随访研究显示，ESD组胃癌患者5年总生存率比手术组高，分别为97.1% vs. 85.8%。不良事件方面，ESD组患者不良事件发生率与手术相比更低，分别为6.8% vs. 28.4%。但该研究设计非前瞻性，且样本量较小，随访时间也不够长，因此内镜ESD治疗早期胃癌扩大指征病灶仍然处于探索阶段。

（三）腹腔镜手术

腹腔镜胃癌手术不仅在诊断中可作为常规检查手段的一种有效补充，在治疗中也逐渐为大家所认可。一项Meta分析研究显示：早期胃癌行腹腔镜辅助远端胃癌根治术远期效果与开腹手术相当，同时手术并发症少、住院时间以及费用都少于开腹组。韩国的CLASS-01研究，共纳入1056例局部进展期胃癌受试者，结果显示腹腔镜手术与开腹胃癌手术治疗局部进展期胃癌的安全性无明显差异，而且与开腹胃癌手术相比，腹腔镜手术可减少术中出血量、缩短术后至患者下地活动时间、加快肠道功能恢复和减少住院时间，其长期随访结果显示，在早期胃癌中，腹腔镜手术的远期疗效不差于开放手术。对进展期胃癌腹腔镜D2手术的疗效和安全性，也开展了大量研究。日本单中心回顾性研究结果显示腹腔镜D2根治术与开腹手术肿瘤治疗效果相当。韩国的KLASS-02研究了局部进展期胃癌腹腔镜手术对比开放手术的安全性和疗效，结果显示：腹腔镜手术在并发症发生率、快速康复等关键数据上具有一定的优势。

（四）机器人手术

近年来机器人胃癌手术取得快速发展。关于机器人手术系统与腹腔镜胃癌手术对比的文献荟萃分析显示，机器人胃癌手术具有术中出血量更少、术后恢复更快、淋巴结清扫数目更多、Ⅲ级以上并发症发生率更低等优势，尤其在第2站淋巴结及胰腺上区淋巴结清扫中更具优势。机器人胃癌手术远期疗效也逐渐得到肯定。我国一项多中心、回顾性研究纳入7家胃癌中心共1829例机器人手术系统与3593例腹腔镜胃癌手术病例，其研究结果显示，机器人胃癌手术具有术中出血量更少、淋巴结清扫数目更多和胰腺损伤伤更小等优势，且两种手术方式的患者5年总体生存率差异无统计学意义。除了可应用于常规胃癌根治术外，机器人手术系统还可应用于保留迷走神经胃癌根治术、单孔胃癌根治术、联合器官切除等各类复杂的胃癌手术。

二、化学治疗

（一）术前化疗

术前化疗即新辅助化疗，可使肿瘤缩小，增加手术根治机会。MAGIC研究和FNCLCC/FFCD研究均证明术前新辅助化疗优于单纯手术，但是这两项研究也存在着诸多争议，如两项研究中均有相当比例为非胃癌患者、两项研究的对照组均没有接受术后辅助化疗、D2淋巴结清扫比例较低、完成化疗计划比例较低等。

德国FLOT4研究将可切除胃或食管胃结合部腺癌患者分为两组，一组围术期化疗采用5-氟尿嘧啶、四氢叶酸、奥沙利铂和多西他赛方案（FLOT）方案，另外一组围术期化疗采用表柔比星、顺铂和5-氟尿嘧啶或卡培他滨（ECF/ECX）方案。结果显示，FLOT、ECF/ECX方案总生存（OS）分别为50个月、35个月（$P=0.012$）；无进展生存期（PFS）分别为30个月、18个月（$P=0.004$）。该项研究确立了FLOT方案作为进展期胃癌新辅助治疗的标准，但由于其不良反应较大，目前仅推荐用于一般情况较好的患者。

（二）术中化疗

腹膜转移是胃癌常见的转移形式，是导致进展期胃癌根治手术失败的重要原因。针对腹膜转移采用的术中化疗是为了提高胃癌治疗效果的积极尝试，目前已经有一些术中持续性腹腔温热灌注化疗的报道，常用的化疗药物包括氟尿嘧啶、奥沙利铂、紫杉醇等，但是还缺乏高质量的、系统的研究，有待今后进一步研究和总结。

（三）术后辅助化疗

早期胃癌且不伴有任何转移（Ⅰ期）的患者，手术后一般不需要化疗。CLASSIC研究确定了Ⅱ、Ⅲ期胃癌患者在根治术后（D2术式）需要进行辅助化疗，可延长生存期，减少复发。CLASSIC研究纳入了韩国、中国和中国台湾共37家研究中心1035例Ⅱ~ⅢB期D2根治术后胃癌患者，随机分为术后CAPOX（卡培他滨+奥沙利铂）方案辅助化疗或仅手术不化疗组。结果表明，在520例接受辅助化疗和515例仅接受手术治疗的患者中，3年无病生存率（DFS）分别为74%和59%。另外，日本的ACTS-GC研究显示S-1单药辅助治疗也可为胃癌患者带来总生存方面的获益。

我国进行的RESOLVE研究共纳入1094例患者，将患者随机分配至A、B、C三组，A组为D2根治术后使用CAPOX方案，B组为D2根治术后使用SOX（替吉奥+奥沙利铂）方案，C组为围手术期使用SOX方案，主要终点为3年DFS。结果显示，A、B、C三组的3年DFS分别为51.1%、56.5%和59.4%。C组与A组相比，HR=0.77（$P=0.028$）；B组与A组相比，HR=0.86（$P=0.17$）。该研究提示，围手术期SOX方案可作为局部晚期胃癌患者的新治疗选择。

微卫星高度不稳定（MSI-H）患者普遍预后较好，辅助化疗获益结果不一致，建议此类患者优先参与临床试验。

（四）术后辅助放化疗

INT-0116研究显示，胃切除后辅助放化疗与单独手术相比能明显改善患者的3年总生存率（从41%提高至50%）；且10年随访结果仍表明，术后放化疗能维持较好的无疾病生存和总生存情况，辅助放化疗组的局部和区域复发率分别为2%和22%，而对照组为8%和39%。然而，INT-0116研究因纳入的接受胃癌D2根治术的患者仅有10%而备受争议。

韩国进行的大样本Ⅲ期临床研究（ARTIST）纳入458例接受D2根治术的胃癌患者，随机接受术后辅助放化疗或单纯标准的卡培他滨和顺铂辅助化疗，中位随访7年，结果显示，两组患者DFS和OS相似，但在接受D2根治术的"淋巴结阳性"和"肠型"的胃癌患者中，辅助放化疗能明显改善DFS。

另一项Ⅲ期多中心临床研究（CRITICS）中共纳入788例可手术治疗胃癌患者，均在术前进行3周期ECC/EOC（表柔比星+顺铂/奥沙利铂+卡培他滨）治疗，术后分为化疗组（n=393，继续进行另外3周期ECC/EOC治疗）或化放疗组（n=395，顺铂+卡培他滨+45 Gy放疗），结果显示，化疗组的5年OS、PFS率分别为40.8%和38.5%，化放疗组的5年OS、PFS分别为40.9%和39.5%，两组均无显著性差异，提示对于已进行新辅助化疗的胃癌患者，术后化疗与术后化放疗在OS率上无显著性差异。

（五）姑息化疗

目前，铂类联合氟尿嘧啶类药物为基础的治疗方案是亚洲及西方国家进展期胃癌的一线治疗首选。在亚洲，氟尿嘧啶类药物常选用替吉奥或卡培他滨，而5-FU是西方国家的首选。如果患者体力状况良好，也可采用三药联合治疗。在英国和澳大利亚多加用蒽环类药物（ECF方案）。

REAL-2研究将局部晚期或转移性胃癌患者随机分为四组：ECF vs. EOF（表柔比星+奥沙利铂+5-FU）vs. ECX（表柔比星+顺铂+卡培他滨）vs. EOX（表柔比星+奥沙利铂+卡培他滨），其中EOX方案的OS达到11.2个月，相对ECF方案有了一定的提高。在美国和其他欧洲国家，对体能状态好的患者加用多西他赛联合治疗（DCF方案），但化疗后的中位生存期均不超过一年。

我国进行的SOX-GC研究评估了SOX对比SP（替吉奥+顺铂）方案一线治疗晚期胃癌的疗效。结果显示，在特定类型肿瘤（初治晚期弥漫型或混合型胃腺癌/胃食管交界处腺癌）中，与SP方案相比，SOX方案疗效更优，两组的OS分别为11.8个月和13.0个月，PFS分别为4.9个月和5.7个月，并且SOX比SP耐受性更好。因此SOX方案可作为进展期弥漫型或混合型胃/胃食管结合部癌的一线标准化疗方案。

胃癌的二线化疗在东亚地区较西方国家普遍，治疗方案中的单药治疗方案包括多西他赛、紫杉醇、伊立替康等。

三、靶向治疗

（一）抗人表皮生长因子受体-2（HER2）治疗

在胃癌患者中有15%～20%存在HER2蛋白过表达与HER2基因扩增。研究表明HER2在肿瘤的发生和发展过程起重要作用，并且与患者的预后密切相关。ToGA研究评估了曲妥珠单抗联合化疗对比单纯化疗（卡培他滨或5-FU联合顺铂）用于HER2阳性晚期胃癌患者的疗效，结果显示，曲妥珠单抗联合化疗组的OS为13.8个月，显著高于单纯化疗组的11.1个月。该研究确立了曲妥珠单抗作为HER2阳性晚期胃癌标准治疗的地位。

针对HER2靶点的抗体偶联药物（ADC药物）是近年的研究热点。DESTINY-Gastric 01研究评估了ADC药物德喜曲妥珠单抗（DS-8201）对比化疗在HER2阳性晚期胃癌患者三线治疗的疗效和安全性，结果显示，DS-8201组患者的客观缓解率（ORR）明显更高，两组分别为51.3%和14.3%，DS-8201组和化疗组的中位缓解持续时间分别为11.3个月和3.9个月，两组的疾病控制率（DCR）分别为86%和62%，两组的中位OS分别为12.5个月和8.4个月。国内进行的一项Ⅱ期临床研究探索了另一个ADC药物维迪西妥单抗（RC48）在既往至少经两线化疗、HER过表达的转移性胃癌/胃食管结合部腺癌中的疗效。结果显示，RC48的ORR为24.8%，中位PFS和OS分别为4.1个月和7.9个月。

（二）靶向Claudin 18.2治疗

Claudin 18.2是在正常胃黏膜细胞表达的跨膜蛋白，发挥着连接上皮和内皮细胞的作用，在胃癌恶性转化过程中广泛分布于细胞膜表面，成为近年来胃癌治疗的另一个重要靶点。佐妥昔单抗作为首个靶向Claudin 18.2的单克隆抗体，在全球多中心Ⅲ期临床SPOTLIGHT研究中，其联合mFOLFOX6方案化疗的中位PFS为11.0个月，中位OS为18.2个月，比对照组8.9个月的中位PFS和15.6个月的中位OS均有显著延长。另一项Ⅲ期临床GLOW研究结果也显示了相似的中位PFS和中位OS的延长趋势。并且两项研究均显示其不良反应在可控范围内。除了靶向药物，Claudin 18.2嵌合抗原受体T细胞免疫疗法、ADC药物以及Claudin 18.2与其他靶点的双特异性抗体也在研发之中，将会为临床带来更多治疗选择。

（三）雷莫芦单抗（Ramucirumab）

雷莫芦单抗是特异性阻断血管内皮生长因子受体2（VEGFR2）的单克隆抗体。REGARD研究比较了雷莫芦单抗与安慰剂治疗经一线含铂类和（或）氟嘧啶化疗后进展的转移性胃或胃食管交界腺癌的疗效，结果证实雷莫芦单抗可改善总生存（5.2个月 vs. 3.8个月，$P=0.047$）。RAINBOW研究评估了紫杉醇联合雷莫芦单抗或安慰剂治疗转移性胃食管或胃腺癌在一线铂类和氟尿嘧啶为基础的联合化疗后出现疾病进展的疗效和安全性。结果显示：紫杉醇联合雷莫芦单抗组的中位OS是9.6个月，而紫杉醇组是7.4个月（$P=0.017$）。

（四）阿帕替尼

阿帕替尼是由我国自主研发的一种口服的小分子VEGFR-2酪氨酸激酶抑制剂。阿帕替尼治疗晚期胃癌的Ⅲ期研究显示，阿帕替尼在二线以后治疗转移性胃癌、胃食管交界癌患者具有一定疗效，与安慰剂相比，阿帕替尼单药能将中位OS延长1.8个月，中位PFS延长0.8个月。

四、免疫治疗

胃癌作为一种与感染密切相关的疾病，免疫治疗具有相当大的潜在价值。研究表明，PD-L1在正常胃上皮细胞中存在少量表达，在幽门螺旋杆菌感染后表达明显增加。癌症基因组图谱研究网络分析了胃腺癌的分子特征，发现胃癌具有四种肿瘤亚型：EBV阳性型、微卫星不稳定型、基因稳定型和染色体不稳定型。其中EBV阳性型伴随*JAK2*、*PD-L1*与*PD-L2*基因的扩增，某些趋化因子和炎症因子的过表达，以及MHC-Ⅰ及MHC-Ⅱ类分子上调等，提示该胃癌亚型存在着肿瘤微环境免疫抑制，可能成为免疫检查点治疗的潜在人群。

ATTRACTION-2研究评估了纳武利尤单抗对比安慰剂用于二线或后线化疗后进展的晚期胃/胃食管结合部腺癌患者的疗效。结果显示，纳武利尤单抗组的ORR为11.9%，中位应答时间为1.6个月，中位持续缓解时间达9.8个月，2年OS率明显高于安慰剂组（10.6% vs. 3.2%）（$P<0.0001$），治疗缓解的胃癌患者生存更佳，中位OS长达26.6个月。

CheckMate-649研究评估了纳武利尤单抗+化疗对比化疗用于HER2阴性转移性胃癌一线治疗的疗效和安全性。结果显示，在CPS≥5的人群中，纳武利尤单抗+化疗与化疗相比能显著降低死亡风险（29%），OS达到14.4个月，较化疗组延长3.3个月。纳入研究的中国人群的数据显示，纳武利尤单抗联合化疗的OS、PFS和ORR均显著优于化疗。此外，ATTRACTION-4研究旨在评估纳武利尤单抗+化疗对比化疗用于不可切除或复发性胃/胃食管结合部腺癌一线治疗的疗效。结果显示，纳武利尤单抗+化疗组和化疗组的中位PFS分别为10.45个月和8.34个月；两组的中位OS结果无显著差异。

继CheckMate-649研究以后，ORIENT-16、RATIONALE-305、KEYNOTE-859、GEMSTONE-303等Ⅲ期临床研究均证实免疫治疗一线联合化疗能有效改善晚期胃癌患者的PFS和OS。这些研究表明，免疫治疗的加入能够帮助晚期胃癌患者获得更好的疾病控制和生存获益；并且患者对免疫治疗的反应与PD-L1的表达密切相关，PD-L1表达水平越高，患者的生存获益趋势越明显。

COMPASSION-15研究结果显示，PD-1/CTLA4双特异性抗体卡度尼利单抗联合化疗治疗晚期胃癌患者，其中位OS达到15.0个月，较对照组的10.8个月显著延长。并且研究初步结果表明，无论PD-L1表达情况如何，卡度尼利单抗联合化疗均能显著改善OS和PFS，有望成为晚期胃癌新的标准一线治疗选择。

HER2阳性晚期胃癌患者在靶向治疗基础上加用免疫治疗有望进一步提高治疗效果。KEYNOTE-811研究评估了帕博利珠单抗或安慰剂联合曲妥珠单抗和化疗，作为进展期HER-2阳性晚期胃癌或胃食管交界处腺癌一线治疗的疗效和安全性。初步研究结果显示，帕博利珠单抗组患者ORR达74.4%，对照组患者ORR 51.9%；帕博利珠单抗组患者中位缓解持续时间（DOR）为10.6个月，DCR为96.2%；而对照组为9.5个月与89.3%。

五、小结与展望

胃癌是最常见的恶性肿瘤之一，中国是胃癌的高发国家。手术是根治胃癌的主要手段，但大部分胃癌患者在发现时已属于晚期或局部晚期，即使是接受了胃癌根治术的患者，仍有超过一半出现局部复发或远处转移，而发生转移的胃癌患者5年生存率不足10%。对于晚期胃癌患者，既往化疗是主要的治疗方式，抗HER2治疗药物曲妥珠单抗改善了HER2阳性患者的预后，但在胃癌患者中仅有10%～20%的HER2阳性患者。近年来，免疫治疗在胃癌领域不断探索，随着循证证据的积累，免疫治疗已经迈入了一线治疗，为晚期胃癌患者带来了新的希望。未来，如何进一步地优化治疗策略，更好地基于生物标志物筛选治疗获益患者人群并预测疗效已成为目前研究的主要方向。

顾建春　郑磊贞（上海交通大学医学院附属新华医院）

参考文献

［1］ Sung H, Ferlay J, Siegel RL, et al. Global Cancer Statistics 2020: GLOBOCAN Estimates of Incidence and Mortality Worldwide for 36 Cancers in 185 Countries［J］. CA Cancer J Clin, 2021, 71(3): 209-249.

［2］ Chen W, Zheng R, Baade PD, et al. Cancer statistics in China, 2015［J］. CA Cancer J Clin, 2016, 66(2): 115-132.

［3］ He Y, Wang Y, Luan F, et al. Chinese and global burdens of gastric cancer from 1990 to 2019［J］. Cancer Med, 2021, 10(10): 3461-3473.

［4］ Yang L. Incidence and mortality of gastric cancer in China［J］. World J Gastroenterol, 2006, 12(1): 17-20.

［5］ Correa P. Human gastric carcinogenesis: a multistep and multifactorial process--First American Cancer Society Award Lecture on Cancer Epidemiology and Prevention［J］. Cancer Res, 1992, 52(24): 6735-6740.

［6］ Sokolova O, Naumann M. Crosstalk Between DNA Damage and Inflammation in the Multiple Steps of Gastric Carcinogenesis［J］. Curr Top Microbiol Immunol, 2019, 421: 107-137.

［7］ Li Y, Su Z, Li P, et al. Association of Symptoms with Eating Habits and Food Preferences in Chronic Gastritis Patients: A Cross-Sectional Study［J］. Evid Based Complement Alternat Med, 2020, 2020: 5197201.

［8］ Man J, Ni Y, Yang X, et al. Healthy Lifestyle Factors, Cancer Family History, and Gastric Cancer Risk: A Population-Based Case-Control Study in China［J］. Front Nutr, 2021, 8: 774530.

［9］ Schistosomes, liver flukes and Helicobacter pylori. IARC Working Group on the Evaluation of Carcinogenic Risks to Humans. Lyon, 7-14 June 1994［J］. IARC Monogr Eval Carcinog Risks Hum, 1994, 61: 1-241.

［10］ Choi YJ, Kim N. Gastric cancer and family history［J］. Korean J Intern Med, 2016, 31(6): 1042-1053.

［11］ 王萍, 李鹏, 陈鹮晅, 等. 中国整合胃癌前病变临床管理指南［J］. 胃肠病学, 2021, 26(2): 91-111.

［12］ 朱舜时. 胃癌的临床表现［J］. 胃肠病学, 2002, 7(003): 171-172.

［13］ Abdel-Razeq H, Hashem H. Recent update in the pathogenesis and treatment of chemotherapy and cancer induced anemia［J］. Crit Rev Oncol Hematol, 2020, 145: 102837.

［14］ Leja M, Line A. Early detection of gastric cancer beyond endoscopy - new methods［J］. Best Pract Res Clin Gastroenterol, 2021, 50-51: 101731.

［15］ Kim B, Cho SJ. Endoscopic Screening and Surveillance for Gastric Cancer［J］. Gastrointest Endosc Clin N Am, 2021, 31(3): 489-501.

［16］ Hamada K, Itoh T, Kawaura K, et al. Examination of Endoscopic Ultrasonographic Diagnosis for the Depth of Early Gastric Cancer［J］. J Clin Med Res, 2021, 13(4): 222-229.

［17］ Mocellin S, Pasquali S. Diagnostic accuracy of endoscopic ultrasonography (EUS) for the preoperative locoregional staging of primary gastric cancer［J］. Cochrane Database Syst Rev, 2015(2): CD009944.

［18］ Bosman FT, Carneiro F, Hruban RH, et al. WHO classification of tumours of the digestive system［M］. World Health Organization, 2010.

［19］ Lauren P. The Two Histological Main Types of Gastric Carcinoma: Diffuse and So-Called Intestinal-Type Carcinoma. An Attempt at a Histo-Clinical Classification［J］. Acta Pathol Microbiol Scand, 1965, 64(1): 31-49.

［20］ Bencivenga M, Verlato G, Mengardo V, et al. Is There Any Role for Super-Extended Limphadenectomy in

Advanced Gastric Cancer? Results of an Observational Study from a Western High Volume Center［J］. J Clin Med, 2019, 8(11): 1799.

［21］ Sasako M, Sano T, Yamamoto S, et al. D2 lymphadenectomy alone or with para-aortic nodal dissection for gastric cancer［J］. N Engl J Med, 2008, 359(5): 453-462.

［22］ Youn JC, Youn YH, Kim TI, et al. Factors affecting long-term clinical outcomes of endoscopic mucosal resection of early gastric cancer［J］. Hepatogastroenterology, 2006, 53(70): 643-647.

［23］ Japanese classification of gastric carcinoma: 3rd English edition［J］. Gastric cancer: official journal of the International Gastric Cancer Association and the Japanese Gastric Cancer Association, 2011, 14(2): 101-112.

［24］ 赵恩昊, 李晓波, 曹晖. 2015年日本消化器内视镜学会《早期胃癌内镜黏膜切除术和黏膜下剥离术治疗指南》解读［J］. 中国实用外科杂志, 2016, 36(1): 79-83.

［25］ Fukunaga S, Nagami Y, Shiba M, et al. Long-term prognosis of expanded-indication differentiated-type early gastric cancer treated with endoscopic submucosal dissection or surgery using propensity score analysis［J］. Gastrointest Endosc, 2017, 85(1): 143-152.

［26］ Zhang CD, Chen SC, Feng ZF, et al. Laparoscopic versus open gastrectomy for early gastric cancer in Asia: a meta-analysis［J］. Surg Laparosc Endosc Percutan Tech, 2013, 23(4): 365-377.

［27］ Yu J, Huang C, Sun Y, et al. Effect of Laparoscopic vs Open Distal Gastrectomy on 3-Year Disease-Free Survival in Patients With Locally Advanced Gastric Cancer: The CLASS-01 Randomized Clinical Trial［J］. JAMA, 2019, 321(20): 1983-1992.

［28］ Katai H, Mizusawa J, Katayama H, et al. Single-arm confirmatory trial of laparoscopy-assisted total or proximal gastrectomy with nodal dissection for clinical stage I gastric cancer: Japan Clinical Oncology Group study JCOG1401［J］. Gastric Cancer, 2019, 22(5): 999-1008.

［29］ Hyung WJ, Yang HK, Park YK, et al. Long-Term Outcomes of Laparoscopic Distal Gastrectomy for Locally Advanced Gastric Cancer: The KLASS-02-RCT Randomized Clinical Trial［J］. J Clin Oncol, 2020, 38(28): 3304-3313.

［30］ Guerrini GP, Esposito G, Magistri P, et al. Robotic versus laparoscopic gastrectomy for gastric cancer: The largest meta-analysis［J］. Int J Surg, 2020, 82: 210-228.

［31］ Yang C, Shi Y, Xie S, et al. Short-term outcomes of robotic- versus laparoscopic-assisted Total Gastrectomy for advanced gastric Cancer: a propensity score matching study［J］. BMC Cancer, 2020, 20(1): 669.

［32］ Tian Y, Cao S, Kong Y, et al. Short- and long-term comparison of robotic and laparoscopic gastrectomy for gastric cancer by the same surgical team: a propensity score matching analysis［J］. Surg Endosc, 2022, 36(1): 185-195.

［33］ Li ZY, Zhou YB, Li TY, et al. Robotic Gastrectomy versus Laparoscopic Gastrectomy for Gastric Cancer: A Multicenter Cohort Study of 5402 Patients in China［J］. Ann Surg, 2023, 277(1): e87-e95.

［34］ Choi S, Son T, Song JH, et al. Intracorporeal Esophagojejunostomy during Reduced-port Totally Robotic Gastrectomy for Proximal Gastric Cancer: a Novel Application of the Single-Site((R)) Plus 2-port System［J］. J Gastric Cancer, 2021, 21(2): 132-141.

［35］ Ojima T, Nakamura M, Hayata K, et al. Robotic D2 total gastrectomy with en-mass removal of the spleen and body and tail of the pancreas for locally advanced gastric cancer［J］. Surg Oncol, 2020, 35: 22-23.

［36］ Cunningham D, Allum WH, Stenning SP, et al. Perioperative chemotherapy versus surgery alone for resectable gastroesophageal cancer［J］. N Engl J Med, 2006, 355(1): 11-20.

［37］ Ychou M, Boige V, Pignon JP, et al. Perioperative chemotherapy compared with surgery alone for resectable gastroesophageal adenocarcinoma: an FNCLCC and FFCD multicenter phase Ⅲ trial［J］. J Clin Oncol, 2011, 29 (13): 1715-1721.

［38］ Al-Batran SE, Homann N, Pauligk C, et al. Perioperative chemotherapy with fluorouracil plus leucovorin, oxaliplatin, and docetaxel versus fluorouracil or capecitabine plus cisplatin and epirubicin for locally advanced, resectable gastric or gastro-oesophageal junction adenocarcinoma (FLOT4): a randomised, phase 2/3 trial［J］. Lancet, 2019, 393(10184): 1948-1957.

［39］ Bang YJ, Kim YW, Yang HK, et al. Adjuvant capecitabine and oxaliplatin for gastric cancer after D2 gastrectomy (CLASSIC): a phase 3 open-label, randomised controlled trial［J］. Lancet, 2012, 379(9813): 315-321.

［40］ Sakuramoto S, Sasako M, Yamaguchi T, et al. Adjuvant chemotherapy for gastric cancer with S-1, an oral fluoropyrimidine［J］. N Engl J Med, 2007, 357(18): 1810-1820.

［41］ Zhang X, Liang H, Li Z, et al. Perioperative or postoperative adjuvant oxaliplatin with S-1 versus adjuvant oxaliplatin with capecitabine in patients with locally advanced gastric or gastro-oesophageal junction adenocarcinoma undergoing D2 gastrectomy (RESOLVE): an open-label, superiority and non-inferiority, phase 3 randomised controlled trial［J］. Lancet Oncol, 2021, 22(8): 1081-1092.

［42］ Smyth EC, Wotherspoon A, Peckitt C, et al. Mismatch Repair Deficiency, Microsatellite Instability, and Survival: An Exploratory Analysis of the Medical Research Council Adjuvant Gastric Infusional Chemotherapy (MAGIC) Trial［J］. JAMA Oncol, 2017, 3(9): 1197-1203.

［43］ Nie RC, Chen GM, Yuan SQ, et al. Adjuvant Chemotherapy for Gastric Cancer Patients with Mismatch Repair Deficiency or Microsatellite Instability: Systematic Review and Meta-Analysis［J］. Ann Surg Oncol, 2022, 29(4): 2324-2331.

［44］ Smalley SR, Benedetti JK, Haller DG, et al. Updated analysis of SWOG-directed intergroup study 0116: a phase Ⅲ trial of adjuvant radiochemotherapy versus observation after curative gastric cancer resection［J］. J Clin Oncol, 2012, 30(19): 2327-2333.

［45］ Lee J, Lim DH, Kim S, et al. Phase Ⅲ trial comparing capecitabine plus cisplatin versus capecitabine plus cisplatin with concurrent capecitabine radiotherapy in completely resected gastric cancer with D2 lymph node dissection: the ARTIST trial［J］. J Clin Oncol, 2012, 30(3): 268-273.

［46］ de Steur WO, van Amelsfoort RM, Hartgrink HH, et al. Adjuvant chemotherapy is superior to chemoradiation after D2 surgery for gastric cancer in the per-protocol analysis of the randomized CRITICS trial［J］. Ann Oncol, 2021, 32(3): 360-367.

［47］ Cunningham D, Starling N, Rao S, et al. Capecitabine and oxaliplatin for advanced esophagogastric cancer ［J］. N Engl J Med, 2008, 358(1): 36-46.

［48］ Bang YJ, Van Cutsem E, Feyereislova A, et al. Trastuzumab in combination with chemotherapy versus chemotherapy alone for treatment of HER2-positive advanced gastric or gastro-oesophageal junction cancer (ToGA): a phase 3, open-label, randomised controlled trial［J］. Lancet, 2010, 376(9742): 687-697.

［49］ Shitara K, Bang YJ, Iwasa S, et al. Trastuzumab Deruxtecan in Previously Treated HER2-Positive Gastric Cancer［J］. N Engl J Med, 2020, 382(25): 2419-2430.

［50］ Peng Z, Liu T, Wei J, et al. Efficacy and safety of a novel anti-HER2 therapeutic antibody RC48 in patients with HER2-overexpressing, locally advanced or metastatic gastric or gastroesophageal junction cancer: a single-arm phase Ⅱ study［J］. Cancer Commun (Lond), 2021, 41(11): 1173-1182.

［51］ Fuchs CS, Tomasek J, Yong CJ, et al. Ramucirumab monotherapy for previously treated advanced gastric or gastro-oesophageal junction adenocarcinoma (REGARD): an international, randomised, multicentre, placebo-controlled, phase 3 trial［J］. Lancet, 2014, 383(9911): 31-39.

［52］ Wilke H, Muro K, Van Cutsem E, et al. Ramucirumab plus paclitaxel versus placebo plus paclitaxel in patients with previously treated advanced gastric or gastro-oesophageal junction adenocarcinoma (RAINBOW): a double-blind, randomised phase 3 trial［J］. Lancet Oncol, 2014, 15(11): 1224-1235.

［53］ Li J, Qin S, Xu J, et al. Randomized, Double-Blind, Placebo-Controlled Phase Ⅲ Trial of Apatinib in Patients With Chemotherapy-Refractory Advanced or Metastatic Adenocarcinoma of the Stomach or Gastroesophageal Junction［J］. J Clin Oncol, 2016, 34(13): 1448-1454.

［54］ Cancer Genome Atlas Research N. Comprehensive molecular characterization of gastric adenocarcinoma［J］. Nature, 2014, 513(7517): 202-209.

［55］ Kang YK, Boku N, Satoh T, et al. Nivolumab in patients with advanced gastric or gastro-oesophageal junction cancer refractory to, or intolerant of, at least two previous chemotherapy regimens (ONO-4538-12, ATTRACTION-2): a randomised, double-blind, placebo-controlled, phase 3 trial［J］. Lancet, 2017, 390 (10111): 2461-2471.

［56］ Janjigian YY, Shitara K, Moehler M, et al. First-line nivolumab plus chemotherapy versus chemotherapy alone for advanced gastric, gastro-oesophageal junction, and oesophageal adenocarcinoma (CheckMate 649): a randomised, open-label, phase 3 trial［J］. Lancet, 2021, 398(10294): 27-40.

［57］ Kang YK, Chen LT, Ryu MH, et al. Nivolumab plus chemotherapy versus placebo plus chemotherapy in patients with HER2-negative, untreated, unresectable advanced or recurrent gastric or gastro-oesophageal junction cancer (ATTRACTION-4): a randomised, multicentre, double-blind, placebo-controlled, phase 3 trial［J］. Lancet Oncol, 2022, 23(2): 234-247.

［58］ Shitara K, Van Cutsem E, Bang YJ, et al. Efficacy and Safety of Pembrolizumab or Pembrolizumab Plus Chemotherapy vs Chemotherapy Alone for Patients With First-line, Advanced Gastric Cancer: The KEYNOTE-062 Phase 3 Randomized Clinical Trial［J］. JAMA Oncol, 2020, 6(10): 1571-1580.

［59］ Janjigian YY, Kawazoe A, Yanez P, et al. The KEYNOTE-811 trial of dual PD-1 and HER2 blockade in HER2-positive gastric cancer［J］. Nature, 2021, 600(7890): 727-730.

［60］ Qiu MZ, Oh DY, Kato K, et al. Tislelizumab plus chemotherapy versus placebo plus chemotherapy as firstline treatment for advanced gastric or gastro-esophageal junction adenocarcinoma: RATIONALE-305 randomised, double blind, phase 3 trial［J］. BMJ, 2024, 385: e078876.

［61］ Bray F, Laversanne M, Sung H, et al. Global cancer statistics 2022: GLOBOCAN estimates of incidence and mortality worldwide for 36 cancers in 185 countries［J］. CA Cancer J Clin, 2024, 74(3): 229-263.

［62］ Shitara K, Lordick F, Bang Yl, et al. Zolbetuximab plus mFOLFOX6 in patients with CLDN18.2-positive. HER2-negative, untreated, locally advanced unresectable or metastatic gastnic or gastro-oesophageal junction adenocarcinoma (SPOTLIGHT): a multicentre, randomised, double-blind, phase 3 trial［J］. Lancet, 2023, 401(10389): 1655-1668.

［63］ Shah MA, Shitara K, Ajani JA, et al. Zolbetuximab plus CAPOX in CLDN18.2-positive gastric or gastroesophageal junction adenocarcinoma. the randomized, phase 3 GLOW trial［J］. Nat Med, 2023, 29(8): 2133-2141

［64］ Xu J, Jiang H, Pan Y, et al. Sintilimab Plus Chemotherapy for Unresectable Gastric or Gastroesophageal Junction Cancer: The ORIENT-16 Randomized Clinical Trial［J］. JAMA, 2023, 330(21):2064-2074.

［65］ Rha SY, Oh DY, Yañez P, et al. Pembrolizumab plus chemotherapy versus placebo plus chemotherapy for HER2-negative advanced gastric cancer (KEYNOTE-859): a multicentre, randomised, double-blind, phase 3 trial［J］. Lancet Oncol, 2023, 24(11):1181-1195.

第五章　结直肠癌治疗进展

世界范围内，结直肠癌为男性第三高发、女性第二高发的恶性肿瘤，每年约180万新发病例，每年约88万结直肠癌患者死亡。近来，我国结直肠癌发病率和病死率逐年上升。结直肠癌恶性程度高，转移率高，早期诊断、早期治疗极为重要。

基于多学科团队（multi-disciplinary team，MDT）讨论下的临床决策，在结直肠癌尤其是晚期患者的综合治疗中日益盛行；加之分子靶向治疗、免疫治疗等新型治疗手段的出现，晚期结直肠癌的疗效获得了长足进步。本章就近年来结直肠癌的治疗进展简介如下。

第一节　结直肠癌的诊断、分期与分型

临床表现或实验室检查（粪隐血、癌胚抗原等肿瘤指标）怀疑为结直肠癌时，应行纤维全结肠镜检查，并经活检和病理组织学检查明确之。

对确诊患者，精确的临床分期对治疗目标及临床决策的制定尤为重要，增强型核磁共振检查有助于直肠癌的精准术前分期；其在判断肝脏转移病灶的性质和分布等方面也具明显优势。此外，对肺、肝、后腹膜等常见转移部位的病灶，也可通过CT检查等明确之。

在临床和病理分期方面，目前结直肠癌的临床病理分期，多沿用UICC和AJCC第8版的分期标准。T分期主要确认肿瘤浸润深度是否为T_{4b}（肿瘤侵犯周围脏器或结构），N分期旨在明确是否存在无法切除的区域肿大淋巴结或区域外转移淋巴结，M分期旨在排除肝、肺、腹盆腔等远处转移。

基于*RAS*基因检测，可将结直肠肿瘤分为*RAS*基因突变型和*RAS*基因野生型，除指导临床可否在晚期患者中使用抗EGFR单抗外，兼具协助判断预后之效；*RAS*基因突变者预后较差。此外，根据错配修复基因及微卫星不稳定状态，亦可将结直肠癌患者分为微卫星高度不稳定型（MSI-H型）及微卫星稳定型（MSS型）；此外，还有基于高通量测序平台及生物信息学分析技术的各种分子分型（如共识分子分型，CMS）等，目前尚处优化完善和临床转化阶段。

第二节　结直肠癌全程管理、合理布局的治疗策略

基于完善评估（肿瘤本身及体力状态等）、明确目标之原则，对不同患者或同一患者的不同

病程阶段，通过 MDT 模式，在必要分子标志物的帮助下，确定个体化的最佳治疗策略，以达到全程管理、合理布局。

美国 NCCN 指南、欧洲 ESMO 指南、我国卫生部公布的《结直肠癌诊疗规范》、中国临床肿瘤学会（CSCO）《结直肠癌临床诊疗指南》等，均对结直肠癌的诊疗流程和具体方案做了基于循证级别的推荐，详情可参阅各指南，此处仅介绍其精要原则。

一、局部进展期直肠癌或潜在可切除的转移性结直肠癌新辅助治疗

对局部进展期直肠癌而言，术前新辅助放化疗之目的在于缩瘤降期、提高手术切除率和保肛率，延长无病生存期。新辅助放化疗仅适用于距肛门 12 cm 内的局部进展期直肠癌。

（一）局部进展期直肠癌的新辅助放化疗

（1）推荐以氟尿嘧啶类药物为基础的术前新辅助放化疗，建议时限 2～3 个月。

（2）临床分期为 $T_{1\sim2}N_0M_0$ 者，可直接手术。

（3）T_3 和（或）N+ 的可切除直肠癌，推荐术前新辅助放化疗。

（4）T_4 或局部晚期不可切除的直肠癌，必须行新辅助放化疗。治疗后需重新评估，并经多学科讨论可否手术。

（5）全程新辅助治疗（total neoadjuvant therapy，TNT），即将直肠癌术后辅助化疗提至术前。术前新辅助化疗和同步放化疗旨在提高化疗依从性及远期生存。TNT 治疗分两种模式，一种是以化疗诱导，而后序贯放疗+化疗的"诱导 TNT 模式"。另一种是以放疗先行，而后巩固化疗的"巩固 TNT 模式"。两种模式均可提高 pCR 率和改善远期生存。其区别在于后者较之于前者更有可能使患者获得器官保全机会。

（6）基因检测指引下的局部晚期直肠癌新辅助放化疗模式。CinClare 研究结果显示，在 *UGT1A1* 基因的引导下，新辅助放疗同期联用伊立替康可将病理完全缓解（pCR）率较标准治疗组提升近 1 倍，为当前模式提供了新方案。

（二）结直肠癌伴肝和（或）肺转移的新辅助治疗

结直肠癌合并肝转移和（或）肺转移，在充分评估的基础上，经多学科团队（MDT）努力，对可切除或潜在可切除者，应通过包括新辅助治疗、手术、射频消融等在内的多种手段，力求达到无疾病证据（no evidence of disease，NED）之治疗目标。

化疗方案方面，对起始可切除的结直肠癌肝转移，FOLFOX（奥沙利铂+氟尿嘧啶+醛氢叶酸）的临床证据较为明确，亦可选用 FOLFIRI（伊立替康+氟尿嘧啶+醛氢叶酸）或 CapeOx（卡培他滨+奥沙利铂）。对肿瘤负荷较大、体力较好且需短期内缩瘤者，也可考虑三药联合的 FOLFOXIRI 方案，但需严密观察相关不良反应，及时处理。

在分子靶向治疗药物的方案决策中，需结合患者体力状态、转化治疗目标、肿瘤负荷、RAS、MSI 等检测结果、脏器功能储备、社会经济条件等诸多因素综合考虑。在化疗基础上，RAS 野生型患者可加用西妥昔单抗；贝伐珠单抗的应用目前尚无特定的疗效预测标志物。在 MSI-H 结直肠癌的新辅助治疗方面，NICHE 研究纳入 20 例 MSI-H 的结直肠癌患者在术前短暂应

用伊匹单抗联合纳武利尤单抗治疗，所有患者均获缓解，其中12例达到临床完全缓解；该领域需要更多临床证据的积累。

新辅助治疗期间须定期评价疗效，讨论有无手术切除或局部毁损转移性病灶的机会。

二、结直肠癌辅助治疗

结直肠癌根治术后的辅助治疗，应根据肿瘤部位、病理分期、分子指标及体力状态决定。

（一）Ⅰ期（$T_{1\sim2}N_0M_0$）或有放化疗禁忌者

不推荐辅助治疗。

（二）Ⅱ期结直肠癌

应确认有无以下临床高危因素：T_4（ⅡB、ⅡC期）、组织学分化差（3/4级，不包括 MSI-H 者）、脉管浸润、神经浸润、术前肠梗阻或肿瘤部位穿孔、切缘阳性或情况不明、切缘安全距离不足、送检淋巴结不足12枚。

（1）Ⅱ期低危者（$T_3N_0M_0$，dMMR，无论是否伴有高危因素）：推荐观察随访。

（2）Ⅱ期普危者（$T_3N_0M_0$，pMMR且无高危因素）：推荐氟尿嘧啶类单药化疗或观察随访。

（3）Ⅱ期高危者（$T_3N_0M_0$/pMMR伴高危因素，或T4N0M0）：建议辅助化疗。CSCO指南推荐所有高危Ⅱ患者可考虑为期3个月的CAPEOX方案辅助化疗。

（4）建议对Ⅱ期结直肠癌组织标本行错配修复状态（mismatch repair status，MMR）或微卫星不稳定性（microsatelliteinstability，MSI）检测，如为错配修复缺陷（MMR deficiency，dMMR）或高度微卫星不稳定（MSI high，MSI-H），可予随访观察，不推荐氟尿嘧啶类药物单药辅助化疗。

（5）根据 MOSAIC 研究结果以及可能出现的持续性外周神经毒性等远期后遗症，FOLFOX方案不适合用于无高危因素的 Ⅱ 期患者辅助治疗。

（三）Ⅲ期结直肠癌

基于MOSAIC、X-ACT及NO16968等研究结果，推荐辅助化疗。方案可选用5-FU/LV、卡培他滨、FOLFOX、FLOX或CapeOx方案。辅助化疗的具体方案需要考虑年龄、身体状况、合并基础疾病等综合考虑；尚无证据显示增加奥沙利铂至5-FU/leucovorin 可以使70岁或以上的患者受益。单药氟尿嘧啶方案包括5-FU/LV持续静脉输注双周方案、口服卡培他滨。联合化疗方案包括CapeOx和mFOLFOX6。

（四）术后辅助化疗

患者术后身体恢复后应尽快开始辅助化疗，一般在术后3周左右开始，不应迟于术后2个月。一般情况下，辅助化疗总疗程一共为6个月，高危Ⅱ期和Ⅲ期低危患者（T_3N_1）可考虑3个月 的CapeOx方案辅助化疗。

（五）辅助化疗用药注意事项

除临床试验外，不推荐在辅助化疗中使用伊立替康、普吉奥、TAS-102和所有的分子靶向药物（包括贝伐珠单抗、西妥昔单抗、帕尼单抗、阿柏西普、瑞戈非尼、呋喹替尼等）和免疫检查点抑制剂（帕博利珠单抗、纳武单抗、伊匹木单抗等）。

（六）直肠癌辅助放化疗

$T_{3\sim4}$或$N_{1\sim2}$距肛缘＜12 cm直肠癌，推荐术前新辅助放化疗。如术前未行新辅助放疗，可考虑术后辅助放化疗，其中化疗推荐以氟尿嘧啶类药物为基础的方案。

三、无法达NED目标的复发或转移性结直肠癌治疗

此类患者应力求延缓疾病进展、缓解受累脏器瘤荷、维持脏器功能及生活质量之目的。

治疗晚期或转移性结直肠癌的常用化疗药物包括氟尿嘧啶类药物、伊立替康、奥沙利铂、曲氟尿苷替匹嘧啶等，目前在晚期结直肠癌中使用较多的分子靶向药物，包括靶向$VEGF$的单克隆抗体（贝伐珠单抗）或融合蛋白（阿柏西普），靶向EGFR的单克隆抗体（西妥昔单抗和帕尼单抗）等，靶向$BRAF$突变的$BRAF$和MEK抑制剂等；靶向$KRAS\ G12C$突变的$KRAS$抑制剂AMG510、阿达格拉西布（MRTX849）等，针对靶向免疫检查点抑制剂的帕博利珠单抗、纳武单抗或伊匹木单抗等，还有针对HER-2蛋白阳性表达者的抗体偶联药物DS8201等。

根据肿瘤原发灶部位位于左半结肠或右半结肠（多以结肠肝曲为界），结合分子标志物检测等因素，决定临床诊疗方案。

（1）治疗前应完善肿瘤RAS基因突变位点、$BRAF$基因突变位点、MMR或MSI状态、$NTRK$融合基因检测，以及HER-2蛋白表达情况等，以指导分子靶向治疗药物的决策。

（2）化疗仍然是微卫星稳定型晚期结直肠癌患者一线和二线治疗的基石；方案包括FOLFOX/FOLFIRI±西妥昔单抗（RAS基因野生型）、FOLFOX/FOLFIRI/ CapeOx±贝伐珠单抗、氟尿嘧啶类单药等。

（3）针对MSI-H/dMMR者，KEYNOTE-177研究比较了帕博利珠单抗单药比对单纯化疗或化疗+贝伐珠单抗或化疗+西妥昔单抗联合治疗用于MSI-H/dMMR晚期结直肠癌一线治疗的疗效。帕博利珠单抗组的中位无进展生存时间（mPFS）是化疗组患者的两倍以上，客观缓解率ORR更高（43.8% vs. 33.1%），缓解时间更久。该试验允许患者从化疗组交叉过渡到帕博利珠单抗治疗；化疗组中有59%者接受了后续帕博利珠单抗的治疗，可能是影响总生存期（OS）差异显著性的原因。

（4）贝伐珠单抗：作为中和性抗体与游离VEGF-A结合，多项临床研究结果显示，在一线和二线治疗中，贝伐珠单抗联合常用化疗方案，有助于延长晚期结直肠癌患者无进展生存时间（progression free survival，PFS）至10个月左右，此外，对诱导治疗期间显示较好疗效者，可考虑贝伐珠单抗的跨线治疗及维持治疗。需要指出的是，在贝伐珠单抗治疗期间，应严密监测高血压、蛋白尿等不良事件，及时处理。

（5）西妥昔单抗：作为表皮生长因子受体抑制剂，与肿瘤细胞表面的EGFR结合并拮抗

该信号通路，且能抑制多种依赖于EGFR的信号通路并诱导抗体依赖的细胞毒效应（antibody-dependent cell-mediated cytotoxicity，ADCC）。对RAS基因野生型者，一线治疗中应用西妥昔单抗或帕尼单抗均可提高双药化疗方案疗效，CRYSTAL研究结果显示，与FOLFIRI相比，西妥昔单抗联合FOLFIRI能提高总生存时间（overall survival，OS）、PFS和ORR。在亚洲人群中开展的TAILOR临床研究结果显示，在 *RAS* 基因野生晚期结直肠癌患者中，与FOLFOX化疗组相比，FOLFOX方案联合西妥昔单抗组患者的PFS和OS得以明显延长，该结果的一致性并未能在以往其他含奥沙利铂方案中得以重复，如5-FU推注/LV联合奥沙利铂（FLOX）和CapeOx。二线治疗中，抗EGFR抗体联合以伊立替康为基础的方案，能提高反应率（response rate，RR）和PFS。

（6）*BRAF* 突变结直肠癌患者的特征包括：年龄偏高，女性多，微卫星不稳定可能性大、组织级别高，淋巴结转移率和局部晚期发生率高；原发灶多位于右半结肠，较早出现腹膜和远处淋巴结转移。TRIBE研究结果支持FOLFOXIRI联合贝伐单抗用于体力状态好的 *BRAF* 突变结直肠癌患者的一线治疗；2019年6月公布的BEACON CRC研究结果支持康奈非尼联合西妥昔单抗必妥方案作为 *BRAF* 突变结直肠癌患者的标准二线方案。

（7）三线及以上治疗的标准方案包括呋喹替尼、瑞格菲尼、曲氟尿苷替匹嘧啶等；推荐患者积极参加临床研究；对在一、二线治疗中未选用分子靶向药物的 *RAS* 基因野生型患者，也可考虑伊立替康联合西妥昔单抗，或西妥昔单抗单药治疗。

瑞戈非尼是口服的多靶点酪氨酸酶抑制剂，基于西方人群的CORRECT和CONCUR研究结果均显示，该药物能显著延长经细胞毒药物、贝伐珠单抗和EGFR单抗等多线治疗耐药者的OS和PFS。

呋喹替尼作为国内原研的小分子靶向抗血管生成药物，在其关键性Ⅲ期临床试验FRESCO研究中，呋喹替尼组中位OS较安慰剂组显著延长了2.7个月（9.3个月 vs. 6.6个月）。中位无进展生存期（PFS）较安慰剂组延长了一倍（3.7个月 vs. 1.8个月）。

曲氟尿苷替匹嘧啶（TAS-102，trifluridine/tipiracil）为口服氟尿嘧啶类药物，由5-FU类似物曲氟尿苷（TFD）和替匹嘧啶（TPI）两部分组成，后者是前者降解酶胸苷激酶的抑制剂，可提高TFD的生物利用度。全球Ⅲ期临床试验RECOURSE研究入组了800例既往接受过含氟嘧啶、奥沙利铂和伊立替康标准方案化疗的晚期结直肠癌患者；与安慰剂组对照，中位生存时间明显延长（7.1个月 vs. 5.3个月）；在亚洲患者中开展的TERRA临床研究亦获类似结论。

抗HER2的抗体偶联药物T-DXd（trastuzumab deruxtecan）是由人源化抗HER2抗体，酶促裂解的肽接头和拓扑异构酶Ⅰ抑制剂三个组分构成。多中心Ⅱ期临床研究（DESTINY-CRC01）结果显示，在HER2阳性的mCRC患者中，每三周给予一次6.4 mg/kgT-DXd治疗，显示出一定的抗肿瘤活性和可长期治疗的持久性。

（8）晚期患者若一般状况或器官功能状况很差，推荐最佳支持治疗，不建议化疗。

四、结直肠癌进展概要

（1）多学科诊疗模式（MDT）。

（2）全程管理、合理布局的诊疗思路。

（3）RAS基因突变、微卫星稳定性等分子标志物（组）检测在晚期结直肠癌治疗决策和预后判断中发挥重要作用

（4）根据患者体力、结合治疗目标、基于分子标志物检测，以及动态观察在晚期一线治疗中的肿瘤应答等生物学行为等要素，结合以上诸多因素，动态评估疗效、制定和调整个体化诊疗方案。

（5）结肠与直肠、左半结直肠与右半结肠在解剖起源、血供回流、肠道菌群分布以及分子表达谱等方面的差异，造成其预后及对不同分子靶向治疗药物疗效的差异；近年来备受关注。

（6）基于免疫检查点的分子靶向药物治疗晚期结直肠癌，在临床研究的范围内蓬勃发展。

（7）靶向*NTRK*、*BRAF*、*KRAS*特定突变位点，*HER-2*扩增的新型药物探索，正在进行中。

张俊（上海交通大学医学院附属瑞金医院）

参考文献

［1］ Siegel RL, Miller KD, Fuchs HE, et al.Cancer statistics, 2022［J］. CA Cancer J Clin, 2022, 72(1): 7-33.

［2］ Chen W, Zheng R, Baade PD, et al. Cancer statistics in China, 2015［J］. CA: a cancer journal for clinicians, 2016, 66(2): 115-132.

［3］ Adam R, De Gramont A, Figueras J, et al. The oncosurgery approach to managing liver metastases from colorectal cancer: a multidisciplinary international consensus［J］. Oncologist, 2012, 17(10): 1225-1239.

［4］ Schmoll HJ, Cartwright T, Tabernero J, et al. Phase Ⅲ trial of capecitabine plus oxaliplatin as adjuvant therapy for stage Ⅲ colon cancer: a planned safety analysis in 1,864 patients［J］. J Clin Oncol, 2007, 25(1): 102-109.

［5］ Kang S, Wu C. Total neoadjuvant therapy approach in rectal adenocarcinoma［J］. Clin Adv Hematol Oncol, 2021, 19(11): 711-718.

［6］ Fokas E, Schlenska-Lange A, Polat B, et al. Chemoradiotherapy Plus Induction or Consolidation Chemotherapy as Total Neoadjuvant Therapy for Patients With Locally Advanced Rectal Cancer: Long-term Results of the CAO/ARO/AIO-12 Randomized Clinical Trial［J］. JAMA Oncol, 2022, 8(1): e215445.

［7］ Zhu J, Liu A, Sun X, et al. Phase Ⅲ Trial of Neoadjuvant Chemoradiation With Capecitabine and Irinotecan Guided by UGT1A1 Status in Patients With Locally Advanced Rectal Cancer［J］. J Clin Oncol, 2020, 38(36): 4231-4239.

［8］ Folprecht G, Gruenberger T, Bechstein WO, et al. Tumour response and secondary resectability of colorectal liver metastases following neoadjuvant chemotherapy with cetuximab: the CELIM randomised phase 2 trial［J］. Lancet Oncol, 2010, 11(1): 38-47.

［9］ Ye LC, Liu TS, Ren L, et al. Randomized controlled trial of cetuximab plus chemotherapy for patients with KRAS wild-type unresectable colorectal liver-limited metastases［J］. J Clin Oncol, 2013, 31(16): 1931-1938.

［10］ Pawlik TM, Schulick RD, Choti MA. Expanding criteria for resectability of colorectal liver metastases［J］.

Oncologist, 2008, 13(1): 51-64.

[11] Saltz LB, Clarke S, Díaz-Rubio E, et al. Bevacizumab in combination with oxaliplatin-based chemotherapy as first-line therapy in metastatic colorectal cancer: a randomized phase III study[J]. J Clin Oncol, 2023, 41(21): 3663-3669.

[12] Alberts SR, Horvath WL, Sternfeld WC, et al. Oxaliplatin, fluorouracil, and leucovorin for patients with unresectable liver-only metastases from colorectal cancer: a North Central Cancer Treatment Group phase II study[J]. J Clin Oncol, 2005, 23(36): 9243-9249.

[13] Souglakos J, Androulakis N, Syrigos K, et al. FOLFOXIRI (folinic acid, 5-fluorouracil, oxaliplatin and irinotecan) vs FOLFIRI (folinic acid, 5-fluorouracil and irinotecan) as first-line treatment in metastatic colorectal cancer (MCC): a multicentre randomised phase III trial from the Hellenic Oncology Research Group (HORG)[J]. Br J Cancer, 2006, 94(6): 798-805.

[14] Delaunoit T, Alberts SR, Sargent DJ, et al. Chemotherapy permits resection of metastatic colorectal cancer: experience from Intergroup N9741 [J]. Ann Oncol, 2005,16(3): 425-429.

[15] Falcone A, Ricci S, Brunetti I, et al. Phase III trial of infusional fluorouracil, leucovorin, oxaliplatin, and irinotecan (FOLFOXIRI) compared with infusional fluorouracil, leucovorin, and irinotecan (FOLFIRI) as first-line treatment for metastatic colorectal cancer: the Gruppo Oncologico Nord Ovest[J]. J Clin Oncol, 2007, 25(13): 1670-1676.

[16] Chalabi M, Fanchi LF, Dijkstra KK, et al. Neoadjuvant immunotherapy leads to pathological responses in MMR-proficient and MMR-deficient early-stage colon cancers[J]. Nat Med, 2020, 26(4): 566-576.

[17] Adam R, Avisar E, Ariche A, et al. Five-year survival following hepatic resection after neoadjuvant therapy for nonresectable colorectal[J]. Ann Surg Oncol, 2001, 8(4): 347-353.

[18] Grothey A, Sobrero AF, Shields AF, et al. Duration of Adjuvant Chemotherapy for Stage III Colon Cancer[J]. N Engl J Med, 2018, 378(13): 1177-1188.

[19] Ribic CM, Sargent DJ, Moore MJ, et al.Tumor microsatellite-instability status as a predictor of benefit from fluorouracil-based adjuvant chemotherapy for colon cancer[J]. N Engl J Med, 2003, 349(3): 247-57.

[20] Sargent DJ, Marsoni S, Monges G, et al. Defective mismatch repair as a predictive marker for lack of efficacy of fluorouracil-based adjuvant therapy in colon cancer[J]. J Clin Oncol, 2010, 28(20): 3219-3226.

[21] André T, Boni C, Mounedji-Boudiaf L, et al. Oxaliplatin, fluorouracil, and leucovorin as adjuvant treatment for colon cancer[J]. N Engl J Med, 2004, 350(23): 2343-2351.

[22] Cheeseman SL, Joel SP, Chester JD, et al. A 'modified de Gramont' regimen of fluorouracil, alone and with oxaliplatin, for advanced colorectal cancer[J]. Br J Cancer, 2002, 87(4): 393-399.

[23] Twelves C, Wong A, Nowacki MP, et al. Capecitabine as adjuvant treatment for stage III colon cancer[J]. N Engl J Med, 2005, 352(26): 696-704.

[24] Haller DG, Tabernero J, Maroun J, et al. Capecitabine plus oxaliplatin compared with fluorouracil and folinic acid as adjuvant therapy for stage III colon cancer[J]. J Clin Oncol, 2011, 29(11): 1465-1471.

[25] O'Connell MJ, Martenson JA, Wieand HS, et al. Improving adjuvant therapy for rectal cancer by combining protracted-infusion fluorouracil with radiation therapy after curative surgery[J]. N Engl J Med, 1994, 331(8): 502-507.

[26] Tepper JE, O'Connell M, Niedzwiecki D, et al. Adjuvant therapy in rectal cancer: analysis of stage, sex, and local control--final report of intergroup 0114 [J]. J Clin Oncol, 2002, 20(7): 1744-1750.

［27］ Douillard JY, Siena S, Cassidy J, et al. Randomized, phase Ⅲ trial of panitumumab with infusional fluorouracil, leucovorin, and oxaliplatin (FOLFOX4) versus FOLFOX4 alone as first-line treatment in patients with previously untreated metastatic colorectal cancer: the PRIME study［J］. J Clin Oncol, 2010, 28(31): 4697-4705.

［28］ Heinemann V, von Weikersthal LF, Decker T, et al. FOLFIRI plus cetuximab versus FOLFIRI plus bevacizumab as first-line treatment for patients with metastatic colorectal cancer (FIRE-3): a randomised, open-label, phase 3 trial［J］. Lancet Oncol, 2014, 15(10): 1065-1075.

［29］ Peeters M, Price TJ, Cervantes A, et al. Randomized phase Ⅲ study of panitumumab with fluorouracil, leucovorin, and irinotecan (FOLFIRI) compared with FOLFIRI alone as second-line treatment in patients with metastatic colorectal cancer［J］. J Clin Oncol, 2010, 28(31): 4706-4713.

［30］ Van Cutsem E, Tabernero J, Lakomy R, et al. Addition of aflibercept to fluorouracil, leucovorin, and irinotecan improves survival in a phase Ⅲ randomized trial in patients with metastatic colorectal cancer previously treated with an oxaliplatin-based regimen［J］. J Clin Oncol, 2012, 30(28):3499-3506.

［31］ Grothey A, Van Cutsem E, Sobrero A, et al. Regorafenib monotherapy for previously treated metastatic colorectal cancer (CORRECT): an international, multicentre, randomised, placebo-controlled, phase 3 trial［J］. Lancet(London, England), 2013, 381(9863): 303-312.

［32］ Li J, Qin S, Xu R, et al. Regorafenib plus best supportive care versus placebo plus best supportive care in Asian patients with previously treated metastatic colorectal cancer(CONCUR): a randomised, double-blind, placebo-controlled, phase 3 trial［J］. Lancet Oncol, 2015, 16(6): 619-629.

［33］ Li J, Qin S, Xu RH, et al. Effect of Fruquintinib vs Placebo on Overall Survival in Patients With Previously Treated Metastatic Colorectal Cancer: The FRESCO Randomized Clinical Trial［J］. Jama, 2018,319(24): 2486-2496.

［34］ van der Velden DL, Opdam FL, Voest EE. TAS-102 for Treatment of Advanced Colorectal Cancers That Are No Longer Responding to Other Therapies［J］. Clin Cancer Res, 2016, 22(12): 2835-2839.

［35］ Xu J, Kim TW, Shen L, et al.Results of a Randomized, Double-Blind, Placebo-Controlled, Phase Ⅲ Trial of Trifluridine/Tipiracil (TAS-102) Monotherapy in Asian Patients With Previously Treated Metastatic Colorectal Cancer: The TERRA Study［J］. J Clin Oncol, 2018, 36(4): 350-358.

［36］ Siena S, Di Bartolomeo M, Raghav K, et al. Trastuzumab deruxtecan (DS-8201) in patients with HER2-expressing metastatic colorectal cancer (DESTINY-CRC01): a multicentre, open-label, phase 2 trial［J］. Lancet Oncol, 2021, 22(6): 779-789.

第六章　口腔颌面-头颈黏膜
黑色素瘤治疗进展

恶性黑色素瘤近年来发病率呈逐年上升趋势，全球每年约有160 000新增病例，死亡人数高达48 000人。恶性黑色素瘤可以发生于皮肤、眼部和黏膜，皮肤是黑色素瘤发病的最常见部位。黏膜黑色素瘤是一种罕见但恶性程度很高的类型，其中55%发生于头颈部，占黑色素瘤总数的1%～8%。口腔黏膜黑色素瘤好于腭部和牙龈，其发病具有显著的种族和地区差异，亚洲和非洲人群发病率显著高于西方国家。我国尚没有关于黏膜黑色素瘤的详尽流行病学资料，在日本，头颈部黏膜黑色素瘤占头颈部黑色素瘤的25%以上。由于发病率相对较低，既往针对口腔黏膜黑色素瘤的研究相对较少，目前对口腔黏膜黑色素瘤的认识尚不足。随着病例数和治疗经验的积累，我国关于口腔颌面-头颈黏膜黑色素瘤的研究已经受到欧美同道的关注。近年来，随着分子生物学技术和医学的不断发展，疾病的诊断和分型已经不再单纯依靠临床和病理检查，肿瘤诊断和治疗的研究已进入分子水平，这也为口腔黏膜黑色素瘤的诊疗发展提供了重要的契机和推动力。

第一节　口腔颌面-头颈黏膜黑色素瘤的治疗现状

口腔黏膜黑色素瘤侵袭性极强，预后很差。据报道，其局部复发率为29%～79%，其局部淋巴结转移率为65%，远处转移率高达34%，5年总体生存率在20%左右。由此可见，口腔黏膜黑色素瘤是一种治疗难度极高的恶性肿瘤。目前针对口腔黏膜黑色素瘤的治疗尚存在不少争议。

口腔黏膜黑色素瘤颈清的时机一直存有异议。上海交通大学医学院附属第九人民医院王新等通过回顾性分析1998—2005年间治疗的口腔黏膜黑色素瘤患者，发现淋巴结无转移的患者可暂行严密随访，行选择性颈淋巴结清扫后患者生存无显著改善。吴云腾等回顾分析了1998—2012年间所在医院经治的口腔黏膜黑色素瘤患者的治疗和生存情况，发现斑片型和结节型的口腔黏膜黑色素瘤应该采取不同的颈清原则。如临床检查发现淋巴结转移的患者，应行根治性（治疗性）颈淋巴清扫。如临床未见淋巴结转移，对于斑片型口腔黏膜黑色素瘤，可进行严密随访；对于结节型口腔黏膜黑色素瘤患者，应行选择性颈淋巴清扫。

口腔黏膜黑色素瘤无法通过单纯手术治疗取得令人满意的治疗效果，多学科治疗在口腔黏膜黑色素瘤的治疗中占有不可替代的重要地位。经过25年的不断研究，众多临床试验结果充分证明干扰素是黏膜黑色素瘤最好的术后辅助治疗药物之一，关于Ⅲ期临床试验的系统性综述表明干扰素可以显著延长黑色素瘤患者的无复发生存时间。在2011年，FDA批准聚乙二醇化干扰

素 α-2b 作为Ⅲ期黑色素瘤的辅助治疗用药。有研究发现，原发肿瘤的淋巴结转移情况与是否有溃疡形成是干扰素治疗效果的重要预测因素。在临床应用过程中，干扰素 α-2b 常有发热、骨髓抑制、神经毒性、肝脏毒性等不良反应发生。王润湘等就上海交通大学医学院附属第九人民医院治疗的Ⅲ～ⅣA期口腔黏膜黑色素瘤患者的治疗及生存情况进行了研究分析，发现大剂量干扰素 α-2b 在术后辅助治疗中能够显著提高ⅣA期口腔黏膜黑色素瘤患者的总生存和无复发生存时间，经过合理的对症治疗，不良反应可以控制在可耐受的范围内。化疗是传统的治疗晚期转移性黑色素瘤的治疗方法，达卡巴嗪是目前国际通用的治疗晚期黑色素瘤的化疗药物。杨溪等通过回顾性研究采用化疗治疗的口腔黏膜黑色素瘤患者的生存情况，证实达卡巴嗪联合顺铂方案的术后辅助化疗使口腔黏膜黑色素瘤患者的总生存获益。

近十年来，针对口腔黏膜黑色素瘤，上海交通大学医学院附属第九人民医院由原来的单纯手术切除发展为采用整合序列治疗的方法：原发灶冷冻消融治疗—术前辅助化疗—选择性颈清术 ± 原发灶切除术（原发灶冷冻未控制者）—生物治疗 —康复治疗（口腔卫生护理、赝复体修复、牙种植、语音训练、开口训练等），口腔黏膜黑色素瘤的5年生存率由单纯手术治疗的0提高到35%。在综合序列治疗当中，肿瘤内科治疗发挥了不可替代的重要作用。可以说，目前黑色素瘤以及其他大多数恶性肿瘤治疗方面所取得的巨大突破以及未来寻求突破性发展的方向均指向肿瘤内科治疗。口腔黏膜黑色素瘤的治疗方法经过多年的研究和发展，虽然取得了很大进展，但治疗效果仍然不尽如人意。随着分子生物学的发展和靶向药物的临床应用，口腔黏膜黑色素瘤的治疗看到了前所未有的光明和契机。

第二节　口腔颌面-头颈黏膜黑色素瘤分子诊断和个体化治疗的发展

一、分子诊断

近年来，随着分子生物学技术的迅猛发展，尤其是二代测序技术的广泛应用，使驱动癌基因的筛选得以实现。同时，通过比较基因组杂交技术（comparative genomic hybridization，CGH）和荧光原位杂交技术（fluorescence in situ hybridization，FISH）对DNA拷贝数进行的研究，以及肿瘤基因表达谱的研究，极大程度地补充和发展了常规病理诊断，使对肿瘤发生机制及其预后的认识水平产生了飞跃性的发展。肿瘤的分类不再仅仅依据发病部位和病理分型，基于不同基因改变的肿瘤亚型成为个体化治疗研究的焦点。

研究表明，黑色素瘤中存在许多功能获得性基因事件（gain-of-function genetic event），这些事件主要包括基因突变和DNA扩增。这些突变往往可以激活某些关键性的信号通路，DNA的扩增可以使某些在信号通路中发挥关键作用的蛋白发生过表达。目前，黑色素瘤中发现的常见功能获得性基因事件涉及的基因主要有 BRAF、NRAS、KIT、GNAQ/GNA11 等。其中针对 BRAF 的靶向药物威罗非尼已经广泛应用于临床，并取得了令人瞩目的治疗效果。另外，抑癌基因的失活往往可以使肿瘤获得更强的增殖和侵袭能力，在黑色素瘤中，许多抑癌基因（CDKN2A、PTEN、NF1、BAP1）的失活也与肿瘤的发生和预后之间存在密切联系。基因区域性缺失、突变或表达调控的改变都可造成与抑癌相关功能蛋白的缺失。这些改变或可作为肿瘤诊断和预后分析的重要标志，也是治疗肿瘤的潜在靶点。

染色体改变（chromosomal alteration）在黑色素瘤中也十分普遍。研究发现，在色素痣中染色体改变非常罕见，而在黑色素瘤里却常常发生。常规的病理诊断通过组织病理学的形态特征和免疫组化检测区分良性和恶性肿瘤，但肿瘤组织有时表现为交界性改变，此时可借助基因检测辨别肿瘤的良恶性。在黑色素瘤中常可见到不同类型的染色体改变，这些改变在不同类型黑色素瘤中也各不相同。CGH可以检测全基因组的DNA拷贝数改变，在福尔马林固定的石蜡包埋样品中也可以应用。FISH已成为黑色素瘤基因区域缺失的重要检测工具。在临床应用方面，FISH可以检测通过CGH分析发现的可能缺失的区段。FISH具有几大优势：可在病理切片上进行；可以同时兼顾形态学特征；可以检测体积较小或分散的病灶；成本较低，适合临床应用；其敏感性和特异性也在不断提高。在黑色素瘤中，染色体改变还可以作为预后因素，如在葡萄膜黑色素瘤中，3号染色体缺失就与不良预后密切相关。

基因表达谱（gene expression profile）是某些肿瘤临床诊疗中的有效工具。在乳腺癌中，基因表达谱的检测已经可以指导治疗。在葡萄膜恶性黑色素瘤中，研究者已经通过不同的基因表达分型将患者分组，不同组患者之间的预后存在显著差异。目前黑色素瘤的基因表达谱分析尚未成为临床诊疗中的常规检查，但免疫反应相关基因的表达谱在研究中已引起广泛重视，并有可能在临床实践中显示应用价值。

二、个体化治疗

在过去很长一段时间内，黑色素瘤的治疗始终处于停滞不前的境地。近年来，随着对黑色素瘤分子机制的认识不断深入，黑色素瘤的治疗取得了突破性进展，已进入了全新的领域。这些治疗方法主要集中在基于基因突变的靶向治疗和免疫调节治疗两个方面。

（一）基于基因突变的靶向治疗

随着对黑色素瘤分子机制认识的不断加深，各种不同类型黑色素瘤的驱动基因突变被发现，其中一部分已经作为治疗的靶点。

*BRAF*是黑色素瘤中的常见突变位点，其中以V600E突变为主。国外报道45%～50%的黑色素瘤中可以检测到*BRAF*突变，然而Si L等对中国黑色素瘤患者进行研究，发现BRAF突变率低于西方国家，为25.2%。针对*BRAF*突变的患者，近年来多个小分子抑制剂通过研发阶段进入临床试验。威罗非尼是第一个进入临床的针对BRAF突变的靶向药物，该药已被批准用于晚期*BRAF*^V600E突变的黑色素瘤患者的一线治疗方案。临床试验结果显示，与达卡巴嗪化疗相比，威罗非尼可以使晚期黑色素瘤患者的生存显著获益（HR=0.37，$P < 0.001$），同时中位无进展生存期由1.6个月提升至5.3个月（HR=0.26，$P < 0.001$）。

虽然在治疗效果上取得了突破性进展，但这类药物还存在一些尚未解决的问题。*BRAF*抑制剂在临床应用中存在的主要问题是易产生耐药性。几乎全部患者在药物耐药后出现肿瘤复发的情况。同时，在20%～30%的患者中可诱发鳞状细胞癌。在头颈黏膜恶黑中，*BRAF*突变率很低，尚不足10%。但BRAF抑制剂对存在BRAF突变的患者具有良好的治疗效果，对这部分黑色素瘤患者而言依然具有十分重要的临床意义。

与西方不同的是，KIT基因突变在中国患者中较为普遍。另有研究表明，在39%黏膜黑色素瘤中可检测到激活性KIT基因突变。突变位点位于11号和13号外显子者约占85%。由于西方患者中KIT突变频率较低，因此相关临床试验入组缓慢，尚未得到关于这类药物疗效的结论性证据，研究不及 BRAF 抑制剂成熟。在我国，一项关于伊马替尼的 II 期临床试验表明KIT是黑色素瘤的重要治疗靶点。与伊马替尼相似的nilotenib的疗效目前尚在临床试验的研究中。虽然KIT抑制剂在黑色素瘤治疗中尚未广泛应用，然而针对KIT基因突变的靶向药物对中国的黑色素瘤患者和黏膜黑色素瘤患者具有重要意义，未来可能在临床治疗中发挥重要作用。

CDK4抑制剂：2018年吕炯等在国际率先发现约60%的头颈黏膜黑色素瘤会出现CDK4基因扩增。一期探索性临床试验证明其安全性和有效性。故推荐有CDK4扩增的黏膜黑色素瘤患者参加CDK4抑制剂的临床研究。

（二）免疫调节治疗

黑色素瘤是一种免疫原性很强的肿瘤，免疫治疗也是既往黑色素瘤的重要治疗手段。不断深入的研究发现，阻断CTLA4可以抑制免疫耐受从而起到控制肿瘤的作用。临床试验表明，抗CTLA4的单克隆抗体Ipilimumab在临床试验中取得了突破性进展，可使晚期黑色素瘤患者总生存获得显著提高（$HR=0.66$，$P=0.003$）。该药在美国已作为治疗晚期黑色素瘤的一线和二线用药。Ipilimumab的不良反应主要与免疫相关，大约发生于40%的患者，主要表现为皮疹、结肠炎、肝炎、垂体炎。3~4级不良反应发生率低于10%，但严重者可导致患者死亡。与BRAF抑制剂相比，Ipilimumab不易出现耐药，作用持久，但有效率较低，尚不足20%。由此可见，并非所有黑色素瘤患者均可从该治疗中获益，该类药物应用于对其敏感的患者时具有良好的治疗效果，因此寻找可以预测该类药物疗效的生物标志物至关重要。目前发现免疫相关不良反应的出现、淋巴细胞计数上升和NY-ESO-1抗原与治疗效果之间存在一定联系，关于指导用药的生物标志物尚需深入探索。

PD-1位于T细胞表面，通过与其配体PD-L1和PD-L2结合发挥诱导免疫耐受的作用。最新研究表明，通过以PD-1和PD-L1为靶点的靶向治疗，可以起到逆转肿瘤免疫逃逸的作用，从而实现对晚期黑色素瘤的治疗。抗PD1单克隆抗体和抗PD-L1单克隆抗体是最近研究的一类新药，尚处于研究阶段。II期临床试验的结果显示抗PD-1单克隆抗体nivolumab在作用范围和抗耐药性方面较之前的药物有很大改善，客观有效率高达38.5%，与ipilimumab联用可使客观有效率提高至53%。目前多项III期临床试验正在进行中。虽然该药的治疗效果评价尚未最终完成，但其治临床应用价值非常令人期待，可能在未来成为治疗黑色素瘤的重要临床用药。

近年来，分子生物学技术的不断发展很大程度上推动了肿瘤的诊断和治疗水平，为恶性肿瘤的临床诊治开辟了全新的领域。黑色素瘤的诊断和治疗随之进入分子时代。在常规诊疗方法的基础上，通过新型的肿瘤内科治疗手段，使黑色素瘤的治疗效果得以突破瓶颈。

2021年，中国抗癌协会-口腔颌面黏膜恶性黑色素瘤整合诊治指南问世，相信在不远的未来，口腔颌面-头颈黏膜黑色素瘤的诊断和治疗水平会进一步提升，新的生物标志物和靶向药物不断涌现，惠及更多的肿瘤患者。在新技术的推动下，口腔颌面-头颈黏膜黑色素瘤的治疗已走向精准的个体化治疗方向。

郭伟（上海交通大学医学院附属第九人民医院）

参考文献

［1］　Eggermont AMM, Spatz A, Robert C. Cutaneous melanoma［J］. Lancet, 2014, 383(9919):816-827.

［2］　Meleti M, Leemans C R, Mooi W J, et al. Oral malignant melanoma: a review of the literature［J］. Oral Oncol, 2007, 43(2): 116-121.

［3］　Rapini RP, Golitz LE, Greer RO Jr, et al. Primary malignant melanoma of the oral cavity. A review of 177 cases［J］. Cancer, 1985, 55(7): 1543-1551.

［4］　Broomhall C. Malignant melanoma of the oral cavity in Ugandan Africans［J］. Br J Surg, 1967, 54(7): 581-584.

［5］　Takagi M, Ishikawa G, Mori W. Primary malignant melanoma of the oral cavity in Japan. With special reference to mucosal melanosis［J］. Cancer, 1974, 34(2): 358-370.

［6］　Guo W, Wang X. Images in clinical medicine. Gingival melanoma［J］. N Engl J Med, 2013, 369(15): 1452.

［7］　Gavriel H, McArthur G, Sizeland A, et al. Review: mucosal melanoma of the head and neck［J］. Melanoma Res, 2011, 21(4): 257-266.

［8］　Lourenço SV, A MS, Sotto MN, et al. Primary oral mucosal melanoma: a series of 35 new cases from South America［J］. Am J Dermatopathol, 2009, 31(4): 323-330.

［9］　Wang X, Wu HM, Ren GX, et al. Primary oral mucosal melanoma: advocate a wait-and-see policy in the clinically N0 patient［J］. J Oral Maxillofac Surg, 2012, 70(5): 1192-1198.

［10］　Wu Y, Zhong Y, Li C, et al. Neck dissection for oral mucosal melanoma: caution of nodular lesion［J］. Oral Oncol, 2014, 50(4): 319-324.

［11］　Wheatley K, Ives N, Hancock B, et al. Does adjuvant interferon-alpha for high-risk melanoma provide a worthwhile benefit? A meta-analysis of the randomised trials［J］. Cancer Treat Rev, 2003, 29(4): 241-252.

［12］　Mocellin S, Pasquali S, Rossi CR, et al. Interferon alpha adjuvant therapy in patients with high-risk melanoma: a systematic review and meta-analysis［J］. J Natl Cancer Inst, 2010, 102(7): 493-501.

［13］　王润湘, 吴云腾, 李朝军, 等. 大剂量干扰素辅助治疗国人口腔黏膜恶性黑色素瘤的临床研究［J］. 临床肿瘤学杂志, 2014(4): 318-322.

［14］　Ang X, Ren GX, Zhang CP, et al. Neck dissection and post-operative chemotherapy with dimethyl triazeno imidazole carboxamide and cisplatin protocol are useful for oral mucosal melanoma［J］. BMC Cancer, 2010, 10: 623.

［15］　Griewank KG, Scolyer RA, Thompson JF, et al. Genetic alterations and personalized medicine in melanoma: progress and future prospects［J］. J Natl Cancer Inst, 2014, 106(2): djt435.

［16］　Curtin JA, Fridlyand J, Kageshita T, et al. Distinct sets of genetic alterations in melanoma［J］. N Engl J Med, 2005, 353(20): 2135-2147.

［17］　Bastian BC, LeBoit PE, Hamm H, et al. Chromosomal gains and losses in primary cutaneous melanomas detected by comparative genomic hybridization［J］. Cancer Res, 1998, 58(10): 2170-2175.

［18］　Gerami P, Jewell SS, Morrison LE, et al. Fluorescence in situ hybridization (FISH) as an ancillary diagnostic tool in the diagnosis of melanoma［J］. Am J Surg Pathol, 2009, 33(8): 1146-1156.

［19］　Prescher G, Bornfeld N, Hirche H, et al. Prognostic implications of monosomy 3 in uveal melanoma［J］.

Lancet, 1996, 347(9010): 1222-1225.

[20] Thomas S, Pütter C, Weber S, et al. Prognostic significance of chromosome 3 alterations determined by microsatellite analysis in uveal melanoma: a long-term follow-up study[J]. Br J Cancer, 2012, 106(6): 1171-1176.

[21] Paik S, Shak S, Tang G, et al. A multigene assay to predict recurrence of tamoxifen-treated, node-negative breast cancer[J]. N Engl J Med, 2004, 351(27): 2817-2826.

[22] schentscher F, Hüsing J, Hölter T, et al. Tumor classification based on gene expression profiling shows that uveal melanomas with and without monosomy 3 represent two distinct entities[J]. Cancer Res, 2003, 63(10): 2578-2584.

[23] Onken MD, Worley LA, Ehlers JP, et al. Gene expression profiling in uveal melanoma reveals two molecular classes and predicts metastatic death[J]. Cancer Res, 2004, 64(20): 7205-7209.

[24] Harbour JW, Chen R. The DecisionDx-UM Gene Expression Profile Test Provides Risk Stratification and Individualized Patient Care in Uveal Melanoma[J]. PLoS Curr, 2013, 5.

[25] Mann GJ, Pupo GM, Campain AE, et al. BRAF mutation, NRAS mutation, and the absence of an immune-related expressed gene profile predict poor outcome in patients with stage III melanoma[J]. J Invest Dermatol, 2013, 133(2): 509-517.

[26] Jönsson G, Busch C, Knappskog S, et al. Gene expression profiling-based identification of molecular subtypes in stage IV melanomas with different clinical outcome[J]. Clin Cancer Res, 2010, 16(13): 3356-3367.

[27] Gajewski TF. Molecular profiling of melanoma and the evolution of patient-specific therapy[J]. Semin Oncol, 2011, 38(2): 236-242.

[28] Messina JL, Fenstermacher DA, Eschrich S, et al. 12-Chemokine gene signature identifies lymph node-like structures in melanoma: potential for patient selection for immunotherapy[J]. Sci Rep, 2012, 2: 765.

[29] Si L, Kong Y, Xu X, et al. Prevalence of BRAF V600E mutation in Chinese melanoma patients: large scale analysis of BRAF and NRAS mutations in a 432-case cohort[J]. Eur J Cancer, 2012, 48(1): 94-100.

[30] Chapman PB, Hauschild A, Robert C, et al. Improved survival with vemurafenib in melanoma with BRAF V600E mutation[J]. N Engl J Med, 2011, 364(26): 2507-2516.

[31] Curtin JA, Busam K, Pinkel D, et al. Somatic activation of KIT in distinct subtypes of melanoma[J]. J Clin Oncol, 2006, 24(26): 4340-4346.

[32] Kong Y, Si L, Zhu Y, et al. Large-scale analysis of KIT aberrations in Chinese patients with melanoma[J]. Clin Cancer Res, 2011, 17(7): 1684-1691.

[33] Willmore-Payne C, Holden JA, Hirschowitz S, et al. BRAF and c-kit gene copy number in mutation-positive malignant melanoma[J]. Hum Pathol, 2006, 37(5): 520-527.

[34] Guo J, Si L, Kong Y, et al. Phase II, open-label, single-arm trial of imatinib mesylate in patients with metastatic melanoma harboring c-Kit mutation or amplification[J]. J Clin Oncol, 2011, 29(21): 2904-2909.

[35] Hodi FS, O'Day SJ, McDermott DF, et al. Improved survival with ipilimumab in patients with metastatic melanoma[J]. N Engl J Med, 2010, 363(8): 711-723.

[36] Attia P, Phan GQ, Maker AV, et al. Autoimmunity correlates with tumor regression in patients with metastatic melanoma treated with anti-cytotoxic T-lymphocyte antigen-4[J]. J Clin Oncol, 2005, 23(25): 6043-6053.

[37] Ku GY, Yuan J, Page DB, et al. Single-institution experience with ipilimumab in advanced melanoma patients

in the compassionate use setting: lymphocyte count after 2 doses correlates with survival［J］. Cancer, 2010, 116(7): 1767-1775.

［38］ Brahmer JR, Tykodi SS, Chow LQ, et al. Safety and activity of anti-PD-L1 antibody in patients with advanced cancer［J］. N Engl J Med, 2012, 366(26): 2455-2465.

［39］ Topalian SL, Hodi FS, Brahmer JR, et al. Safety, activity, and immune correlates of anti-PD-1 antibody in cancer［J］. N Engl J Med, 2012, 366(26): 2443-2454.

［40］ Weber JS, Kudchadkar RR, Yu B, et al. Safety, efficacy, and biomarkers of nivolumab with vaccine in ipilimumab-refractory or -naive melanoma［J］. J Clin Oncol, 2013, 31(34): 4311-4318.

［41］ Wolchok JD, Kluger H, Callahan MK, et al. Nivolumab plus ipilimumab in advanced melanoma［J］. N Engl J Med, 2013, 369(2): 122-133.

［42］ Lyu J, Song Z, Chen J, et al. Whole-exome sequencing of oral mucosal melanoma reveals mutational profile and therapeutic targets［J］. The Journal of pathology, 2018, 244(3): 358-366.

第七章 骨和软组织肿瘤治疗进展

第一节 骨肉瘤治疗进展

骨肉瘤（osteosarcoma，OS）是最常见的恶性原发骨肿瘤之一，好发于青少年。20世纪70年代以前，骨肉瘤的标准治疗手段是单纯截肢术，5年生存率只有5%~20%。近年，由于术前及术后化疗使用，使疗效有了显著的提高，国外的3年、5年生存率已达到79%和71%。

一、病因

骨肉瘤的病因目前还不清楚，已知与骨肉瘤发展相关的危险因素包括：电离辐射、烷化剂、Paget's病、遗传性视网膜母细胞瘤、Li-Fraumeni家族性癌症综合征和其他染色体异常。导致早期发现这种恶性肿瘤中肿瘤抑制基因的普遍改变，包括*TP53*（>90%）、*RB1*（30%）、*ATRX*（52%）和*DLG2*（52%）等。

二、流行病学

骨肉瘤在所有骨肿瘤中的发病比率很高，占原发性骨肿瘤的12%~20%，可发生在几个年龄组，但多数发生在10~25岁，平均17~20岁，男女之比约为2:1。骨肉瘤是我国居首位的恶性骨肿瘤。各国统计骨肉瘤发病率差异较大，每10万人口中有0.1~1人发病。据中国2015年ICD-10疾病编码统计，骨肿瘤发病率在中国所有癌症中排名第22位。估计有24 200例新病例（男性14 000例，女性10 200例），约占所有癌症的0.62%。粗发病率（Crude incidence rate）为1.77/10万，中国人群和世界人群的年龄标准化发病率（age-standardized incidence rate）分别为1.35/10万和1.32/10万。

三、病理

（一）肉眼所见

除非早期发现，骨肉瘤通常较大，其涉及肿瘤最长纵径可达8~12 cm，肿瘤穿破骨皮质，达骨膜下方，再侵入周围软组织。肿瘤组织呈现粉红、灰白的"鱼肉样"改变，肿瘤断面还可见钙化灶、软骨组织、出血、坏死、液化和囊腔形成（**图7-1-1**）。肿瘤的肉眼改

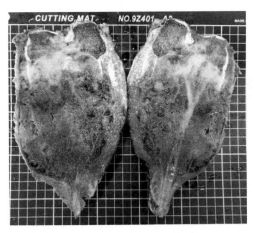

图 7-1-1　股骨远端骨肉瘤标本剖面

变和组织密度与肿瘤内所含的组织成分的不同有关。骨肉瘤可有"跳跃"病灶，多发生在主要肿瘤的同一骨内。

（二）显微镜下所见

骨肉瘤富含血管，肿瘤成骨细胞产生肿瘤类骨质或编织骨，梭形或多形性肉瘤细胞及其形成的肿瘤性骨样组织是骨肉瘤的病理特征，肿瘤性骨样组织是诊断骨肉瘤的关键。肉瘤细胞具有明显的异型性，体积大，大小不一，核大，形态奇异，核深染，核分裂多见。经典型骨肉瘤根据肿瘤的主要成分可以分为多个组织学亚型，最常见的亚型依次为成骨型（76%~80%）、成软骨型（10%~13%）和成纤维型（10%），大多数肿瘤包含一种以上的组织学模式，表明患者内部存在相当大的异质性。有研究表明，这种分类与预后关系无显著相关性。经典型骨肉瘤是高级别恶性肿瘤，无须进行组织学分级。

四、临床表现

（一）症状与体征

肢体的长骨是骨肉瘤最常见的发病部位，主要发生在生长活跃的干骺端，股骨远端和胫骨近端是最常见的肿瘤发生部位，50%以上的患者发生肿瘤在膝关节周围，导致诊断困难。其次为肱骨近端，腓骨近端和髂骨等处。患部疼痛是最早的主诉，开始为隐痛，后变为持续性和渐进性加重，呈跳动性，夜间尤为明显，且活动时疼痛加重，使患者难以忍受。随后出现局部肿胀，并呈进行性增大，局部皮肤温度升高，皮肤发亮，皮下静脉显露，曲张。疼痛和肿胀可影响邻近关节的活动，偶尔可有病理性骨折。

体检可见局部肿胀、压痛。压痛点在关节旁而不在关节内。肿块的大小或肿胀程度随着肿瘤侵犯范围和部位深浅而有所不同，一般边界不清，其硬度与肿瘤的成分有关。

病史一般为2~4个月，肿瘤分化好者病史可在半年。早就诊者一般情况尚好，症状不典型，极易与外伤混淆。随着病情进展，可出现发热、消瘦、贫血。发生肺转移的患者可伴有咳嗽及咯血。

（二）辅助检查

1. 血液检查

碱性磷酸酶是骨形成标志物中的一种，40%~80%的骨肉瘤患者血清碱性磷酸酶水平有升高。大量研究标明，初诊时血清碱性磷酸酶水平与肿瘤负荷量呈线性相关，且高水平碱性磷酸酶意味着较短的无病生存期，提示与预后有一定相关性。治疗后碱性磷酸酶水平降低可能提示化疗有效，反之则可能提示肿瘤复发或远处转移。

2.影像学检查

（1）X射线检查：是国内外指南推荐的检查之一。X线片中病变边缘不清，可呈溶骨和硬化混合存在，或以一种为主。累及周围软组织时，表现为软组织阴影，并可见内有各种形态的瘤骨。骨膜反应呈Codman三角或"日光"放射状表现。Codman三角是在肿瘤边缘掀起骨膜与皮质相交处，形成新骨，表现为骨膜反应性三角。"日光"放射状阴影是肿瘤向软组织内浸润生长的一种表现，是供应肿瘤的垂直微血管周围的肿瘤性成骨。

（2）CT：通过对病变横断面的观察，了解骨肉瘤在髓腔内、皮质和软组织受累的范围，通常有助于保留肢体的手术设计，以及适用于发生在脊柱，骨盆和部位较深的骨肉瘤，可为临床提供更多的详尽的资料。肺部CT可显示较早期的转移灶。

（3）磁共振：其作用与CT相似，尤其对髓内和软组织病变范围显示更为清楚，因而对局部影像分期和保肢手术计划非常重要。

（4）核素全身骨扫描：可显示骨肉瘤的部位和范围，以及骨和骨外转移灶的部位数目，作为分期的评价之一。

（5）全身PET-CT扫描：可显示病变的部位和范围，对骨和骨外转移灶的部位数目也可以评估，作为分期的评价之一。此外，研究显示化疗前后病灶局部PET-CT检查可以作为评估化疗疗效的参考，但检查时间点有待进一步优化。

（6）PET-MRI扫描：结合了磁共振组织显像优势和PET肿瘤显像的优势，可以作为术前评估、制定手术计划的参考，治疗前后的局部PET-MRI扫描也可以作为化疗疗效评估手段。

五、诊断

诊断主要依据于临床，影像学表现和病理活检。质量良好的普通X射线平片对大多数骨肉瘤病例可提供有力的诊断依据。CT、磁共振等对肿瘤早期、位置深在肿瘤且欲了解组织破坏特点、病变范围等时可提供更详细资料，并指导手术治疗。病理活检是必不可少的，尤其对于拟开展化疗和截肢等破坏性大的手术时一定要有明确的病理诊断。可通过穿刺或切开活检获取明确的病理诊断。诊断困难时常需临床、X射线和病理三结合。

六、鉴别诊断

需要鉴别诊断的疾病包括软骨肉瘤、尤文氏肉瘤、骨巨细胞瘤等。可结合临床、影像学特征和病理是否有肿瘤样组织与其他骨肿瘤进行鉴别。

七、分期

目前骨肿瘤外科常用的分期方法是Enneking外科分期系统，该分期系统被骨骼肌肉系统肿瘤协会（Musculoskeletal Tumor Society，MSTS）及国际保肢协会（International Society of Limb Salvage，ISOLS）采纳，又称MSTS外科分期。外科分期是将外科分级（G）、外科区域（T）和区域性或远处转移（M）结合起来对病期进行判断。恶性肿瘤用罗马字Ⅰ、Ⅱ、Ⅲ表示，Ⅰ为低度恶性，Ⅱ为高度恶性，Ⅲ表示存在区域性和转移性病损。肿瘤侵袭范围以A、B表示，A为肿瘤在间室内，B为在间室外（**表7-1-1**）。了解解剖范围有助于制定手术方案。

美国癌症联合委员会（AJCC）分期系统是目前国际上最通用的肿瘤分期系统，该系统根据肿瘤大小（T）、累及区域（N）和（或）远处转移（M）进行分类。与MSTS外科分期系统的主要不同点是：① AJCC分期包括原发肿瘤的大小，用最大径8 cm来分界，而非用间室的概念；② 根据肿瘤的部位有着不同T分期标准，如肢端、躯干、颅面骨为一个T分期标准（**表7-1-2**），脊柱为一个T分期标准（**表7-1-3**），骨盆则是另一种T分期标准（**表7-1-4**），且脊柱和肿瘤T分期不适合作为预后分期（**表7-1-8**）。

上述两种分期标准各有优劣，在预测5年生存方面彼此相当，也有基于SEER数据库验证的Vanderbilt简化分期系统对比，但目前未被临床使用。

表 7-1-1　MSTS Enneking 外科分期系统系统

分期	分级	肿瘤区域	转移
ⅠA	G_1	T_1	M_0
ⅠB	G_1	T_2	M_0
ⅡA	G_2	T_1	M_0
ⅡB	G_2	T_2	M_0
Ⅲ	G_1 或 G_2	T_1 或 T_2	M_1

表 7-1-2　AJCC 第八版肢体、躯干、颅面骨肿瘤 T 分期

T	T 分级标准
T_X	原发灶无法评估
T_0	无原发灶
T_1	原发灶直径≤8 cm
T_2	原发灶直径＞8 cm
T_3	原发骨病灶不连续

表 7-1-3　AJCC 第八版脊柱肿瘤 T 分期

T	T分期标准
T_X	原发灶无法评估
T_0	无原发灶
T_1	肿瘤局限于椎段内或者2个邻近椎段
T_2	肿瘤侵犯3个邻近椎段
T_3	肿瘤侵犯≥4个邻近椎段，或者不连续椎段
T_4	侵犯椎管或大血管
T_{4a}	侵犯椎管
T_{4b}	侵犯大血管或大血管癌栓

表 7-1-4　AJCC 第八版骨盆肿瘤 T 分期

T	T分级标准
T_X	原发灶无法评估
T_0	无原发灶
T_1	肿瘤局限 1 个骨盆段无骨外侵犯
T_{1a}	原发灶最大径 ≤ 8 cm
T_{1b}	原发灶最大径 > 8 cm
T_2	肿瘤局限 1 个骨盆段伴骨外侵犯，或者侵犯 2 个骨盆段无骨外侵犯
T_{2a}	原发灶最大径 ≤ 8 cm
T_{2b}	原发灶最大径 > 8 cm
T_3	肿瘤局限 2 个骨盆段伴骨外侵犯
T_{3a}	原发灶最大径 ≤ 8 cm
T_{3b}	原发灶最大径 > 8 cm
T_4	肿瘤局限 3 个骨盆段或者侵犯骶髂关节
T_{4a}	肿瘤累及骶髂关节并延伸至骶神经孔内侧
T_{4b}	肿瘤包裹髂外血管或盆腔主要血管存在癌栓

表 7-1-5　AJCC 第八版肢体、躯干、颅面骨肿瘤 N 分级

N	N 分级标准
N_X	区域淋巴结无法评估
N_0	无区域淋巴结转移
N_1	有区域淋巴结转移

表 7-1-6　肢体、躯干、颅面骨肿瘤 M 分级

M	M分级标准
M_0	无远处转移
M_1	有远处转移
M_{1a}	肺转移
M_{1b}	骨或其他远处转移

表 7-1-7　肢体、躯干、颅面骨肿瘤 G 分级

G_X	无法分级
G_1	分化良好，低级别
G_2	中分化，高级别
G_3	分化差，高级别

表 7-1-8　AJCC 第八版 肢体、躯干、颅面骨肿瘤分期标准

T_1	N_0	M_0	G_1 或 G_x	I A
T_2	N_0	M_0	G_1 或 G_x	I B
T_3	N_0	M_0	G_1 或 G_x	I B
T_1	N_0	M_0	G_2 或 G_3	II A
T_2	N_0	M_0	G_2 或 G_3	II B
T_3	N_0	M_0	G_2 或 G_3	III
任何 T	N_0	M_{1a}	任何 G	IV A
任何 T	N_1	任何 M	任何 G	IV B
任何 T	任何 N	M_{1b}	任何 G	IV B

八、治疗

（一）手术治疗

（1）截肢术：是治疗骨肉瘤主要术式之一。截肢平面原则上应为骨肿瘤外科分期中的根治性截肢手术边缘，即间室外的手术切除。但在某些部位可采用广泛性切降边缘，如股骨下段肿瘤可做股骨中上段截肢术。截肢术前后化疗有助于提高生存率。改良截肢术是指在彻底切除肿瘤的前提下，保留肢体的部分功能，从而减轻截肢所带来的残废。主要术式有：① Tikhoff-Linberg 肢体段截术，适用于肱骨上段骨肉瘤；② Salzer 手术，适用于发生在膝关节周围的骨肉瘤，但主要神经未受侵犯。

（2）保留肢体手术：随着对骨肉瘤的早期和及时的诊断，在有效术前化疗的基础上，肢体重建技术的提高，骨肉瘤保留肢体的手术在合适的病例逐步得到开展，而且手术适应证在不断扩大。对高级非转移性骨肉瘤患者的保肢手术和截肢进行比较的研究未显示生存率有任何显著差异，尤其对于新辅助化疗良好反应的患者。如果化疗效果不佳，或未行化疗，根治或广泛外科边界的截肢仍然是肿瘤局部控制的最好方法。

（3）复发转移灶手术治疗：约25%的患者初诊即伴发转移性病灶，其中＞40%达到完全手术缓解的患者生存期可能大于5年。复发患者的病灶只要是可切除的，切除后也可能治愈，并且有时经常需要重复手术。新型肿瘤术中显像技术也有助于完整切除肿瘤。

（二）非手术治疗

1. 化疗

1950 年以前，单纯手术治疗骨肉瘤患者的5生存率低于20%。围手术期化疗使5年生存率提高到71%。手术前新辅助、术后辅助化疗已成为骨肉瘤治疗标准模式。目前公认有效且最常用的化疗药物主要有以下四种：顺铂（cisplatinum，CDP）、甲氨喋呤（methotrexate，MTX）、阿霉素（adriamycin，ADM）、环磷酰胺（ifosfamide，IFO）。以上4种药物单独使用时，反应率仅仅接近30%，而将这些药物联合大剂量使用时，药物之间可以产生协同作用，有可能使体内

的肿瘤坏死率达到100%，另外还可以减少耐药性的产生。此外，新剂型的药物如纳米脂质体药物有可能会突破现有化疗疗效的瓶颈。

在新辅助治疗阶段，国际指南倾向于MAP方案作为首选，基于INT-0133研究比较了MAP方案和MAPI方案治疗非转移性可切除骨肉瘤患者的疗效，显示两组的6年EFS（63% vs. 64%）和OS（73% vs. 75%）没有统计学差异。另有SFOP OS94研究比较了不含顺铂的MA方案对比MEI方案，发现5年总生存没有统计差异。由于类似的研究没有在国内进行和发表，因此上述四种药物仍作为新辅助治疗阶段的化疗药物之一推荐。

在辅助化疗阶段，化疗坏死率高的患者继续使用新辅助治疗阶段方案。部分患者新辅助化疗后肿瘤坏死率低，指南仍建议继续使用新辅助治疗方案化疗。其依据是EURAMOS-1前瞻性研究，该研究发现对于术前MAP方案TNR < 90%的患者，术后增加异环磷酰胺和依托泊苷与继续使用MAP方案化疗患者相比，未能提高患者的生存率。术后化疗期一般需半年至1年左右。

晚期一线阶段药物仍以围手术期化疗药物为主，晚期二线化疗方案以吉西他滨、多西他赛、拓扑替康等等药物作为参考，推荐参加临床研究。晚期肺转移患者目前也有吸入剂型的吉西他滨正在开展临床研究。

对于成骨肉瘤的患者MTX一般的单次剂量在 $8 \sim 12 \ g/m^2$ 以上，甚至达到 $14 \ g/m^2$ 以上。化疗时应施行MTX血药浓度监测，并根据MTX各时间点血药浓度调整CF解救的剂量，目前认为24 h、48 h、72 h的安全浓度值上限分别为10 μmol、1 μmol、0.1 μmol，高于安全值的患者若不加强CF解救，其不良反应发生率明显增高。

2. 动脉化疗栓塞

通过动脉插管，经造影进行肿瘤供血动肪选择性插管，经导管灌注化疗药物，并进行栓塞。通过化疗药物和栓塞的双重作用，从而减少肿瘤血供，促使肿瘤坏死，使肿瘤缩小，分界变清，有利手术治疗。如肿瘤不能切除，化疗栓塞对抑制肿瘤发展有一定作用。常用的药物有DDP、MTX和ADM，其中以DDP效果最好，是目前骨肉瘤动脉灌注给药的首选。早期的动脉灌注化疗研究提示可以增加化疗坏死率，但未延长生存期。也有单中心研究结果显示可以使10年无病生存期和总生存分别提高到84%和92%。

3. 放疗

骨肉瘤对放疗不敏感，单纯放射治疗效果差，目前指南推荐可以作为综合治疗的一种手段，用于以下情况：因内科疾病不可外科手术的骨肉瘤；不可或难以手术切除部位（如骶骨/骨盆/脊柱等）的骨肉瘤；切缘阳性的骨肉瘤普通放疗对骨肉瘤的疗效目前无确切证据。

4. 分子靶向治疗

索拉非尼、瑞戈非尼等药物属于二线推荐级别范围内，索拉非尼治疗一线失败的复发及不可切除的骨肉瘤患者，中位PFS为4个月，临床获益率为29%，17%的患者临床获益率时间超过6个月，显示了小分子靶向治疗药物在骨肉瘤肺转移二线化疗中的希望曙光。阿帕替尼在二线治疗中，客观缓解率为43.24%，4个月PFS率为56.76%。

5. 免疫治疗

免疫检查点抑制剂在骨肉瘤治疗中的研究表明，单纯根据PD-L1表达情况无法预测PD-1抗体疗效，对于MSI-H/dMMR或者tTMB-high的骨肉瘤患者，NCCN指南推荐尝试抗PD-1治疗。

九、预后

未经治疗者，大多数骨肉瘤在1~2年内因肺转移而死亡。规范治疗的骨肉瘤患者预后与化疗反应率、肿瘤的部位、大小、碱性磷酸酶水平相。骨肉瘤的转移（主要是肺部转移）通常发生在最初的2~3年中，很少有治疗后5~10年内出现转移。对未发生转移的骨肉瘤及时诊断和进行严格的术前后化疗，严格按照外科分期选择和进行手术，并采用综合性治疗，其5年生存率可达到50%以上。

第二节 软组织肿瘤治疗进展

一、概述

软组织恶性肿瘤又称软组织肉瘤（soft-tissue sarcomas，STS），是一组源于全身各部位除骨和软骨以外结缔组织的恶性肿瘤，包括黏液、纤维、脂肪、平滑肌、滑膜、横纹肌、间皮、血管及淋巴管等。起源于神经外胚层的神经组织肿瘤，具有与软组织肿瘤相似的临床特征，因此也归类于软组织肿瘤。STS是一组具有鲜明异质性的恶性肿瘤，不同病理类型STS的生物学行为和临床转归也各不相同。目前认为包括STS在内的所有肿瘤均起源于多能干细胞。

不同国家和地区所报道的发病率不尽相同，美国年发病率约为3.5/10万，欧洲年发病率为（4~5）/10万，我国年发病率约为2.91/10万，2014年我国新发STS病例约3.99万例，占癌症总发病率的1.05%，占15岁以下儿童全部恶性肿瘤的6.5%。STS居国内小儿恶性实体瘤的首位，其中以神经母细胞瘤和横纹肌肉瘤的发病率最高。

根据美国SEER数据库统计，STS不同人种可能存在发病率的差异。美国男女发病患者数比例约为1.4:1，我国男女发病患者数比例接近1:1。随着年龄的增长，发病率明显增高，根据年龄校准后的发病率，80岁时发病率约为30岁时的8倍。

STS可发生于任何年龄人群，从出生数月至5岁为第1个发病高峰期，以后则逐渐下降，从20岁到50岁又出现第2个发病高峰期。一般40岁以下占20%，40~60岁占30%，60岁以上占50%。

STS发病率男性略多于女性，男性以血管肉瘤（大部分为卡波西肉瘤）、纤维肉瘤、横纹肌肉瘤和脂肪肉瘤多见，女性主要为平滑肌肉瘤。

STS几乎可发生于身体任何部位，50%~60%发生于肢体部位，其中15%~20%位于上肢，35%~40%位于下肢，20%~25%位于腹膜后或腹腔，15%~20%位于躯干的胸腹壁或背部，5%位于头颈部。

目前STS有12个组织类型及50个以上的不同亚型，以恶性纤维组织细胞瘤/多形性未分化肉瘤最多见（25%~35%），其次是脂肪肉瘤（25%~30%）、平滑肌肉瘤（12%）、滑膜肉瘤（10%）和恶性外周神经鞘膜瘤（6%）。

肢体STS以恶性纤维组织细胞瘤/多形性未分化肉瘤、脂肪肉瘤和滑膜肉瘤最多见，腹膜后STS以脂肪肉瘤最多见，其次是平滑肌肉瘤，60%的内脏器官STS为平滑肌肉瘤，平滑肌肉瘤也是最常见的泌尿生殖系统肉瘤，而韧带样瘤（纤维瘤病）、脂肪肉瘤和肌源性肉瘤是最常见的胸壁肉瘤。

STS可发生于各年龄组，横纹肌肉瘤好发于儿童，滑膜肉瘤好发于青年人，脂肪肉瘤和平滑肌肉瘤好发于中年人，恶性纤维组织细胞瘤/多形性未分化肉瘤好发于老年人。

STS区域淋巴结转移率一般较低（＜4%），而上皮样肉瘤、透明细胞肉瘤、血管肉瘤、胚胎型横纹肌肉瘤和未分化肉瘤淋巴结转移率相对较高，区域淋巴结转移的临床意义等同于远处转移。

STS远处转移部位以肺最常见（50%），其次为骨、肝和脑，再次为腹膜后和其他软组织。肢体肉瘤好转移至肺，而腹膜后和胃肠道肉瘤好转移至肝脏。

二、发病因素

STS的确切病因尚不清楚，某些肿瘤的发生似与先天性畸形、家族性遗传、异物刺激、化学物质刺激、病毒、创伤、内分泌、慢性水肿性炎症、电离辐射等因素有关。

三、诊断

所有疑似STS的标准诊断步骤应包括：详细询问病史、全面体检、原发病灶的影像学检查［X线平片、MRI和（或）增强CT］、区域淋巴结B超、胸部CT排除肺转移、ECT骨核素扫描排除骨转移。有条件者可考虑应用PET-CT对肿瘤进行辅助分期。

（一）病史及体检

主要表现为进行性增大的无痛性肿块，病程可从数月至数年，当肿瘤逐渐增大压迫神经或血管时，可出现疼痛、麻木，甚至肢体水肿，但症状并不具有特异性。可伴有活动受限和静脉曲张，晚期亦可有疼痛和溃烂等，总体而言，和其他恶性肿瘤比较并无特异性表现。

（二）影像学检查

（1）X线：对诊断肿瘤良恶性具有一定价值。可用于评估软组织肉瘤骨受侵时发生病理骨折的风险。X线表现为软组织包块，有无钙化特征，局部有无骨质异常（皮质破坏、骨膜反应、骨髓侵犯）等。具体的病理类型X线特征性表现各异，例如脂肪肉瘤表现为脂肪样的低密度影，而钙化多见于滑膜肉瘤和软组织间叶软骨肉瘤等。另外还可用于鉴别诊断，如血管瘤可观察到静脉石，骨化性肌炎可观察到骨化。

（2）B超：主要用于判断肢体和躯干部软组织肿瘤的大小、边界、血供情况，区分动静脉、神经与肿瘤的关系，了解有无瘤栓、包膜等，对于滑膜肉瘤、上皮样肉瘤、腺泡状肉瘤以及透明细胞肉瘤等需要常规进行区域淋巴结B超检查。超声诊断良性病变的准确率在80%～90%，而侵袭性病变可以根据几种超声技术以84%的敏感性和特异性确定。在诊断肿瘤复发的准确性研究中，超声总体敏感性和特异性分别为83%～84%和93%～94%；尽管在比较两种成像方式时，没有研究表明在局部复发监测中使用超声优于MRI。

（3）CT：是诊断软组织肿瘤重要的检查方法，可以清楚显示肿瘤的大小、边界、范围以及与邻近骨、肌肉的关系。CT检查在随访时可发现有无肿瘤局部复发，肺是软组织肉瘤最常见的转移部位，胸部CT有助于早期发现肺部转移。四肢黏液样脂肪肉瘤中高达12.1%的患者存在腹部转移，可能转移至肾上腺和肠系膜，腹部CT有助于早期诊断；肺泡软部分肉瘤、透明细胞肉瘤和血管肉瘤，脑部CT用于早期发现。

（4）MRI：对软组织的分辨率高，是软组织肿瘤最重要的检查手段，诊断价值优于CT。MRI可以很好地显示肿瘤在软组织内侵及范围、骨髓腔内侵及范围、发现跳跃病灶，能精确显示肿瘤与邻近肌肉、皮下脂肪、关节以及主要神经血管束的关系。增强MRI可了解肿瘤的血运情况，对脂肪瘤、非典型性脂肪瘤和脂肪肉瘤有鉴别诊断意义。周围水肿和对比增强水肿的变化可以预测肿瘤对治疗的反应。黏液性/圆细胞脂肪肉瘤和尤文肉瘤可进行全脊髓MRI检查。

（5）其他：ECT、DSA和PET-CT，有一定价值，但是诊断价值不及CT和MRI。

（三）活检

病理学检查是诊断软组织肿瘤最重要的手段之一，也是最后确诊的手段，可分为针吸活检、钳取活检、切取活检、切除活检。诊断原发肿瘤尽量少用针吸活检，针吸活检主要用于术后肿瘤复发、淋巴结转移及肝、肺、骨等器官远处转移病例的诊断。

在进行适当的影像评估后，标准的诊断方法包括空芯针活检，可能使用≥14～16 G针。然而，对于<3 cm的浅表病变，切除活检可能是最实用的选择。根据参考中心的决定，在选定的病例中，开放活检可能是另一种选择。可以考虑立即评估组织活力，以确保活检在进行时是充分的。

因为冰冻切片无法获得完整的诊断，特别是在计划进行新辅助（术前）治疗时，因而各指南不推荐。此外，细针抽吸仅在特定专业知识经验的机构中使用。活检入口点可以标记或文身，以便后期手术切除。肿瘤样本应快速固定在4%的缓冲福尔马林中。

四、病理分类

病理分类的依据是STS的分化特征而不是其来源，组织学分级比组织学起源对预后的影响更为重要。软组织肿瘤的病理组织学类型（**表7-2-1**）主要是根据肿瘤组织和细胞形态，免疫组织化学、分子生物学及电镜等技术可用于辅助诊断和鉴别诊断。融合基因对于某些肉瘤的诊断和预后判断有一定的价值，伴有以下情况应考虑行分子遗传学检查：① 病理学表现罕见；② 组织形态结合免疫组化不足以明确亚型或诊断值得怀疑；③ 判断预后。常见的几种分子遗传学异常包括透明细胞肉瘤EWS-ATFI，黏液或圆细胞脂肪肉瘤TLS-CHOP，滑膜肉瘤SYT-SSX（SYT-SSX1或SYT-SSX2），腺泡状横纹肌肉瘤PAX-FKHR（PAX3-FKHR或PAX7-FKHR）等。

表 7-2-1 2020 年 WHO 第 5 版软组织肉瘤组织病理学分类和分级

脂肪细胞肿瘤	
非典型性脂肪瘤样肿瘤	8850/1
高分化脂肪肉瘤	8851/3
去分化脂肪肉瘤	8858/3
黏液样脂肪肉瘤	8852/3
多形性脂肪肉瘤	8854/3
黏液样多形性脂肪肉瘤	8859/3
纤维母细胞 / 肌纤维母细胞肿瘤	
隆突性皮肤纤维肉瘤	8832/1
纤维肉瘤型隆突性皮肤纤维肉瘤	8832/3
色素性隆突性皮肤纤维肉瘤	8833/1
孤立性纤维性肿瘤	8815/1
恶性孤立性纤维性肿瘤	8815/3
炎性肌纤维母细胞瘤	8825/1
低度恶性肌纤维母细胞肉瘤	8825/3
黏液炎性纤维母细胞性肉瘤	8811/1
婴儿型纤维肉瘤	8814/3
成人型纤维肉瘤	8810/3
黏液纤维肉瘤	8811/3
低度恶性纤维黏液样肉瘤	8840/3
硬化性上皮样纤维肉瘤	8840/3
所谓的纤维组织细胞性肿瘤	
恶性腱鞘滑膜巨细胞瘤	9252/3
脉管肿瘤	
卡波西肉瘤	9140/3
上皮样血管内皮瘤	9133/3
血管肉瘤	9120/3
血管周皮细胞（血管周）肿瘤	
恶性血管球瘤	8711/3
平滑肌肿瘤	
炎性平滑肌肉瘤	8890/3
平滑肌肉瘤	8890/3
骨骼肌肿瘤	
胚胎性横纹肌肉瘤	8910/3
腺泡状横纹肌肉瘤	8920/3
多形性横纹肌肉瘤	8901/3
梭形细胞 / 硬化性横纹肌肉瘤	8912/3
外胚层间叶瘤	8921/3

（续表）

软骨-骨肿瘤	
骨外骨肉瘤	9180/3
周围神经鞘膜肿瘤	
恶性周围神经鞘膜瘤	9540/3
上皮样恶性周围神经鞘膜瘤	9542/3
恶性蝾螈瘤	
恶性色素性神经销膜瘤	9540/3
恶性颗粒细胞瘤	9580/3
恶性神经束膜瘤	9571/3
分化不确定的肿瘤	
恶性混合瘤	8940/3
肌上皮痛	8982/3
恶性磷酸盐尿性间叶性肿瘤	8990/3
NTRK 重排梭形细胞间叶性肿瘤	
滑膜肉瘤，非特指性	9040/3
滑膜肉瘤，梭形细胞型	9041/3
滑膜肉瘤，双向型	9043/3
滑膜肉瘤，差分化型	9043/3
上皮样肉瘤	8804/3
腺泡状软组织肉瘤	9581/3
软组织透明细胞肉瘤	9044/3
骨外黏液样软骨肉瘤	9231/3
促结缔组织增生性小圆细胞肿瘤	8806/3
恶性肾外横纹肌样瘤	8963/3
恶性血管周上皮样细胞分化的肿瘤（PEComa）	8714/3
（动脉）内膜肉瘤	9137/3
恶性骨化性纤维黏液瘤	8842/3
未分化肉瘤	8805/3
未分化梭形细胞肉瘤	8801/3
未分化多形性肉瘤	8802/3
未分化圆细胞肉癌	8803/3
骨和软组织未分化小圆细胞肉瘤	
尤因肉瘤	9364/3
伴有 EWSR1-非 ETS 家族融合基因的未分化肉瘤	9366/3
CIC 重排肉瘤	9367/3
伴有 BCOR 遗传学改变的肉瘤	9368/3

五、临床分期

表 7-2-2　2017 年第 8 版软组织肿瘤临床分期

组织学分级：	N（区域淋巴结）：
G_1 低度恶性（分化良好）	N_x 局部淋巴结无法评价
G_2 中度恶性（中等分化）	N_0 无局部淋巴结转移
$G_{3\sim4}$ 高度恶性（分化差或未分化）	N_1 局部淋巴结转移
T（原发肿瘤）：	M（远处转移）：
T_x 原发肿瘤无法评价	M_0 无远处转移
T_0 无原发肿瘤证据	M_1 有远处转移
T_1 肿瘤最大直径 $\leqslant 5$ cm	
T_2 肿瘤最大直径 > 5 cm，$\leqslant 10$ cm	
T_3 肿瘤最大直径 > 10 cm，$\leqslant 15$ cm	
T_4 肿瘤最大直径 > 15 cm	

表 7-2-3　2017 年 AJCC 第 8 版分期分期系统

Ⅰ A	T_1	N_0	M_0	G_1, G_X
Ⅰ B	$T_{2\sim4}$	N_0	M_0	G_1, G_X
Ⅱ	T_1	N_0	M_0	$G_{2\sim3}$
Ⅲ A	T_2	N_0	M_0	$G_{2\sim3}$
Ⅲ B	$T_{3\sim4}$	N_0	M_0	$G_{2\sim3}$
Ⅳ	任何 T	N_1	M_0	任何 G
Ⅳ	任何 T	任何 N	M_1	任何 G

表 7-2-4　MSTS/Enneking SSS 外科分期

Ⅰ A	G_1	T_1	M_0
Ⅰ B	G_1	T_2	M_0
Ⅱ A	G_2	T_1	M_0
Ⅱ B	G_2	T_2	M_0
Ⅲ	任何 G	任何 T	区域或远处 M_1

　　美国癌症研究联合会（American Joint Committee on Cancer，AJCC）2017年更新的第8版分期系统中病理分级（**表7-2-2**）采用法国癌症中心联合会（French Federation of Cancer Centers Sarcoma Group，FNCLCC）软组织肉瘤分级系统（**表7-2-3**），在病理检查部分有叙述。

　　第8版AJCC四肢/躯干软组织肉瘤与第7版的最大区别：T分期中取消肿瘤浅层和深层（a/b）的区别，将原 $T_1 \leqslant 5$ cm 和 $T_2 > 5$ cm 进一步分为 T_1（$\leqslant 5$ cm）、T_2（> 5 cm 且 $\leqslant 10$ cm）、T_3（> 10 cm 且 $\leqslant 15$ cm）及 T_4（> 15 cm），反映出肿瘤大小对于预后的影响。另外，对于有淋巴结转移而无远处转移的由Ⅱ期调整为Ⅴ期，提示淋巴结转移与远处转移有相似的预后。

Enneking提出的SSS外科分期系统（surgical staging system，SSS）是目前临床上使用比较广泛的分期系统（**表7-2-4**）。此分期系统中肿瘤完全位于一块肌肉内的称为间室内，而穿透肌肉到另外一块肌肉或侵犯邻近骨骼、血管或神经，称为间室外；其病理分级定义为低恶（G_1）和高恶（G_2）。

AJCC分期系统对预后的判断更加科学有效，也可反映肿瘤生物学行为对放化疗等综合治疗决策的影响，而STS患者手术方案的制订更多遵从SSS分期系统。需要在临床实践中将两者有机整合，以制订更为科学合理的治疗策略。

横纹肌肉瘤（rhabdomyosarcoma，RMS）是儿童期最常见的软组织肿瘤，占儿童肿瘤的6.5%左右。RMS对化疗、放疗敏感，但单一治疗效果差，需要肿瘤内科、外科、放疗等多学科联合的综合治疗。目前有国际儿科肿瘤研究协会根据治疗前影像学制定的临床分期系统（**表7-2-5**）以及美国横纹肌肉瘤研究组（IRS）的术后-病理临床分组系统（**表7-2-6**），两种分期方法相结合。

表 7-2-5　横纹肌肉瘤 TNM 治疗前临床分期

分期	原发部位	肿瘤浸润	肿瘤最大径(cm)	淋巴结	远处转移
1	预后良好的位置a	T_1 或 T_2	≤ 5 或 > 5	N_0、N_1、N_x	M_0
2	预后不良的位置b	T_1 或 T_2	≤ 5	N_0、N_x	M_0
3	预后不良的位置	T_1 或 T_2	≤ 5 或 > 5	N_0、N_1、N_x	M_0
4	预后良好和不良的位置	T_1 或 T_2	≤ 5 或 > 5	N_0、N_1	M_1

注：a.预后良好的位置是指眼眶、头颈（除外脑膜旁区域）、胆道、非肾脏、膀胱和前列腺区泌尿生殖道；b.预后不良的位置是指膀胱和前列腺、肢体、脑膜、背部、腹膜后、盆腔、会阴部及肛周、胃肠道和肝胆；T_1，肿瘤局限于原发解剖部位；T_2，肿瘤超出原发解剖部位，侵犯邻近器官或组织；N，无区域淋巴结转移；N_1，有区域淋巴结转移；N_x，区域淋巴结转移不详；M_0，无远处转移；M_1，有远处转移。

表 7-2-6　美国横纹肌肉瘤研究组（IRS）横纹肌肉瘤术后分期

I	局限性病变，肿瘤完全切除，且病理证实已完全切除，无区域淋巴结转移（除头颈部病灶外，需要淋巴结活检或切除以证实无区域淋巴结受累） I a肿瘤局限于原发肌肉或原发器官 I b肿瘤侵犯至原发肌肉或器官以外的邻近组织，如穿过筋膜层
II	肉眼所见肿瘤完全切除，肿瘤具有局部浸润或区域淋巴结转移 II a肉眼所见肿瘤完全切除，但镜下有残留，区域淋巴结无转移 II b肉眼所见肿瘤完全切除，镜下无残留，但区域淋巴结转移 II c肉眼所见肿瘤完全切除，镜下有残留，区域淋巴结有转移肿瘤
III	肿瘤未完全切除或仅活检取样，肉眼有明显残留肿瘤 III a仅做活检取样 III b肉眼所见肿瘤大部分被切除，但肉瘤有明显残留肿瘤
VI	有远处转移：肺、肝、骨、骨髓、脑、远处肌肉或淋巴结转移（脑脊液细胞学检查阳性，胸腔积液或腹腔积液，以及胸膜或腹膜有瘤灶种植）

美国儿童横纹肌肉瘤协作组（Intergroup RMS Study Group，IRSC）和欧洲儿童软组织肉瘤研究组（European Pediatric soft tissue Sarcomas study group，EpSSG）等较大儿童肿瘤研究组经过20余年的临床研究，并根据年龄、肿瘤大小、病理、临床分期，将RMS分为低、中和高危3

组（**表7-2-7**），中国小儿肿瘤专业委员会（Chinese Children Cancer Group，CCCG）也推荐进行分层和综合治疗，以不断优化化疗方案。CCCG前瞻性研究中期汇报中，共213例RMS患儿4年总生存率为73.5±3.6%，4年无进展生存率为63.0±4.0%，其中低、中、高危组及中枢侵犯组4年OS分别为：100%、（80.9±4.5）%、（56.1±8.6）%及（32.2±15.1）%。

表7-2-7　胚胎型和腺泡型横纹肌肉瘤危险分度

危险组	病理亚型	TNM分期	IRS分组
低危	胚胎型	1	I～III
低危	胚胎型	2～3	I～II
中危	胚胎型	2～3	III
中危	腺泡型	1～3	I～III
高危	胚胎型、腺泡型	4	IV
中枢侵犯组	胚胎型、腺泡型	同时伴有颅内转移扩散、脑脊液阳性、颅底侵犯或者颅神经麻痹中任意一项	

六、治疗

（一）治疗原则

STS是以手术为主的多学科综合治疗，目的是通过各学科间更为合理的配合，降低局部复发率的同时提高保肢率，改善患者生存质量并进一步提高生存率。综合治疗并无固定模式，需要结合各方面因素具体分析，在规范化治疗的同时实现个体化治疗。国内外各指南根据循证医学证据级别制定了临床各期肢体和躯干STS治疗原则，对STS的临床实践起到具体指导作用。

1. 初治

（1）I期（G_1，$T_{1a～1b}$，N_0，M_0）：直接手术，若切缘＞1.0 cm或有完整的筋膜面，术后定期随访即可；若切缘≤1.0 cm，术后可考虑行放疗（Ia期为2B类证据，IB期为1类证据）。

（2）II～III期（肿瘤切除后肢体功能良好）：若肿瘤体积小并已行广泛切除，术后定期随访即可；反之，若需要扩大切除至切缘＞1.0 cm，则术后需要行放疗±辅助化疗（1类证据）。也可术前先行放疗或放化疗（2B类证据），则术后积极推荐放疗，因术后辅助化疗对II～III期患者潜在获益有限或不同研究结论意见尚不一致，目前仅作为2B类推荐。

（3）II～III期（肿瘤切除后肢体功能不全）：术前先行放疗或放化疗者，术后积极推荐放疗，因术后辅助化疗对II～III期患者潜在获益有限或不同研究结论意见尚不一致，目前仅作为2B类推荐。术前先行化疗者，术后行放疗±辅助化疗（2B类证据）。

（4）不可切除的原发肿瘤：可以先采取放疗、放化疗、化疗、肢体灌注等治疗手段，若肿瘤经治疗后缩小得到有效控制，转化成可切除肿瘤后采取手术治疗。若仍然无法手术切除，则可以采取放疗、化疗、姑息性手术、观察（无症状者）、最佳支持治疗（best supportive care，BSC）。

（5）IV期：单器官转移或肿瘤小可以完整切除者，在原发肿瘤切除基础上，考虑行转移瘤

切除术 ± 化疗 ± 放疗、立体定向放射外科（stereotactic radiosurgery，SRS）或立体定向放射治疗（stereotactic radiotherapy，SRT）、化疗、观察。肿瘤广泛播散者，考虑采取姑息性放疗、化疗、手术、观察（无症状者）、BSC 射频消融术或冷冻治疗、血管栓塞术、SRS 或 SRT 等方法治疗。

2. 复发

（1）局部复发：基本参照原发肿瘤初治原则。

（2）远处转移：单器官转移、肿瘤小或区域淋巴结转移者，可以采取区域淋巴结清扫 ± 放疗、转移瘤切除术 ± 术前或术后化疗 ± 放疗、射频消融术或冷冻治疗、血管栓塞术、SRS 或 SRT 等方法治疗。肿瘤广泛播散者，考虑采取姑息性放疗、化疗、手术、观察（无症状者）、BSC、射频消融术或冷冻治疗、血管栓塞术、SRS 或 SRT 等方法治疗。

（二）治疗方法

1. 手术治疗

手术目前仍然是 STS 最重要的局部治疗手段，通过手术彻底切除肿瘤是唯一可能根治 STS 的治疗方法。手术方式一般分为保肢术和截肢术。国际抗癌联盟（Union for International Cancer Control，UICC）提出 3 种手术切除边界：① R_0 切除，显微镜下无肿瘤残留；② R_1 切除，显微镜下肿瘤残留；③ R_2 切除，肉眼肿瘤残留。美国骨骼肌肉系统肿瘤协会（musculoskelet al tumor society，MSTS）提出 4 种切除边界：根治性切除、广泛切除、边缘切除和囊内切除。

2. 放射治疗

包括外放疗、后装放疗、立体定向放疗等治疗方式，经常与手术、全身化疗、局部动脉灌注以及隔离肢体热灌注化疗等治疗方法联合使用。

3. 内科治疗

主要包括化疗、分子靶向治疗和免疫治疗。

1）化学治疗

（1）化疗敏感性：是软组织肉瘤是否选择化疗的重要依据。2022 年 CSCO 指南将常见软组织肉瘤的化疗敏感性大致分为以下几种：① 高度敏感：未分化小圆细胞肉瘤、胚胎型 / 腺泡型横纹肌肉瘤。② 中高度敏感：滑膜肉瘤、黏液性 / 圆细胞脂肪肉瘤、子宫平滑肌肉瘤。③ 中度敏感：多形性脂肪肉瘤、黏液纤维肉瘤、上皮样肉瘤、多形性横纹肌肉瘤、平滑肌肉瘤、恶性外周神经鞘膜瘤、血管肉瘤、促结缔组织增生性小圆细胞肿瘤、头皮和面部的血管肉瘤。④ 不敏感：去分化脂肪肉瘤、透明细胞肉瘤。⑤ 极不敏感：腺泡状软组织肉瘤、骨外黏液性软骨肉瘤。

（2）药物和方案：尽管化疗新药不断涌现，但阿霉素 ± 异环磷酰胺仍是公认的 STS 一线化疗方案。紫杉醇、多西他赛、长春瑞滨被推荐用于治疗血管肉瘤。

（3）新辅助化疗：指在手术前给予的化疗，给药途径包括静脉给药、局部动脉灌注以及隔离肢体热灌注化疗等，比较适用于病理高级别、生长速度快、化疗相对敏感、肿瘤体积较大、位置较深、侵及周围组织和邻近关节以及预计术后肢体功能不佳或无法一期切除者。对部分化疗较为敏感的高危患者可能有一定生存获益。2022 年 CSCO 指南对非特指型软组织肉瘤（即除外以下三种类型肉瘤的统称：① 化疗高度敏感的肉瘤，如龙文肉、非多形性横纹肌肉瘤等；

② 化疗极不敏感的肉瘤，如腺泡状软组织肉瘤、骨外黏液性软骨肉瘤等；③ 需要特殊处理的肉瘤，如胃肠道间质瘤、侵袭性纤维瘤病等）中对化疗相对敏感、肿瘤体积较大、累及重要脏器、与周围重要血管神经关系密切、预计手术切除无法达到安全外科边界或切除后会造成重大机体功能残障甚至危及生命的高级别软组织肉瘤患者可以进行术前化疗，而一期手术可以达到安全外科边界下完整切除的患者不推荐术前化疗。

（4）辅助化疗：非多形性横纹肌肉瘤推荐按危险度级别选择化疗方案。未分化小圆细胞肉瘤（包括尤文肉瘤、伴有EWSB1-non-ETS融合的圆细胞肉瘤、CIC重排肉瘤、伴有BCOR遗传学改变的肉瘤）术后推荐辅助化疗，术前选择VDC/IE交替方案者术后维持原方案不变，与术前化疗一起共计49周。

非特指型软组织肉瘤术后辅助化疗存在争议，2022年CSCO指南对于Ⅲ期化疗敏感患者推荐术后化疗，Ⅱ期患者具备以下高危因素时也可考虑术后化疗：肿瘤位置深，肿瘤累及周围血管，包膜不完整或突破间室FNCLCC分级为G_3，局部复发二次切除术等。

（5）姑息性化疗：主要用于肿瘤局部晚期或术后局部复发后无法手术切除、患者无法耐受或拒绝手术、已出现多发性远处转移无法局部治疗的STS患者。进展期STS的治疗是以化疗为主的综合治疗，出现远处转移的STS患者预后极差，几乎不能治愈，中位生存期1年左右，3年生存率25%左右。与2003年Cochrane评价报告的一线多柔比星7.7～12.0个月的中位总生存相比，近年报道的中位总生存稳步提高：多柔比星Ⅲ期试验中多柔比星的中位总生存为20.4个月。相比之下，中位无进展生存总体上随着时间的推移保持稳定。与多柔比星相比，为降低毒性而开发的新型蒽环类药物并未改善中位总生存。此外，吉西他滨单药反应率（response rate，RR）为4%～8%、吉西他滨联合多西他赛RR为6%～20%，紫杉醇RR为12%、哌立福辛RR为5%，替西罗莫司RR为5%，12 g/m² 剂量的异环磷酰胺单药RR为17%，联用多柔比星后RR可以增加10%左右，然而该方案与也增加了3～4级毒性。

2）分子靶向和免疫治疗

2022年CSCO指南（**表7-2-8**）推荐安罗替尼（Ⅰ级1A类）、培唑帕尼（Ⅱ级1A类）和瑞戈非尼（Ⅱ级2B类）可以作为不可切除或晚期软组织肉瘤的二线治疗策略选择，但培唑帕尼和瑞戈非尼不推荐用于脂肪肉瘤，安罗替尼（Ⅰ级1A类）也可以作为腺泡状软组织肉瘤一线治疗。对于存在NTRK基因融合阳性患者，2022年NCCN指南推荐可一线使用拉罗替尼或恩曲替尼。

免疫治疗方面，目前还处于探索中。研究表明，软组织肉瘤中PD-1的表达与肿瘤的高分期有关，有着细胞质表达PD-1，而PD-L1为阴性的特征。对758例STS样本mRNA水平分析，结果PD-L1高的样本更多的是平滑肌肉瘤和脂肪肉瘤，高表达者表达无转移生存期短。PD-L1在STS中的表达也具有异质性，在一项针对82例STS患者的研究中，PD-L1阳性表达率为43%，不同的组织学亚型有显著差异，其中上皮样肉瘤最高（100%，7/7），其次是SS（53%，10/19）、横纹肌肉瘤（38%，12/32）和尤因肉瘤（33%，6/18）。SARC028研究表明，PD-L1表达与UPS接受免疫单药治疗较高的客观缓解率（objective response rate，ORR）相关。总体而言，免疫检查点抑制剂在软组织肉瘤中的反应率约20%，这一比例在腺泡状软组织肉瘤、血管肉瘤和去分化脂肪肉瘤中可能较高。

表 7-2-8 2022 年 CSCO 指南不可切除或转移性软组织肉瘤的靶向 / 免疫治疗药物列表

靶向药物	一线治疗	二线治疗
帕唑帕尼（pazopanib）	腺泡状软组织肉瘤	非脂肪肉瘤的软组织肉瘤
安罗替尼（anlotinib）	腺泡状软组织肉瘤	软组织肉瘤尤其滑膜肉瘤和平滑肌肉瘤
瑞戈非尼（regorafenib）		非脂肪肉瘤外的软组织肉瘤
拉罗替尼（larotrectinib）		NTRK 融合基因软组织肉瘤
伊马替尼（imatimib）	隆突性皮肤纤维肉瘤、胃肠道间质瘤	硬纤维瘤
舒尼替尼（sunitimib）	腺泡状软组织肉瘤	恶性孤立性纤维瘤、透明细胞肉瘤、促结缔组织增生小圆细胞肿瘤
索拉非尼（sorafenib）		硬纤维瘤、血管肉瘤、恶性孤立性纤维瘤
克座替尼（crizotinib）	炎性肌纤维母细胞瘤（IMT）	
贝伐珠单抗（bevacizumab）		血管肉瘤、上皮样血管内皮瘤、孤立性纤维瘤
依维莫司（everolimus）	恶性血管周上皮样细胞瘤	
西罗莫司（sirolimus）	恶性血管周上皮样细胞瘤	
哌柏西利（palbociclib）	腹膜后高分化 / 去分化脂肪肉瘤	
帕博利珠单抗（pembrolizumab）		腺泡状软组织肉瘤、未分化多形性肉瘤
阿特珠单抗（atezolizumab）	腺泡状软组织肉瘤	腺泡状软组织肉瘤

（三）特殊类型软组织肉瘤

1. 脂肪肉瘤

脂肪肉瘤包括多形性、黏液样、去分化和非典型脂肪瘤 / 高分化脂肪肉瘤。虽然多形性和黏液样脂肪肉瘤对化疗特别敏感，但去分化脂肪肉瘤的反应不同，非典型脂肪瘤或高分化脂肪肉瘤对化疗的反应较差。曲贝替定和艾立布林，这两种药物后线治疗都显示出优于达卡巴嗪的益处。其他治疗靶点包括 CDK4 和 MDM2，尽管早期临床试验表明反应率为 < 10%。2022 年NCCN 指南 Ⅰ 类推荐曲贝替定和艾立布林用于脂肪肉瘤二线治疗。

2. 平滑肌肉瘤

可起源于多个部位，包括子宫、腹膜后、胃肠道和脉管系统。子宫平滑肌肉瘤比其他类型对化疗敏感，例如多柔比星、达卡巴嗪和吉西他滨 / 多西他赛。与其他软组织肉瘤一样，平滑肌肉瘤的一线治疗为吉西他滨 / 多西他赛、多柔比星。法国肉瘤组 Ⅱ 期临床试验多柔比星联合曲贝替定对子宫和非子宫平滑肌肉瘤的疗效：部分缓解（PR）率为 59.6%，疾病稳定（SD）率为 27.7%，疾病控制率（DCR）为 87.2%。非子宫平滑肌肉瘤的完全缓解（CR）占 3.3%，PR 占 36.1%，SD 占 52.5%，疾病控制占 91.8%。2022 年 NCCN 指南 I 类推荐曲贝替定平滑肌肉瘤瘤二线治疗。

3. 血管肉瘤

以前的研究表明对紫杉烷的反应率最好。Ⅱ 期 ANGIOTAX 研究招募了 30 名患者，紫杉醇治疗后2个月和4个月的PFS分别为74%和45%，中位OS为8个月。多西他赛也已被普遍使用。在一项贝伐单抗Ⅱ期试验中，32名患者接受了两次PR治疗，11名患者接受了SD治疗，平均PFS为26周。对于化疗可能无法耐受的老年患者或一线治疗失败的老年患者，这些新药物可能是有价值的选择。虽然有联合治疗PR的病例报告，但多西他赛和贝伐单抗的试验未能提高生存率。

4. 横纹肌肉瘤

非多形性RMS主要分为胚胎型（ERMS）和腺泡型（ARMS）、梭型细胞/硬化性横纹肌肉瘤。

细胞遗传学及分子生物学研究表明，部分RMS中存在染色体易位t（2；13）（q35；q14）或t（1；13）（q36；q14）。这两种易位形成了相应的融合基因*PAX3-FKHR*和*PAX7-FKHR*。其中，*PAX3-FKHR*编码的PAX3-FKHR融合蛋白与预后不良相关。*PAX3-FOX01*阳性的患者比*PAX7-FOX01*阳性的患者预后差。因此，病理诊断为腺泡状者，建议完成*PAX3-FKHR*和*PAX7-FKHR*检测，可通过免疫荧光原位杂交（FISH）检测。

（1）低危组：不可切除患者推荐术前化疗，VAC（长春新碱+放线菌素D+环磷酰胺）或VA（长春新碱+更生霉素）方案。CCCG推荐辅助化疗在术后7d开始，每3周1疗程。第1个3周时注意病理会诊结果。

（2）中危组：不可切除患者推荐术前化疗，VAC或VAC/Ⅳ交替或VDC（长春新碱+多柔比星+环磷酰胺）/IE（异环磷酰胺+依托泊苷）交替，术后辅助化疗。

（3）高危组：方案特点为VAC/VI/VDC/IE交替。CCCG推荐前12周化疗以VAC为主，放疗期间应用VI（长春新碱+伊立替康），以提高局部治疗效果。后42周联合VDC（长春新碱+阿霉素+环磷酰胺）和IE（异环磷酰胺+依托泊苷）方案以巩固化疗。全部化疗在54周内完成，总疗程数超过12个时可考虑个体化调整方案。

（4）中枢侵犯组：VAI（长春新碱+多柔比星+异环磷酰胺）/VACa（长春新碱+放线菌素D+卡铂）/VDE（长春新碱+多柔比星+依托泊苷）/VDI（长春新碱+长春新碱+放线菌素D+异环磷酰胺）交替。CCCG推荐化疗前25周为密集治疗阶段，应用卡铂和异环磷酰胺（IFO）为主的化疗方案，达到较好的中枢渗透作用。全部化疗在48周后完成，总疗程数超过12个时考虑个体化调整方案。

多形性横纹肌肉瘤参照非特指形软组织肉瘤方案。

七、预后

STS总的5年生存率为60%～80%，影响预后的主要因素包括：① 年龄；② 肿瘤部位；③ 肿瘤大小；④ 组织学分级；⑤ 是否存在转移及转移部位。无转移者5年生存率约80%，初诊有转移者生存率约为15%。高危患者应在前2～3年每3～4个月进行一次非增强胸部CT随访，然后每6个月进行一次，最多5年，然后每年一次。对于低级别STS患者，应每6～12个月考虑一次胸部CT。

沈赞 林峰 姚阳 孙元珏（上海交通大学附属第六人民医院）

参考文献

［1］　Jaffe N. Historical perspective on the introduction and use of chemotherapy for the treatment of osteosarcoma ［J］. Adv Exp Med Biol, 2014, 804: 1-30.

［2］　Smeland S, Bielack SS, Whelan J, et al. Survival and prognosis with osteosarcoma: outcomes in more than 2000 patients in the EURAMOS-1 (European and American Osteosarcoma Study) cohort［J］. Eur J Cancer, 2019, 1990(109): 36-50.

［3］　郭卫, 邵增务, 张伟滨, 等. 软骨肉瘤临床循证诊疗指南. 中华骨与关节外科杂志［J］, 2018, 11: 302-311.

［4］　Ottaviani G, Jaffe N. The Etiology of Osteosarcoma［J］. Pediatric and Adolescent Osteosarcoma, 2010:15-32.

［5］　Synoradzki KJ, Bartnik E, Czarnecka AM, et al. TP53 in Biology and Treatment of Osteosarcoma［J］. Cancers, 2021, 13(17): 4284.

［6］　Chen X, Bahrami A, Pappo A, et al. Recurrent somatic structural variations contribute to tumorigenesis in pediatric osteosarcoma［J］. Cell Rep, 2014, 7(1): 104-112.

［7］　Xi Y, Qiao L, Na B, et al. Bone Cancer Incidence, Mortality, and Trends in Rural and Urban China［J］. Tumori, 2020,90: 78-84.

［8］　Toguchida J. Genetics of Osteosarcoma［J］. Osteosarcoma, 2016: 3-17.

［9］　Gill J, Gorlick R. Advancing therapy for osteosarcoma［J］. Nat Rev Clin Oncol, 2021, 18(10): 609-624.

［10］　Bramer JA, van Linge JH, Grimer RJ, et al. Prognostic factors in localized extremity osteosarcoma: a systematic review［J］. EurJ Surg Oncol, 2009, 35(10): 1030-1036.

［11］　中国临床肿瘤学会(CSCO). 经典形骨肉瘤诊疗指南［M］. 2020.

［12］　Kim SH, Shin KH, Moon SH, et al. Reassessment of alkaline phosphatase as serum tumor marker with high specificity in osteosarcoma［J］. Cancer Med, 2017, 6(6): 1311-1322.

［13］　Chen J, Sun M, Hua Y, et al. Prognostic significance of serum lactate dehydrogenase level in osteosarcoma: a meta-analysis［J］. Cancer Res Clin Oncol, 2014, 140: 1205-1210.

［14］　Fu Y, Lan T, Cai H, et al. Meta-analysis of serum lactate dehydrogenase and prognosis for osteosarcoma［J］. Medicine (Baltimore), 2018, 97(19):e0741.

［15］　Marais LC, Bertie J, Rodseth R, et al. Pre-treatment serum lactate dehydrogenase and alkaline phosphatase as predictors of metastases in extremity osteosarcoma［J］. J Bone Oncol, 2015, 4(3): 80-84.

［16］　Bacci G, Longhi A, Ferrari S, et al. Prognostic significance of serum lactate dehydrogenase in osteosarcoma of the extremity: experience at Rizzoli on 1421 patients treated over the last 30 years［J］. Tumori, 2004, 90 (5): 478-484.

［17］　Bacci G, Picci P, Ferrari S, et al. Prognostic significance of serum alkaline phosphatase measurements in patients with osteosarcoma treated with adjuvant or neoadjuvant chemotherapy［J］. Cancer, 1993, 71(4): 1224-1230.

［18］　NCCN Guidelines. Bone Cancer. 2022.

［19］　Casali PG, Bielack S, Abecassis N, et al. Bone sarcomas: ESMO-PaedCan-EURACAN Clinical Practice Guidelines for diagnosis, treatment and follow-up［J］. Ann Oncol, 2018, 29(Suppl 4): iv79-iv95.

［20］　Inkling. Abeloff's Clinical Oncology by John E. Niederhuber, James O. Armitage, James H. Doroshow,

Michael B. Kastan, and Joel E. Tepper,eBook on Elsevier eBooks for Practicing Clinicians［J］. Pediatr Blood Cancer, 2010, 54: 16-21.

［21］ Hongtao L, Hui Z, Bingshun W, et al. 18F-FDG positron emission tomography for the assessment of histological response to neoadjuvant chemotherapy in osteosarcomas: a meta-analysis［J］. Surg Oncol, 2012, 21(4): e165-e170.

［22］ Brookes MJ, Chan CD, Baljer B, et al. Surgical Advances in Osteosarcoma［J］. Cancers, 2021, 13(3): 388.

［23］ Enneking WF, Spanier SS, Goodman MA. A system for the surgical staging of musculoskeletal sarcoma［J］. Clin Orthop Relat Res, 1980, 153: 106-120.

［24］ AJCC Cancer Staging Manual. Springer Cham. 2017.

［25］ Cates JMM. Simple staging system for osteosarcoma performs equivalently to the AJCC and MSTS systems ［J］. J Orthop Res, 2018, 36(10): 2802-2808.

［26］ Mavrogenis AF, Abati CN, Romagnoli C, et al. Similar survival but better function for patients after limb salvage versus amputation for distal tibia osteosarcoma［J］. Clin Orthop Relat Res, 2012, 470(6): 1735-1748.

［27］ Bacci G, Ferrari S, Lari S, et al. Osteosarcoma of the limb. Amputation or limb salvage in patients treated by neoadjuvant chemotherapy［J］. J Bone Joint, 2002, 84(1): 88-92.

［28］ Simon MA, Aschliman MA, Thomas N, et al. Limb-salvage treatment versus amputation for osteosarcoma of the distal end of the femur［J］. J Bone Joint Surg Am, 1986, 68(9): 1331-1337.

［29］ Buddingh EP, Anninga JK, Versteegh MI, et al. Prognostic factors in pulmonary metastasized high-grade osteosarcoma［J］. Pediatr Blood Cancer, 2010, 54(2): 216-221.

［30］ Daw NC, Chou AJ, Jaffe N, et al. Recurrent osteosarcoma with a single pulmonary metastasis: a multi-institutional review［J］. Br Cancer, 2015, 112(2): 278-282.

［31］ Briccoli A, Rocca M, Salone M, et al. High grade osteosarcoma of the extremities metastatic to the lung: long-term results in 323 patients treated combining surgery and chemotherapy, 1985-2005 ［J］. Surg Oncol, 2010, 19(4): 193-199.

［32］ Brookes MJ, Chan CD, Baljer B, et al. Surgical Advances in Osteosarcoma［J］. Cancers(Basel), 2021, 13(3): 388.

［33］ Zhang Y, Yang J, Zhao N, et al. Progress in the chemotherapeutic treatment of osteosarcoma (Review)［J］. Oncol Lett, 2018, 16(5): 6228-6237.

［34］ Wu K, Yu B, Li D, et al. Recent Advances in Nanoplatforms for the Treatment of Osteosarcoma［J］. Front Oncol, 2022, 12: 805978.

［35］ Meyers PA, Schwartz CL, Krailo M, et al. Osteosarcoma: a randomized, prospective trial of the addition of ifosfamide and/or muramyl tripeptide to cisplatin, doxorubicin, and high-dose methotrexate［J］. J Clin Oncol,2005, 23(9): 2004-2011.

［36］ Le Deley MC, Guinebretière JM, Gentet JC, et al. SFOP OS94: a randomised trial comparing preoperative high-dose methotrexate plus doxorubicin to high-dose methotrexate plus etoposide and ifosfamide in osteosarcoma patients［J］. Eur J Cancer, 2007, 43(4): 752-761.

［37］ Whelan JS, Bielack SS, Marina N, et al. EURAMOS-1, an international randomised study for osteosarcoma: results from pre-randomisation treatment［J］. Ann. Oncol, 2015, 26(2): 407-414.

［38］ Gordon N, Felix K, Daw NC. Aerosolized Chemotherapy for Osteosarcoma［J］. Adv Exp Med Biol, 2020, 1257: 67-73.

［39］ Bielack SS, Bieling P, Erttmann R, Winkler K. Intraarterial chemotherapy for osteosarcoma: does the result really justify the effort?［J］Cancer Treat Res, 1993, 62: 85-92.

［40］ Wilkins RM, Cullen JW, Odom L, et al. Superior survival in treatment of primary nonmetastatic pediatric osteosarcoma of the extremity［J］. Ann Surg Oncol, 2003, 10(5): 498-507.

［41］ Xie L, Xu J, Sun X, et al. Apatinib for Advanced Osteosarcoma after Failure of Standard Multimodal Therapy: An Open Label Phase Ⅱ Clinical Trial［J］. Oncologist, 2019, 24(7):e542-e550.

［42］ Boye K, Longhi A, Guren T, et al. Pembrolizumab in advanced osteosarcoma: results of a single-arm, open-label, phase 2 trial［J］. Cancer Immunol. Immunother, 2021, 70(9): 2617-2624.

［43］ Meftahpour V, Aghebati-Maleki A, Fotouhi A, et al. Prognostic significance and therapeutic potentials of immune checkpoints in osteosarcoma［J］. EXCLIJ, 2022, 21: 250-268.

［44］ Chinese Society of Clinical Oncology. CSCO Guidelines: Soft Tissue Sarcoma［M］. 2022.

［45］ Casali P G, Abecassis N, Bauer S, et al. Soft tissue and visceral sarcomas: ESMO-EURACAN Clinical Practice Guidelines for diagnosis, treatment and follow-up［J］. Ann Oncol, 2018, 29(Suppl 4):iv268-iv269.

［46］ Yang Z, Zheng R, Zhang S, et al. Incidence, distribution of histological subtypes and primary sites of soft tissue sarcoma in China［J］. Cancer Biol Med, 2019, 16(3): 565-574.

［47］ Ferrari A, Sultan I, Huang TT,Ferrari, A. et al. Soft tissue sarcoma across the age spectrum: a population-based study from the Surveillance Epidemiology and End Results database［J］. Pediatr Blood Cancer, 2011, 57(6): 943-949.

［48］ Burningham Z, Hashibe M, Spector L, et al. The epidemiology of sarcoma［J］. Clin Sarcoma Res, 2012, 2: 1-16.

［49］ WHO Classification of Tumours Editoria. Soft Tissue and Bone Tumours. 2020.

［50］ 方三高,魏建国,陈真伟. WHO(2020)软组织肿瘤分类［J］. 临床与实验病理学杂志, 2020, 36: 1132-1134.

［51］ Brennan MF, Antonescu C R, Maki R G. Management of Soft Tissue Sarcoma［M］. New York: Springer, 2013.

［52］ Ezuddin NS, Pretell-Mazzini J, Yechieli RL, et al. Local recurrence of soft-tissue sarcoma: issues in imaging surveillance strategy［J］. Skeletal Radiol,2018, 47(12): 1595-1606.

［53］ Vibhakar AM, Cassels JA, Botchu R, et al. Imaging update on soft tissue sarcoma［J］. J Clin Orthop Trauma, 2021, 22: 101568.

［54］ Smolle MA, Leithner A, Bernhardt GA. Abdominal metastases of primary extremity soft tissue sarcoma: A systematic review［J］. World J Clin Oncol, 2020, 11(2): 74-82.

［55］ Crombé A, Le Loarer F, Stoeckle E, et al. MRI assessment of surrounding tissues in soft-tissue sarcoma during neoadjuvant chemotherapy can help predicting response and prognosis［J］. Eur J Radiol, 2018, 109: 178-187.

［56］ National Comprehensive Cancer Network［M］. NCCN Guidelines: Soft Tissue Sarcoma. 2022.

［57］ AJCC Cancer Staging Manual［M］. Springer Cham, 2017.

［58］ 中国抗癌协会小儿肿瘤专业委员会, 中华医学会儿科学分会血液学组, 中华医学会小儿外科学分会肿瘤组. 中国儿童及青少年横纹肌肉瘤诊疗建议(CCCG-RMS-2016)［J］. 中华儿科杂志, 2017, 55: 724-728.

［59］ 段超. 儿童及青少年横纹肌肉瘤多中心临床研究——CCCG-RMS-2016中期研究报告［J］. 中国小儿血液与肿瘤杂志, 2022, 27: 78-82+96.

［60］ Mrke A, Wang Y, Simmons C. Update on systemic therapy for advanced soft-tissue sarcoma［J］. Curr

Oncol, 2020, 27(Suppl 1): 25-33.

[61] Meyer M, Seetharam M. First-Line Therapy for Metastatic Soft Tissue Sarcoma [J]. Curr Treat Options Oncol, 2019, 20(1): 6.

[62] Bramwell VH, Anderson D, Charette ML; Sarcoma Disease Site Group. Doxorubicin-based chemotherapy for the palliative treatment of adult patients with locally advanced or metastatic soft tissue sarcoma [J]. Cochrane Database Syst Rev, 2003, 2003(3):CD003293.

[63] Tap W D, Wagner A J, Papai Z, et al. ANNOUNCE: A randomized, placebo (PBO)-controlled, double-blind, phase (Ph) III trial of doxorubicin (dox) + olaratumab versus dox + PBO in patients (pts) with advanced soft tissue sarcomas (STS) [J]. J Clin Oncol, 2019, 37(18_suppl):LBA3-LBA3.

[64] Judson I, Radford JA, Harris M, et al. Randomised phase II trial of pegylated liposomal doxorubicin (DOXIL/ CAELYX) versus doxorubicin in the treatment of advanced or metastatic soft tissue sarcoma: a study by the EORTC Soft Tissue and Bone Sarcoma Group [J]. Eur J Cancer, 2001, 37(7): 870-877.

[65] Chawla SP, Papai Z, Mukhametshina G, et al. First-Line Aldoxorubicin vs Doxorubicin in Metastatic or Locally Advanced Unresectable Soft-Tissue Sarcoma: A Phase 2b Randomized Clinical Trial [J]. JAMA Oncol, 2015, 1(9): 1272-1280.

[66] Torabi A, Amaya CN, Wians FH Jr, et al. PD-1 and PD-L1 expression in bone and soft tissue sarcomas [J]. Pathology (Phila.), 2017, 49(5): 506-513.

[67] Bertucci F, Finetti P, Perrot D, et al. PDL1 expression is a poor-prognosis factor in soft-tissue sarcomas [J]. Oncoimmunology, 2017, 6(3):e1278100.

[68] Kim C, Kim EK, Jung H, et al. Prognostic implications of PD-L1 expression in patients with soft tissue sarcoma [J]. BMC Cancer, 2016, 16: 434.

[69] Tawbi HA, Burgess M, Bolejack V, et al. Pembrolizumab in advanced soft-tissue sarcoma and bone sarcoma (SARC028): a multicentre, two-cohort, single-arm, open-label, phase 2 trial [J]. Lancet Oncol, 2017, 18(11): 1493-1501.

[70] Moreno Tellez C, Leyfman Y, D'Angelo SP, et al. Immunotherapy in Sarcoma: Where Do Things Stand? [J]. Surg Oncol Clin N Am, 2022, 31(3): 381-397.

[71] Dickson MA, Tap WD, Keohan ML, et al. Phase II trial of the CDK4 inhibitor PD0332991 in patients with advanced CDK4-amplified well-differentiated or dedifferentiated liposarcoma [J]. J Clin Oncol, 2013, 31 (16): 2024-2028.

[72] Pautier P, Floquet A, Chevreau C, et al. Trabectedin in combination with doxorubicin for first-line treatment of advanced uterine or soft-tissue leiomyosarcoma (LMS-02): a non-randomised, multicentre, phase 2 trial [J]. Lancet Oncol, 2015, 16(4):457-464.

[73] Penel N, Bui BN, Bay JO, et al. Phase II trial of weekly paclitaxel for unresectable angiosarcoma: the ANGIOTAX Study [J]. J Clin Oncol, 2008, 26(32): 5269-5274.

[74] Agulnik M, Yarber JL, Okuno SH, et al. An open-label, multicenter, phase II study of bevacizumab for the treatment of angiosarcoma and epithelioid hemangioendotheliomas [J]. Ann Oncol, 2013, 24(1): 257-263.

[75] 马晓莉, 汤静燕. 中国儿童及青少年横纹肌肉瘤诊疗建议(CCCG-RMS-2016)解读 [J]. 中华儿科杂志, 2017, 55: 735-737.

[76] Ardakani AHG, Woollard A, Ware H, et al. Soft tissue sarcoma: Recognizing a rare disease [J]. Cleve Clin J Med, 2022, 89(2): 73-80.

第八章　肝胆胰恶性肿瘤治疗进展

第一节　肝胆胰肿瘤流行病学简介

肿瘤是全球第一大疾病死因，根据 WHO GLOBOCAN 项目的计算，2020 年全球肿瘤疾病负担为：估计新发病例 1 930 万，死亡病例 1 000 万，全球每年有 1/8 的男性和 1/11 的女性因癌症死亡。《健康中国 2030 规划纲要》提出要将提高癌症 5 年生存率 15 个百分点作为 2030 年的目标之一。在肝胆胰肿瘤中，2020 年全球估计新发肿瘤病例统计：原发性肝癌新发病例为 905 677 例，为常见恶性肿瘤第六位，胰腺癌新发病例 495 773 例，为常见恶性肿瘤第十三位，胆道系统恶性肿瘤共计 115 949 例。在新增死亡病例中，肝癌是位列第二位的常见瘤种，死亡例数达 830 180 例；胰腺癌新增死亡 466 003 例，是第七位的常见瘤种，胆道系统恶性肿瘤死亡病例为 84 695 例。肝胆胰恶性肿瘤的疾病负担极为严峻。

在中国，肝胆胰恶性肿瘤的疾病负担更为严峻。肝癌是中国疾病负担最大的恶性肿瘤之一。2020 年估算肝癌新发病例为 410 038 例，是第四位的常见恶性肿瘤，且造成了 391 152 例新增死亡，位列第二位；胰腺癌新发病例达 124 994 例，新增死亡 121 853 例，分别位列常见恶性肿瘤的第九位和第六位。2020 年估算中国胆道系统恶性肿瘤的新发病例和新增死亡数分别为 28 923 例和 23 297 例。

因此，本章节主要熟悉肝胆胰恶性肿瘤的诊治原则，了解肝胆胰恶性肿瘤的诊治进展等相关内容，以期更好推地动肝胆胰恶性肿瘤的转化研究和临床研究，提高肝胆胰恶性肿瘤的诊治水平。

第二节　原发性肝癌的综合诊治进展

原发性肝癌（primary liver cancer，PLC）是全世界范围内最常见的消化系统恶性肿瘤之一，预后很差，发病率与病死率之比达到 1∶0.9。在北美国家和地区其 5 年生存率约为 15%，而在我国仅有约 12%，严重威胁我国人民的生命健康质量。原发性肝癌的病理类形主要是肝细胞癌（hepatocellular carcinoma，HCC），少数为肝内胆管癌和混合型。

一、肝癌的筛查

在我国，肝癌的高危人群主要由乙型肝炎病毒和（或）丙型肝炎病毒感染、酗酒（酒精性肝病）、非酒精脂肪性肝炎、黄曲霉素、血吸虫病等导致的肝硬化以及有肝癌家族史的人群组成。近年来研究提示，糖尿病、肥胖、吸烟和药物性肝损伤也是原发性肝癌的危险因素。因此对于肝癌高危人群，应定期进行筛查。主要的筛查方式包括血清AFP等肿瘤标志物和肝脏超声检查，阳性患者应进一步腹部增强CT/MRI检查。

二、肝癌的影像学和实验室检查和病理诊断

在MRI或CT增强扫描动脉期，肝占位呈不均匀明显强化（偶见均匀明显强化），门脉期和（或）实质平衡期扫描则强化明显减弱，这种"快进快出"的增强方式是原发性肝细胞癌的诊断特点。血清甲胎蛋白（alpha-fetoprotein，AFP）阳性是指AFP ≥ 400 ng/ml，且排除慢性或活动性肝炎、肝硬化、睾丸或卵巢胚胎源性肿瘤以及妊娠等。对于缺乏典型的影像学特征或需要明确起源的肝内占位性病变，应通过肝穿刺活检获得病理诊断以明确诊断、指导治疗及判断预后。一般采用肝穿刺空芯针活检（相较细针，可获取更大的组织，降低假阴性率，并提供分子病理学的条件）。常见的肝细胞性标志物包括Hep Par-1、GPC-3、CD10、Arg-1和GS等，与胆管细胞鉴别的标志物有CK7、CK19和MUC-1等。

三、肝癌的诊断分期

正确分期并根据分期治疗是肝癌患者最大获益的重要保证，分期主要根据肝脏肿瘤的数目、大小、血管侵犯、肝外转移、Child-Pugh分级以及体力状况评分6个因素综合判定肿瘤分期。BCLC分期是常用的国际公认肝癌分期方式。根据Child-Pugh分级将患者肝功能分为ABC三级，我国根据国情结合BCLC分期和Child-Pugh分级指定了原发性肝癌诊疗的推荐流程，如**图8-2-1**所示。

四、早期肝癌的手术治疗

外科手术是肝癌患者重要的治疗手段，特别是早期肝癌患者（Ⅰ期、Ⅱa期）的首选治疗方案；手术可提高肝癌患者生存期；然而，肝癌手术术后复发率较高，复发是术后患者生存的重要影响因素。

肝切除手术的基本原则包括以下几点。

（1）彻底性：完整切除肿瘤，切缘无残留肿瘤。单发肝癌，周围界限较清楚或有假包膜形成，受肿瘤破坏的肝体积 < 30%；或虽受肿瘤破坏的肝体积 > 30%，但无瘤侧肝脏已有明显代偿性增大， > 50%全肝体积。多发性肿瘤，肿瘤结节数目 < 3个，且局限于肝脏的某一段或某一叶内。影像学检查无肝段以上的脉管受侵犯。无肝外转移性肿瘤，或仅有可切除的单个转移肿瘤。

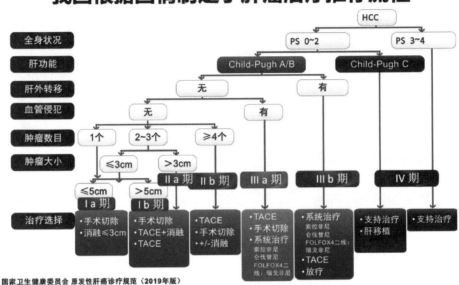

图 8-2-1　原发性肝癌诊疗的推荐流程

（2）安全性：保留有足够功能肝组织（具有良好血供、良好的血液和胆汁回流）以便术后肝功能代偿，降低手术死亡率及减少手术并发症。

（3）适应证：肝脏储备功能良好的Ⅰa期、ⅠB期和Ⅱa期肝癌是手术切除的首选适应证。Ⅱb期肝癌患者，如果肿瘤局限在同一段或同侧半肝者，或可同时行术中射频消融处理切除范围外的病灶，即使肿瘤数目＞3枚，手术切除有可能获得比其他治疗方式更好的效果，但需更谨慎的术前评估。

除了手术治疗，临床部分患者还可以选择肝移植与消融治疗，肝移植术的适用范围仍需要更高级别的循证医学证据。局部消融治疗包括射频消融（RFA）、微波消融（MWA）冷冻治疗（CRA）、无水乙醇注射治疗（PEI）等多种治疗方式，常适用于单个肿瘤直径≤5 cm；或肿瘤结节≤3个、最大肿瘤直径≤3 cm；无血管、胆管和邻近器官侵犯以及远处转移且肝功能分级为Child-Pugh A 或 B 级的患者。

五、肝切除术后辅助治疗策略

由于肝癌患者进行肝切除术后5年复发率高达50%～70%，降低术后复发率是提高肝癌整体疗效的关键。通常将术后复发的模式分为早期复发和晚期复发。术后2年之内的复发属于早期复发，其高危因素有微血管侵犯、非解剖性肝切除、肿瘤较大（直径＞5 cm）、残余微小病灶以及血清AFP＞32 ng/ml等；术后2年之后的复发为晚期复发，其高危因素有慢性病毒性肝炎活动、肝硬化进展以及多发性瘤灶等。现阶段尚无全球公认的肝癌术后辅助治疗方案。对于具有高危复发因素的患者，临床上给予高度重视，往往积极采取干预措施（**表8-2-1**），希望能够阻止或者推迟复发，包括抗病毒药物、肝动脉介入治疗、含奥沙利铂的系统化疗、分子靶向治疗药物以及中医药治疗等，可能有一定的疗效，但是除了抗病毒药物治疗之外，其他治疗尚缺乏强有力的循证医学证据充分支持。因此，仍然提倡多学科合作和个体化的综合治疗，而基于遗传信息的精准肿瘤学治疗是未来的发展方向。

表 8-2-1　肝切除术后辅助治疗策略

临床问题	Ⅰ级推荐	Ⅱ级推荐	Ⅲ级推荐
介入治疗	TACE（2 A 类证据）		
免疫治疗		Alpha-干扰（2 A 类证据） CIK 细胞（2 A 类证据）	胸腺肽-alpha1（3 类证据）
化疗和靶向治疗			单药或联合化疗（3 类证据） 索拉非尼（2 B 类证据）
现代中药制剂		槐耳颗粒（1 B 类证据）	

六、中期肝癌的 TACE 治疗

经肝动脉介入治疗主要包括肝动脉栓塞（transcatheter arterial embolization，TAE）、肝动脉栓塞化疗（transcatheter arterial chemoembolization，TACE）和肝动脉灌注化疗（hepatic arterial infusion chemotherapy，HAIC）。TACE 是公认的肝癌非手术治疗中最常用的方法之一，HAIC 亦已有多项临床研究证明有效。复发是 TACE 治疗肝癌患者生存期的影响因素；TACE 联合索拉菲尼可有效延长肝癌患者生存期。

表 8-2-2　中期肝癌的 TACE 治疗策略

临床分期	分层	Ⅰ级推荐	Ⅱ级推荐	Ⅲ级推荐
Ⅰ 期	Ⅰa		TACE 不合适/拒绝外科切除、肝移植与消融治疗（2 A 类证据）	
	Ⅰb			HAIC 单个肿瘤最大径 ＞7 cm 且拒绝/不适合外科切除（2 B 类证据）
Ⅱ 期	Ⅱa			
	Ⅱb	TACE（1 A 类证据）	TACE 联合索拉非尼（2 A 类证据）	
Ⅲ 期	Ⅲa		TACE 门静脉主干不全性阻塞，或者虽然完全阻塞但是肝动脉与门静脉间代偿性侧支血管形成（2 A 类）； HAIC+ 系统治疗（2 A 类证据）	HAIC 用于拒绝索拉非尼等分子靶向治疗/系统化疗，或分子靶向治疗/系统化疗无效患者（2 B 类证据） 对于部分已有肝外转移的肝癌患者，可以酌情使用 HAIC 治疗（2 B 类证据）
	Ⅲb		TACE+ 系统治疗（2 A 类证据）	
Ⅳ 期	Ⅳ		TACE/HAIC 无法/拒绝行肝移植治疗（2 A 类证据）	

七、晚期肝癌的全身治疗策略的选择

对于放射治疗，一般认为，小肝癌立体定向放疗可以作为根治性放疗选择，而中晚期肝癌放疗大多属于姑息性放疗。

晚期肝癌主要依靠药物治疗（**图8-2-2**），一线和二线治疗策略选择如**表8-2-3**、**表8-2-4**所示。

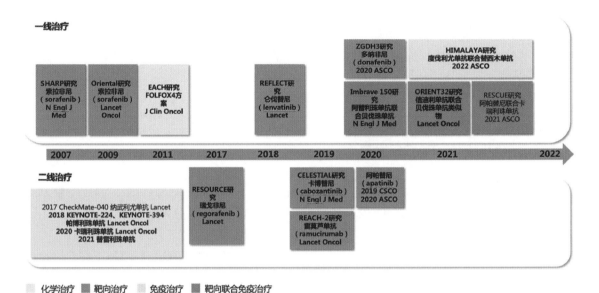

图 8-2-2　晚期肝癌治疗

表 8-2-3　晚期一线治疗策略

分层	Ⅰ级推荐	Ⅱ级推荐	Ⅲ级推荐
肝功能Child-Pugh A级或较好的B级（≤7分）	索拉非尼（1A类证据） 奥沙利铂为主的系统化疗（1A类证据） 仑伐替尼（1A类证据） 多纳非尼（1A类证据） 信迪利单抗联合贝伐珠单抗生物类似物（1A类证据） 阿替利珠单抗联合贝伐珠单抗（1A类证据） 度伐利尤单抗联合替西木单抗（1A类证据） 阿可拉定（1B类证据）	亚砷酸注射液（2A类证据）等	仑伐替尼联合帕博利珠单抗或纳武利尤单抗（2B类证据）； 奥沙利铂为主的系统化疗联合卡瑞利珠单抗（2B类证据）； 索拉非尼联合奥沙利铂为主的系统化疗（2A类证据）
肝功能Child-Pugh B级（>7分）和C级	阿可拉定（1B类证据） 具有肝癌适应证的现代中药制剂；传统中医辨证论治；最佳支持治疗（BSC）；姑息治疗（2A类证据）		

表 8-2-4 晚期二线治疗策略

分层	Ⅰ级推荐	Ⅱ级推荐	Ⅲ级推荐
肝功能Child-Pugh A级或较好的B级（≤7分）	瑞戈非尼（1A类证据）帕博利珠单抗（1A类证据）其他PD-1单抗（卡瑞利珠单抗等、替雷利珠单抗等）（2A类证据）阿帕替尼（1A类证据）	雷莫芦单抗（限于AFP≥400 ng/ml的HCC）（1A类证据）；卡博替尼（1A类）；既往使用过索拉非尼者，可考虑卡瑞利珠单抗联合FOLFOX4方案（2A类证据）；既往使用过奥沙利铂为主的方案者，可考虑卡瑞利珠单抗联合阿帕替尼（2B类证据）；奥沙利铂为主的系统化疗（既往未曾使用过）（2B类证据）	纳武利尤单抗联合伊匹木单抗（2A类证据）；索拉非尼联合奥沙利铂为主的系统化疗（既往未曾使用过）（2B类证据）
肝功能Child-Pugh B级（>7分）和C级	具有肝癌适应证的现代中药制剂；传统中医辨证论治；最佳支持治疗（BSC）；姑息治疗（2A类证据）		

（1）索拉非尼：是晚期HCC的标准一线治疗选择。两项大型、随机对照的国际多中心临床试验SHARP研究和Oriental研究的结果均表明，索拉非尼能够延缓晚期HCC肿瘤进展，延长患者的生存期。SHARP研究入组了602例未接受过系统治疗的晚期HCC患者，随机接受索拉非尼400 mg bid或安慰剂，结果：中位生存期（mOS）在索拉非尼组和安慰剂组分别为10.7个月 vs. 7.9个月（$P<0.001$），中位至疾病进展时间（mTTP）分别为5.5个月 vs. 2.8个月（$P<0.001$）。Oriental研究入组226例未接受过系统治疗的晚期HCC患者，2:1随机接受索拉非尼或安慰剂治疗，两组mOS分别为6.5个月 vs. 4.2个月（$P<0.001$），mTTP分别为2.8个月 vs. 1.4个月（$P<0.001$）。因此，2007年以来，索拉非尼已经获得包括我国在内的全球180多个国家/地区的药监部门批准，用于一线治疗无法手术或远处转移的HCC患者，并且列入多国的肝癌临床实践指南和专家共识进行推荐。在患者情况允许的情况下，以索拉非尼治疗为基础，考虑索拉非尼联合其他治疗，以提高疗效优选患者BCLC C1期可TACE联合索拉非尼治疗，非优选BCLC C2期可单用索拉非尼。临床上，以索拉非尼联合TACE治疗最为常用，其安全性和疗效已被多个研究所证实。

（2）FOLFOX4：一项开放标签、随机对照的国际多中心Ⅲ期临床研究（EACH研究）共纳入371例不适于手术或局部治疗的晚期HCC患者，其中中国患者占75%。结果表明：与单药阿霉素相比，FOLFOX 4方案治疗显著提高了患者的中位无进展生存期（mPFS）（1.77个月 vs.2.93个月，$P<0.001$）、客观缓解率（ORR）（2.67% vs. 8.15%，$P=0.02$）和疾病控制率（DCR）（31.55% vs. 52.17%，$P<0.0001$）；进一步随访7个月后的分析显示FOLFOX4组的OS续有获益（6.47个月 vs. 4.90个月，$P=0.04$）。主要的目标人群即中国患者群中，FOLFOX4组的mOS显著延长（5.9个月 vs. 4.3个月，$P=0.0281$），同时，mPFS、ORR和DCR也继续显示出明显的优势。在毒性方面，FOLFOX4组的中性粒细胞减少和神经毒性发生率略高于对照组，但两组患者的3/4级不良事件发生率并无明显差异。因此，2013年3月12日，国家药品监督管理局已正式批准含奥沙利铂的FOLFOX4方案用于治疗晚期肝癌的新适应证。

（3）仑伐替尼（REFLECT研究）：一线治疗不可手术切除晚期肝癌患者，主要终点OS不劣于索拉非尼，次要终点PFS、TTP、ORR均显著优于索拉非尼。在中国亚组和HBV感染患者中，仑伐替尼的优势更加显著，我国肝癌发病率、病死率均居世界首位，且绝大多数肝癌均为HBV相关，相比索拉非尼，仑伐替尼将是更合适的选择。

（4）CELESTIAL研究：卡博替尼（c-MET抑制剂）治疗组患者mOS = 8.2个月，试验达到了主要研究终点，有望批准用于二线治疗系统治疗失败的晚期肝癌。

（5）疫治疗：2017年9月3日FDA批准纳武单抗（Nivolumab）用于接受过索拉非尼治疗后的肝细胞癌患者，这标志着肝癌的免疫治疗时代正式来临。目前还有多项以免疫治疗为主的联合治疗研究正在进行。

第三节　胆道系统恶性肿瘤的综合诊治进展

胆道恶性肿瘤（biliary tract cancer，BTC）包括肝内胆管癌（IH）、肝外胆管癌（EH）和胆囊癌，约占消化系统肿瘤的8.5%。胆道恶性肿瘤绝大多数为腺癌，侵袭性强，发现时多为晚期，预后极差，5年生存率约为5%。

一、胆道恶性肿瘤的筛查与诊断

胆囊癌的危险因素包括胆囊结石、息肉、慢性胆囊炎、肥胖、糖尿病等。临床超声检查是首选的检查方法，用于初步诊断及长期随访，对于可疑占位或胆管扩张或血清CEA、CA19-9升高的患者，应进一步行腹盆腔增强CT或MRI检查。

二、早期胆管系统恶性肿瘤的外科手术治疗

根治性手术切除是唯一治愈胆管癌的方法，诊断时仅有13% ~ 55%的患者能手术切除。与其他肿瘤的根治性手术切除一样，BTC的根治性手术切除也要求达到R0切除，方法包括肝段切除、半肝切除、扩大肝切除、尾状叶切除等联合或部联合区域淋巴结清扫。尽管手术切除可以达到根治目的，研究发现约50%患者在根治性手术后出现复发。因此BTC的术后辅助治疗也至关重要。

三、胆管系统恶性肿瘤的系统治疗

（1）新辅助化疗：鼓励参加临床研究。近期研究报道新辅助放化疗可以是局部进展的BTC降期以满足手术切除的要求，但其延长患者生存时间的作用仍存在争议。

（2）辅助化疗：卡培他滨是胆道恶性肿瘤术后辅助治疗的首选药物。根据BILCAP研究，入组根治性切除术的肝内外胆管癌以及肌层浸润性胆囊癌的患者中，口服卡培他滨组对比观察

组的mOS（51.1个月 vs. 36.4个月）。

表 8-3-1　晚期姑息性化疗

分层	Ⅰ级推荐	Ⅱ级推荐	Ⅲ级推荐
可耐受强烈化疗的患者	吉西他滨联合顺铂（1A类）[1] 吉西他滨联合替吉奥（1A类）[2] 卡培他滨+奥沙利铂（1A类）[3]	吉西他滨+顺铂+白蛋白紫杉醇（2B类）[4] 吉西他滨+顺铂+替吉奥（2B类）[5,6] 吉西他滨+奥沙利铂（2A类）[7] 5-FU+奥沙利铂（2A类） 5-FU+顺铂（2A类） 卡培他滨+顺铂（2A类） 吉西他滨+卡培他滨（2A类） 吉西他滨或5-FU为基础的方案（2A类） 吉西他滨+白蛋白紫杉醇（仅限于胆管癌）（2A类） NTRK基因融合阳性肿瘤 恩曲替尼[8] 拉罗替尼[9] MSI-H/dMMR肿瘤 帕博利珠单抗[10] 卡瑞利珠单抗联合GEMOX（2B类）[11,12]	纳武利尤单抗+吉西他滨+顺铂（2A类） CEMOX+仑伐替尼+特瑞普利单抗（2B类）[13] 参加临床试验
不能耐受强烈化疗的患者	吉西他滨单药（1B类）	替吉奥/5-FU/卡培他滨单药（2A类）	

（3）晚期一线化疗的三个方案包括吉西他滨联合顺铂（ABC-02研究），吉西他滨联合替吉奥（JCOG1113/FUGA-BT研究），卡培他滨+奥沙利铂（**表8-3-1**）。2010年，ABC-02研究结果显示，吉西他滨联合顺铂（GC方案）治疗BTC相比于单药吉西他滨，能明显延长其生存时间，mOS分别为11.7个月和8.1个月（$P < 0.001$）。因此，GC方案至今仍被认为是BTC的标准一线全身化疗方案。此外，JCOG113研究结果显示，吉西他滨联合替吉奥（GS方案）治疗晚期BTC的效果与GC方案相当，mOS分别为15.1个月和13.4个月（$P = 0.046$）。另一项Ⅲ期临床研究结果显示，卡培他滨联合奥沙利铂（XELOX方案）与吉西他滨联合奥沙利铂（GEMOX方案）在治疗进展期BTC方面疗效相当，mOS分别为10.4个月和10.6个月（$P = 0.131$），因此也被推荐一线选择。

2022年ASCO GI学会上首次报道了TOPAZ-1（NCT03875235）研究，该研究是全球第一个评估晚期BTC一线免疫疗法+GemCis的Ⅲ期研究。研究结果显示：对比标准化疗，度伐利尤单抗联合化疗可带来显著的生存获益，且安全性良好；接受度伐利尤单抗联合化疗治疗的患者，大约有25%在两年时仍然存活，这一比例在接受标准化疗的患者中仅有10%，疗效翻倍。

第四节　胰腺癌的综合诊治进展

一、胰腺癌综合诊治原则

（一）多学科参与

肿瘤内科、肿瘤外科、放射科、影像科和病理科等专家共同参与。

（二）全面评估

根据肿瘤分子生物学特征（BRCA胚系突变等）、病理类型、临床分期等，值得注意的是胰腺癌有别于其他肿瘤，体能状况评估尤为重要，决定了整个治疗策略的制定。全面体能状态评估应该包括体能状态评分（performance status，PS）、疼痛、胆道梗阻和营养状况4个方面。体能状态良好标准如下：① ECOG评分≤2分；② 疼痛控制良好，疼痛数字分级法（NRS）评估值≤3；③ 胆道通畅；④ 体重稳定。

（三）合理计划综合治疗

制定科学、合理的诊疗计划，积极应用手术、放疗、化疗、介入以及分子靶向药物等手段综合治疗，以期达到治愈或控制肿瘤发展、改善患者生活质量、延长生存时间的目的。

二、胰腺癌的诊断

（1）症状与实验室检查：多数胰腺癌患者起病隐匿，可表现为上腹部不适、隐痛、消化不良或腹泻，需与其他消化系统疾病鉴别诊断。在体格检查方面，一般无明显体征，当疾病处于进展期时，可出现黄疸、肝脏增大、胆囊肿大、上腹部肿块以及腹水等阳性体征。实验室检查包括：① 肿瘤标志物检查，与胰腺癌诊断相关的肿瘤标志物有糖类抗原CA19-9、癌胚抗原CEA、糖类抗原CA125等。其中CA19-9是胰腺癌患者最重要的肿瘤标志物（见5.2）；② 生化检查，关注肝功能的变化，特别是肿瘤阻塞胆管时。如果被诊断为胰腺癌，对年轻患者应详细询问家族史，必要时进行遗传筛查。

（2）影像学检查：影像学主要用于胰腺癌的初步诊断、术前分期和评估随访。协助诊断胰腺癌的医学影像学技术和手段较多，包括B超、CT、MRI、ERCP、PET-CT和EUS等，其特点各不相同。由于各种检查技术的特点不同，选择时应遵循"完整（显示整个胰腺）、精细（层厚2~3 mm的薄层扫描）、动态（动态增强、定期随访）、立体（多轴面重建，全面了解毗邻关系）"的基本原则。不推荐PET-CT作为胰腺癌诊断的常规检查手段，对疑似有远处转移而高质量的CT/MRI检查仍无法确诊的患者，推荐进行PET-CT扫描检查。如果影像学和多学科讨论难以初步诊断或分期的患者，可考虑EUS-FNA、腹腔镜或开放手术探查。根据影像学表现可初步分为：可切除胰腺癌、临界可切除胰腺癌、局部晚期胰腺癌和转移性胰腺癌。

（3）病理学诊断：组织病理学和（或）细胞学是确诊胰腺癌的唯一依据，应尽可能在抗肿瘤治疗前获得病理学检查结果。考虑临床实际情况，有时无法获得组织病理学或细胞学依据，可结合病史、临床表现、实验室检查和影像学检查，由MDT讨论后慎重做出临床初步诊断。如MDT不能做出一致性诊断时，建议动态观察，严密随访复查。获取组织病理学和（或）细胞学诊断的方法：① 手术活检，是获取组织病理学诊断的可靠方法。② 穿刺活检术，对无法手术获得组织的患者，建议影像引导下经皮穿刺或超声内镜引导下穿刺，获得组织病理学或细胞学标本。对有转移病灶的患者，原发病灶获取和诊断困难，推荐对转移病灶活检。③ 脱落细胞学检查，通过胰管细胞刷检、胰液收集检查、体腔积液化验等方法获得细胞病理资料。

三、胰腺癌外科治疗原则

手术目的是R0切除。根据综合诊治的原则，术前应进行多学科讨论，充分评估可切除性，包括肿瘤是否有远处转移。对疑似有远处转移但高质量影像学检查无法确诊的患者，可考虑PET-CT检查。

可切除胰腺癌的定义：通过影像学检查，判断肿瘤可根治切除的标准是无远处转移，肿瘤未浸润动脉（腹腔干、肠系膜上动脉或肝总动脉），且肿瘤未浸润肠系膜上静脉和门静脉，或紧贴肠系膜上静脉和门静脉≤180°且轮廓正常。

四、胰腺癌的内科治疗原则

根据综合诊治的原则，应进行多学科讨论评估，包括患者体能状况、肿瘤分期及分子标志物检查结果，制定内科治疗计划。

（一）术后辅助化疗

表8-4-1　术后治疗策略

临床问题	Ⅰ级推荐	Ⅱ级推荐	Ⅲ级推荐
体能状态良好	① 吉西他滨联合卡培他滨（1A类证据） ② mFOLFIRINOX（1A类证据） ③ 吉西他滨单药（1A类证据） ④ 替吉奥单药（1A类证据）	① 以吉西他滨为基础的其他联合用药方案 ② 参加临床试验	
体能状态较差	① 吉西他滨单药（1A类证据） ② 氟尿嘧啶类药物（1A类证据）	① 参加临床试验 ② 观察	

与单纯手术相比，胰腺癌术后辅助化疗具有明确的疗效，可以防止或延缓肿瘤复发，提高术后长期生存率，因此，积极推荐术后实施辅助化疗（表8-4-1），且辅助治疗应在术后12周内开始。对于体能状态良好的患者，可以考虑联合化疗。2017年发表在Lancet的ESPAC-4临床研究中，吉西他滨联合卡培他滨（GX）对比吉西他滨（G）辅助治疗胰腺癌根治术后患者，对于主要研究终点OS，GX显著优于G（28.0个月 vs. 25.5个月，$P=0.032$），并且GX组

的5年生存率达到28.8%。2018年发表在《新英格兰杂志》的PRODIGE 24/CCTG PA.6临床研究中，mFOLFIRINOX对比吉西他滨单药治疗胰腺癌根治术患者，mFOLFIRINOX组的DFS长于吉西他滨组（21.6个月 vs. 12.8个月，$P < 0.0001$），3年无病生存率更高（39.7% vs. 21.4%），mFOLFIRINOX组的中位OS更长（54.4个月 vs. 35.0个月，$P = 0.003$）。

（二）新辅助化疗

　　目前，新辅助化疗主要为探索性临床研究，尚缺乏随机对照的大型多中心研究。对于可能切除的胰腺癌患者，如体能状况良好，可以采用联合化疗方案或单药进行术前治疗，降期后再行手术切除。通过新辅助治疗后仍无法手术切除者，后续即采用晚期胰腺癌的一线化疗方案。晚期胰腺癌的一线治疗方案如**表8-4-2**所示，二线治疗方案如**表8-4-3**所示。

表8-4-2　晚期胰腺癌一线治疗方案

分层	Ⅰ级推荐	Ⅱ级推荐	Ⅲ级推荐
体能状态良好	GEM+白蛋白结合型紫杉醇（1A类证据） GEM（1A类证据） FOLFIRINOX方案（1A类证据） 替吉奥单药（1A类证据） 吉西他滨+尼妥珠单抗（KRAS野生型）（1A类证据） 含铂类的方案（存在BRCA1/2胚系突变），对于治疗≥16周后仍无疾病进展的患者，考虑奥拉帕利维持治疗（1A类证据）	① GEM联合替吉奥方案（1B类证据） ② GEM联合尼妥珠单抗（2A类证据） ③参加临床研究	① GEM联合厄洛替尼方案（1A类证据） ② GEM联合CAP方案（1B类证据） ③其他方案：GEM+顺铂；固定剂量率GEM、多西他赛、卡培他滨；氟尿嘧啶类+奥沙利铂
体能状态较差	① GEM（1A类证据） ②替吉奥单药（1A类证据） ③吉西他滨+尼妥珠单抗（KRAS野生型）（1A类证据） ④最佳支持治疗 ⑤参加临床研究	靶向PD-1/PD-L1免疫检查点（MSI-H/dMMR）（1B类证据）	

表8-4-3　晚期胰腺癌二线治疗方案

分层	Ⅰ级推荐	Ⅱ级推荐	Ⅲ级推荐
体能状态良好	①纳米脂质体伊立替康+5-FU/LV（1A类证据） ②一线使用GEM为基础的方案，二线建议以5-FU+LV+脂质体伊立替康基础的方案 ③一线使用5-FU类为基础的方案，二线建议使用GEM为基础的方案 ④对于术后发生远处转移者，若距离辅助治疗结束时间＞6个月，除选择原方案全身化疗外，也可选择替代性化疗方案 ⑤参加临床研究	将一线未使用方案用于二线治疗	
体能状态较差	① GEM单药 ②氟尿嘧啶类为基础的单药化疗 ③最佳支持治疗		

对于转移性胰腺癌，治疗目的和原则包括：① 对于转移性胰腺癌，以化学治疗为基础的综合治疗有利于减轻症状、延长生存期和提高生活质量；② 对于寡转移胰腺癌，以化疗为基础，放疗对病灶选择性治疗的综合治疗更有利于减症、提高局部控制率和延长生存期。

近期多项临床研究提示，一线化疗后使用维持治疗可使患者获益。根据POLO临床研究，对于存在BRCA1/2胚系突变的患者，在一线含铂类方案化疗后使用奥拉帕利维持治疗可显著延长PFS（7.4个月 vs. 3.8个月，$P=0.004$）。一项国内开展的Ⅱ期临床研究发现，在晚期胰腺癌中，白蛋白结合型紫杉醇联合替吉奥（NS方案）一线治疗后替吉奥（S）维持治疗，PFS为6.2个月，OS为13.6个月。另一项国外开展的Ⅱ期临床研究发现，白蛋白结合型紫杉醇联合吉西他滨（GN方案）后吉西他滨（G）维持治疗，PFS为6.4个月，OS为13.4个月。MPACT（Ⅲ期临床试验）显示：861例转移性胰腺癌患者，随机接受白蛋白结合型紫杉醇联合GEM或GEM单药治疗，结果显示，GEM+白蛋白结合型紫杉醇的mOS为8.7个月，GEM单药为6.6个月（HR=0.72，95%CI 0.62～0.83，$P<0.001$），两组差异有统计学意义，在转移性胰腺癌初治患者中，GEM联合白蛋白结合型紫杉醇的mOS较GEM单药明显延长，且耐受性良好。奥沙利铂+伊立替康+5-FU/亚叶酸钙联合方案（FOLFIRINOX）：324例PS 0～1转移性胰腺癌患者，随机采用FOLFIRINOX或GEM方案，比较并评估其疗效。FOLFIRINOX的mOS为11.1个月，GEM组为6.8个月（$P<0.001$）。与GEM治疗相比，FOLFIRINOX方案的毒性反应发生率较高，是体力状况良好的转移性胰腺癌患者的治疗选择之一。纳米脂质体伊立替康+5-FU/LV：NAPOLI-1研究为随机对照Ⅲ期临床研究。纳米脂质体伊立替康+5-FU/LV的mOS为6.1个月，5-FU/LV为4.2个月（HR=0.67，$P=0.012$），两组差异有统计学意义。NAPOLI-1研究共纳入亚洲患者132例（韩国和中国台湾），近期发布了亚洲患者的亚组分析，结果显示，纳米脂质体伊立替康+5-FU/LV的mOS为8.9个月，5-FU/LV为3.7个月（HR=0.51，$P=0.025$）。

五、胰腺癌的放射治疗原则

同步放化疗是局部晚期胰腺癌的主要治疗手段之一。以吉西他滨或5-FU类药物为基础的同步放化疗可以提高局部晚期胰腺癌的中位生存期、缓解疼痛症状，从而提高临床获益率，成为局部晚期胰腺癌的标准治疗手段。调强放疗（IMRT）和立体定向体部放疗（SBRT）正越来越多地用于胰腺癌的治疗，且局控率和生存率获得改善和提高。

六、小结

肝胆胰恶性肿瘤在全球和中国的疾病负担都十分巨大，由于它们生物学行为的复杂性，其诊治均十分困难，生存期十分有限。在未来，突破治疗"瓶颈"的希望在于深入研究和全面理解肿瘤的发生、发展、侵袭和转移机制，通过开展多层次组学研究，提高肝胆胰恶性肿瘤早期诊断率，开发新治疗靶点和药物，突破传统治疗思维，重视免疫调节治疗，尤其特别关注患者体能状况，同时基于MDT多学科诊治模式，以个体化的诊疗为基础，探索肝胆胰恶性肿瘤的精准医疗（**图8-4-1**），以期提高肝胆胰恶性肿瘤患者的生存时间，改善生活质量。

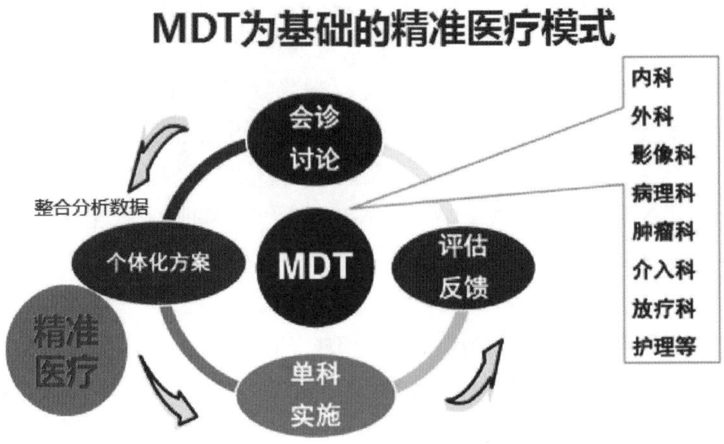

图 8-4-1　MDT 为基础的精准医疗

王理伟（上海交通大学医学院附属仁济医院）

参考文献

［1］　Sung H, Ferlay J, Siegel RL，et al. Global Cancer Statistics 2020: GLOBOCAN Estimates of Incidence and Mortality Worldwide for 36 Cancers in 185 Countries［J］. CA Cancer J Clin, 2021, 71(3): 209-249.

［2］　Forner A, Reig M, Bruix J.Hepatocellular carcinoma［J］. Lancet, 2018, 391(10127): 1301-1314.

［3］　Khemlina G, Ikeda S, Kurzrock R.The biology of Hepatocellular carcinoma: implications for genomic and immune therapies［J］. Mol Cancer, 2017, 16(1): 149.

［4］　中华人民共和国国家卫生健康委员会医政医管局: 原发性肝癌诊疗规范(2019年版)［M］. 中华消化外科杂志,2020, 1(19): 1-20.

［5］　Bruix J, Han KH, Gores G, et al. Liver cancer: Approaching a personalized care［J］. J Hepatol,2015, 62(1 Suppl): 144-156.

［6］　Llovet JM, Ricci S, Mazzaferro V, et al. Sorafenib in advanced hepatocellular carcinoma［J］. N Engl J Med,2008, 359(4): 378-390.

［7］　Vogel A, Qin S, Kudo M, et al. Lenvatinib versus sorafenib for first-line treatment of unresectable hepatocellular carcinoma: patient-reported outcomes from a randomised, open-label, non-inferiority, phase 3 trial［J］. Lancet Gastroenterol Hepatol, 2021, 6(8): 649-658.

［8］　Abou-Alfa GK, Meyer T, Cheng AL, et al. Cabozantinib in Patients with Advanced and Progressing Hepatocellular Carcinoma［J］. N Engl J Med, 2018, 379(1): 54-63.

［9］　Yau T, Kang YK, Kim TY, et al. Efficacy and Safety of Nivolumab Plus Ipilimumab in Patients With Advanced Hepatocellular Carcinoma Previously Treated With Sorafenib: The CheckMate 040 Randomized Clinical Trial［J］. JAMA Oncol, 2020, 6(11): 204-564.

［10］ Zhu AX, Finn RS, Edeline J, et al. Pembrolizumab in patients with advanced hepatocellular carcinoma previously treated with sorafenib (KEYNOTE-224): a non-randomised, open-label phase 2 trial［J］. Lancet Oncol, 2018, 19(7): 940-952.

［11］ Llovet JM, Castet F, Heikenwalder M,et al. Immunotherapies for hepatocellular carcinoma［J］. Nat Rev Clin Oncol, 2022, 19(3): 151-172.

［12］ Primrose JN, Fox RP, Palmer DH, et al. Capecitabine compared with observation in resected biliary tract cancer (BILCAP): a randomised, controlled, multicentre, phase 3 study［J］. Lancet Oncol, 2019, 20(5): 663-673.

［13］ Valle J, Wasan H, Palmer DH,et al.Cisplatin plus gemcitabine versus gemcitabine for biliary tract cancer［J］. N Engl J Med, 2010, 362(14): 1273-1281.

［14］ Morizane C, Okusaka T, Mizusawa J, et al. Combination gemcitabine plus S-1 versus gemcitabine plus cisplatin for advanced/recurrent biliary tract cancer: the FUGA-BT (JCOG1113) randomized phase Ⅲ clinical trial［J］. Ann Oncol, 2019, 30(12): 1950-1958.

［15］ Oh DY, Lee KH, Lee DW, et al. Gemcitabine and cisplatin plus durvalumab with or without tremelimumab in chemotherapy-naive patients with advanced biliary tract cancer: an open-label, single-centre, phase 2 study［J］. Lancet Gastroenterol Hepatol, 2022, 7(6): 522-532.

［16］ Neoptolemos JP, Palmer DH, Ghaneh P, et al. Comparison of adjuvant gemcitabine and capecitabine with gemcitabine monotherapy in patients with resected pancreatic cancer (ESPAC-4): a multicentre, open-label, randomised, phase 3 trial［J］. Lancet, 2017, 389(10073): 1011-1024.

［17］ Conroy T, Hammel P, Hebbar M, et al. FOLFIRINOX or Gemcitabine as Adjuvant Therapy for Pancreatic Cancer［J］. N Engl J Med, 2018, 379(25): 2395-2406.

［18］ Golan T, Hammel P, Reni M, et al. Maintenance Olaparib for Germline BRCA-Mutated Metastatic Pancreatic Cancer［J］. N Engl J Med, 2019, 381(4): 317-327.

［19］ Goldstein D, El-Maraghi RH, Hammel P, et al. nab-Paclitaxel plus gemcitabine for metastatic pancreatic cancer: long-term survival from a phase Ⅲ trial［J］. J Natl Cancer Inst, 2015, 107(2): dju413.

［20］ Conroy T, Desseigne F, Ychou M, et al. FOLFIRINOX versus gemcitabine for metastatic pancreatic cancer ［J］. N Engl J Med, 2011, 364(19): 1817-1825.

［21］ Wang-Gillam A, Li CP, Bodoky G, et al. Nanoliposomal irinotecan with fluorouracil and folinic acid in metastatic pancreatic cancer after previous gemcitabine-based therapy (NAPOLI-1): a global, randomised, open-label, phase 3 trial［J］. Lancet, 2016, 387(10018): 545-557.

［22］ Brunner TB, Nestle U, Grosu AL, et al. SBRT in pancreatic cancer: what is the therapeutic window［J］. Radiother Oncol, 2015, 114(1): 109-116.

第九章　乳腺癌治疗进展

第一节　乳腺癌的流行病学

乳腺癌是最常见的严重威胁女性健康的恶性肿瘤之一，2020年全球女性乳腺癌新发病例达230万，位居所有恶性肿瘤发病率之首，占女性恶性肿瘤发病的24.5%。当年约有68万女性死于乳腺癌，占所有女性恶性肿瘤死亡的15.5%，位居女性肿瘤死亡死因之首。2016年，全国新发女性乳腺癌病例约为30.6万，占全部女性肿瘤病例的16.7%，居女性肿瘤发病首位；全国女性乳腺癌死亡病例约7.2万，位居女性肿瘤死因的第5位。因此从世界范围看，我国女性乳腺癌的发病和病死率均相对较低，但随着城市化进程的推进，生活方式、饮食结构的改变，我国的乳腺癌发病率增长迅速，尤其在沿海经济发达地区。

第二节　乳腺癌的发病原因及机制

乳腺癌的发病原因尚不完全清楚，可能与以下因素有关。

一、家族史与乳腺癌相关基因

多项研究证实，乳腺癌家族史是乳腺癌重要的危险因素，有乳腺癌家族史者中患乳腺癌的风险显著升高，有20%~25%的乳腺癌患者至少有一个亲属患乳腺癌，这部分乳腺癌被定义为家族性乳腺癌，即一个家族中至少两个或以上具有血缘关系的成员患乳腺癌。具有明确遗传因子的乳腺癌称作遗传性乳腺癌，占5%~10%。其中最多见的易感基因为*BRCA1/2*。NCCN筛查指南推荐对于小于40岁的年轻患者进行*BRCA1*及*BRCA2*基因突变检测，特别是年轻的三阴性乳腺癌患者。其他遗传性乳腺癌综合征还有Li-Fraumeni综合征、运动失调性毛细血管扩张症、Cowden综合征、Peutz-Jeghers综合征、Muir-Torre综合征等。

二、生殖因素

初潮年龄小、绝经年龄晚、月经周期短以及第一胎足月妊娠年龄晚均为乳腺癌发生的危险因素。

三、性激素

乳腺癌与性激素密切相关，特别是与雌激素有关，围绝经期的激素替代治疗能显著增加乳腺癌的发病风险。

四、营养与饮食

流行病学调查研究显示长期高脂饮食、体重肥胖、饮酒与抽烟均显著增加乳腺癌的发生率。

五、环境因素

乳腺癌的发病与电离辐射有关，电离辐射暴露的种类繁多，其中一部分可来源于医源性暴露。

第三节　乳腺癌的病理组织学

根据2012版的WHO组织学分类，浸润性乳腺癌主要包括了非特殊类型浸润性乳腺癌、浸润性小叶癌、小管癌、筛状癌、黏液腺癌、浸润性微乳头状癌等，传统的病理组织学分型仍是乳腺病理诊断的基本，也是患者个体化治疗的依据。NCCN指南中针对单纯的小管癌、黏液腺癌、筛状癌这些预后较好的肿瘤制定了与浸润性癌不同的辅助治疗方案。

随着分子生物学的发展，目前乳腺癌诊治已进入了分子分型时代，2011年St. Gallen指南推荐用免疫组化分型替代基因表达谱分型。根据雌激素受体（estrogen receptor，ER）、孕激素受体（progesterone receptor，PR）、人表皮生长因子受体-2（human epidermal growth factor receptor-2）及Ki-67增殖指数的免疫组化检测结果，临床实践中可将乳腺癌划分为四个不同的亚型：腔面A样（luminal A）、腔面B样（luminal B）、HER-2过表达及基底样乳腺癌。ER/PR阳性且PR高表达、HER-2阴性、Ki-67低表达为Luminal A样。ER/PR阳性、Her-2阴性且Ki-67高表达或PR低表达为Luminal B样（HER-2阴性）；ER/PR阳性、HER-2阳性且任何状态的Ki-67为Luminal B样（HER-2阳性）。ER阴性、PR阴性，且HER-2阳性为HER-2过表达型。ER阴性、PR阴性且HER-2阴性为基底样（三阴性）乳腺癌。

第四节　乳腺癌的临床表现及影像学诊断

早期乳腺癌多数无明显症状，多在普查中发现，临床上常见的症状、体征如下。

一、乳房肿块

乳房出现无痛性并进行性生长的肿块是最常见的首发症状。肿块多位于不同象限，以外上象限较多，一般单侧乳房的单发肿块较常见，肿块大小不一，形态不规则，质地大多为实性，较硬，活动度较差，可能有皮肤粘连。

二、乳头溢液

血性溢液往往提示管内乳头状瘤（病）或乳腺癌，一般良性病变多为乳汁样或清水样。

三、乳头和乳晕改变

肿瘤侵犯乳头或者乳晕时，牵拉乳头，使乳头偏向肿瘤一侧，病变进一步发展可使乳头变平、回缩和凹陷。乳头湿疹样癌的典型症状是乳头糜烂、结痂等湿疹样改变。

四、区域淋巴结肿大

乳腺癌细胞可随淋巴回流转移至区域淋巴结，临床上以同侧腋窝淋巴结肿大最常见。隐匿性乳腺癌往往以腋窝淋巴结肿大为首发症状。

五、乳房皮肤改变

肿瘤侵犯乳房悬韧带或与皮肤粘连使皮肤外观凹陷，出现酒窝征，癌细胞阻塞皮下淋巴管，出现皮肤水肿，呈橘皮样改变。肿瘤侵入皮内淋巴管，进一步增殖可在肿瘤周围形成卫星结节。

六、乳房外形改变

由于肿瘤浸润，可使乳房外形发生改变，出现双侧乳房不对称，两侧乳头不在同一水平面上。

常用的乳腺癌影像检测手段有X线、超声、MRI检查，前两者作为传统的影像手段在目前应用比较普遍。乳腺X线钼靶检查已成为乳腺癌普查及随访过程中最常用的标准方法。早期乳腺癌的X线表现主要包括结节影、微小钙化和局部乳腺结构紊乱。超声对乳腺疾病的检查可与X线检查互为补充，作为乳腺癌早期诊断的主要手段。乳腺超声检查无辐射性，是年轻或妊娠、哺乳期妇女乳腺病变的首选检查方法。乳腺MRI检查是乳腺X线钼靶和超声检查重要的补充检查，其有助于良恶性病变的鉴别诊断，同时还可以评估病变的范围、数目。临床上，我们通常借助MRI用于其他影像检查手段无法评判时的进一步检查手段，鉴定腋窝淋巴结转移而原发灶不明的乳腺病灶，对于已明确乳腺癌患者可以了解同侧病灶的范围及浸润深度以评判是否适合保乳，排查对侧乳腺的病灶；MRI还可用于新辅助化疗疗效评估，是保乳手术后的复发监测以及高危人群筛查的重要影像检查手段。

第五节　乳腺癌的治疗

一、新辅助治疗

新辅助治疗是在除外转移的情况下，在局部治疗（手术或放疗）前进行的全身药物治疗（包括新辅助化疗、靶向治疗、内分泌治疗）。新辅助化疗是局部晚期乳腺癌或炎性乳腺癌的规范疗法，目前比较一致的观点认为，新辅助化疗能使肿瘤的分期降低，使保乳的机会增加，虽然如果使用相同的化疗方案，新辅助化疗和术后辅助化疗的无病生存期（disease free survival，DFS）和总生存期（overall survival，OS）并无明显差异，但是新辅助化疗中达到病理完全缓解（pathological complete response，pCR）患者的DFS和OS明显好于未达到pCR的患者。新辅助化疗的另一项优势是能检测新药物在体内的敏感性，指导方案的选择和更改，同时在科研上可推动新药物的开发研究和临床试验的开展。比如：GeparSixto（GBG66）研究表明，在紫杉类、蒽环类联合靶向治疗的新辅助化疗方案中加入卡铂可显著提高病理缓解率。其中，三阴性乳腺癌患者的病理完全缓解率显著提高，而在HER-2阳性患者中无明显提高。而Neo-tAnGo临床试验结果显示，在表柔比星联合环磷酰胺序贯2周紫杉醇方案中，加用吉西他滨并不能提高pCR率；在蒽环类药物之前先用紫杉醇化疗能提高pCR率。

二、外科治疗

乳腺癌的手术治疗包括了改良根治术、根治术、扩大根治术、单纯乳房切除术，以及现在越来越提倡保留外形的保乳术和前哨淋巴结活检术。而对于没有保乳指征的患者，在全乳切除后可考虑自体或假体的乳房重建术。

（一）保乳术

自20世纪70年代起，关于早期乳腺癌保乳手术的多中心前瞻性随机对照研究均得出相同的结论：乳腺癌保乳手术加放疗的DFS和OS与全乳切除术相比无统计学差异。目前早期乳腺癌行保乳手术的技术已成熟，保乳手术的指征也正有所放宽。

目前普遍接受的早期乳腺癌保乳手术的基本原则是：获得阴性切缘，获得良好的美容效果。保乳手术中肿瘤局部切除范围的安全性一直是争论的焦点，保乳手术的应用以达到病理阴性切缘为前提的。目前国际上各指南对于浸润性癌阴性切缘的定义为"切缘无肿瘤累及"即可。保乳手术的切缘阳性率一般为20%～40%，导致患者需要再次手术。Chagpar等人的前瞻性研究发现，保乳术后残腔切缘进行再切除（cavity shave margins）可以降低切缘阳性率以及再次手术率，并且不影响患者对于美观的要求。

（二）前哨淋巴结活检

循证医学 I 级证据证实，前哨淋巴结活检（sentinel lymph node biopsy，SLNB）是一项可以使腋窝淋巴结准确分期的活检技术，SLNB可准确评估腋窝淋巴结病理学状态，对于腋窝淋巴结阴性的患者，可安全、有效地替代腋窝淋巴结清扫（axillary lymph node dissection，ALND），从而显著减少手术的并发症，改善患者的生活质量。

目前ASCO指南推荐：

（1）无前哨淋巴结（SLN）转移的早期乳腺癌患者不应建议ALND。

（2）对于仅有1～2枚SLN转移且计划接受保乳手术和常规分割全乳放疗的早期乳腺癌患者可以避免ALND。

（3）SLN转移但计划接受全乳切除术的早期乳腺癌患者可给予ALND。

三、术后系统性辅助治疗

乳腺癌术后辅助治疗是指在宏观原发灶切除后，体内没有宏观转移灶存在，针对体内可能微转移灶的全身系统性或者局部的治疗，其目的在于抑制肿瘤复发转移，提高患者的生存率。乳腺癌的辅助治疗包括了辅助化疗、内分泌治疗、辅助放疗等。其中辅助全身治疗的选择应基于复发风险个体化评估与肿瘤病理分子分型及对不同方案的反应性。在目前规范化治疗的指导原则下，不同分子亚型患者有不同的治疗模式。激素受体阳性者可建议内分泌治疗或化疗后内分泌治疗、HER-2阳性者首选化疗联合靶向治疗、三阴性乳腺癌化疗是其重要的治疗手段。

（一）化疗

在分子分型时代下，基于不同乳腺癌分子亚型制定个体化的辅助化疗策略。HR阳性HER2阴性患者跟其他类型患者相比对于化疗不甚敏感。对于这类型患者，目前可以通过21基因检测（OncoType DX）来进行后续治疗的选择。21基因检测技术，包括其他一些多基因检测技术，是通过对患者的肿瘤组织进行mRNA水平的多基因检测（一般是增殖、侵袭、激素受体等相关基因），从而评估患者的复发风险，指导后续治疗。21基因检测技术诞生初始只应用于N0患者，后逐渐被推广至N1患者中。根据TAILORx、ReXponder、NSABP-B20等一系列临床试验的结果，目前指南推荐，如果HR阳性HER2阴性且N0～1的患者进行21基因检测得分高于26分，建议辅助化疗，患者可从中得到生存获益。对于11分以下的患者，则建议豁免化疗。而对于11～25分间的患者，如果为绝经后女性，则化疗获益较少，可以选择单纯的内分泌治疗；对于绝经前患者，可考虑辅助化疗。

对于Her-2阳性和三阴性乳腺癌（TNBC），化疗仍不可或缺。一旦决定使用辅助化疗时，环磷酰胺、蒽环类和紫杉类的不同联合或序贯用药仍然是标准方案的构成药物。对于TNBC患者，优选的化疗方案仍是含紫杉和蒽环类的剂量密集方案，对于部分特定患者，卡培他滨也可带来相当的生存获益。SYSUCC-001试验评估了低剂量卡培他滨在完成标准治疗后的早期TNBC患者中的作用，研究结果显示，对于此类患者，额外一年的小剂量卡培他滨可以显著改善患者的无病生存，绝对获益达到9.8%。

（二）分子靶向治疗

1. 抗HER2

曲妥珠单抗自1990年代上市后，对于HER-2阳性乳腺癌患者的治疗发生了引人注目的变化，极大地改善了HER2阳性乳腺癌患者的生存。多项大型临床试验数据显示，加入曲妥珠单抗治疗对比不加的患者复发风险相对降低一半，死亡风险相对降低1/3。目前曲妥珠单抗治疗疗程为1年，HERA试验数据显示，2年的曲妥珠单抗并不优于1年的使用，因此目前并不支持更长时间使用曲妥珠单抗。而ExteNET试验的结果显示了对于HER2阳性早期乳腺癌，1年曲妥珠单抗之后序贯使用1年来那替尼相比安慰剂可以明显进一步提高无病生存。除此以外，在目前HER2阳性早期乳腺癌的辅助治疗中，曲妥珠单抗联合帕托珠单抗的临床试验则提示，双靶向治疗1年与帕妥珠单药靶向治疗一年相比，可以进一步降低患者的疾病复发率（7.1% vs. 8.7%，$P=0.045$），二组间的3年无浸润性疾病生存分别为94.1%和93.2%。

HER2阳性乳腺癌的另一类新型药物是抗体耦联药物（ADC），此类药物在抗HER2抗体上耦联一种细胞毒药物分子，起到"靶向化疗"的作用。针对HER2蛋白的抗体耦联药物包括曲妥珠单抗-美坦新偶联物（TDM-1）、曲妥珠单抗德鲁替康（T-DXd）、维迪西妥单抗（RC-48）等，此类药物问世伊始应用于晚期患者，目前则逐渐推广于辅助或新辅助阶段。对于新辅助治疗之后还有病灶残留的HER2阳性乳腺癌患者，可考虑使用TDM1，与序贯单纯曲妥珠单抗相比，可以进一步提高患者的生存。

2. 三阴性乳腺癌

传统上认为三阴性乳腺癌是一类缺乏特异性标志物、无针对性靶向治疗的乳腺癌，仅有化疗这一种有效的治疗手段。而随着各种临床转化性研究的开展，针对不同靶点的药物也逐渐被研发应用于临床，改善了此类患者的预后。细胞程序性死亡配体1（programmed death-ligand-1，PDL1）是一种细胞膜跨膜糖蛋白。该蛋白主要表达在T细胞、NK细胞、树突样细胞以及肿瘤细胞膜表面，其功能主要与免疫抑制相关，在癌症中则和肿瘤的免疫逃逸相关。其抗体或者其配体（PD1）的抗体类药物目前已在各种实体肿瘤中应用。对于高危Ⅱ～Ⅲ期三阴性乳腺癌，新辅助序贯辅助PD1抗体帕博立珠单抗治疗联合化疗，可以降低近30%的复发风险。另外，对于部分具有风险因素的BRCA基因突变的三阴性乳腺癌患者，在完成常规辅助放化疗后，额外使用一年的PARP抑制剂奥拉帕利，可以进一步提高治疗效果。

（三）内分泌治疗

内分泌治疗在雌激素受体阳性乳腺癌患者的综合治疗中占据极为重要的地位，对于受体阳性乳腺癌，无论年龄、淋巴结状况、是否行辅助或新辅助化疗，在术后均应考虑内分泌治疗。

内分泌治疗主要包括两类药物：一类是直接与雌激素竞争雌激素受体，比如他莫昔芬（选择性雌激素受体调节剂）或氟维司群（雌激素受体下调剂）。另一类是芳香化酶抑制剂（AI），通过阻断雌激素合成的限速酶—芳香化酶，在绝经后妇女中主要抑制体内内源性雌性激素的形成。

过去5年三苯氧胺治疗是激素阳性乳腺癌标准的内分泌治疗方式，而大量的临床数据表明，在5年内分泌治疗后仍存有较高的复发转移和死亡风险，延长内分泌治疗至术后10年的策略在绝经前和绝经后患者中都得到证实。ATLAS和aTTom（16）试验的结果均显示延长他莫西芬治疗至术后10年能进一步降低ER阳性患者的复发率、乳腺癌特异病死率及总病死率。目前NCCN乳腺癌治疗指南推荐对于部分ER阳性患者可考虑延长他莫西芬治疗至10年。

进一步地，在绝经前高危复发风险患者中卵巢抑制的地位在最近的临床试验也得到阐明。TEXT和SOFT临床试验的联合分析显示对于绝经前激素受体阳性的早期乳腺癌患者，5年卵巢功能抑制+AI抑制剂依西美坦相比5年卵巢功能抑制+他莫西芬治疗，能显著降低复发，改善乳腺癌的无病生存。

对于绝经后患者，5年他莫西芬治疗后继续应用5年芳香化酶抑制剂也有多项试验证实能带来显著的DFS获益，而对于5年芳香化酶抑制剂的患者，是否需延长至10年？最新的MA17.R数据显示，AI治疗10年比5年能进一步带来获益。在我们目前的临床实践中，应结合实际病例进行个体化分析，对于内分泌治疗敏感、较高复发风险且耐受性良好的患者，可推荐给予更长时间的内分泌治疗，同时在治疗期间需监测患者的不良反应，保证长期治疗的安全性和耐受性。

对于一部分高危乳腺癌患者，CDK4/6抑制剂也是一种辅助强化内分泌治疗的选择。此类药物首先广泛应用于转移性激素受体阳性乳腺癌（将在后文具体叙述）。若早期患者满足≥4枚腋窝淋巴结病理阳性或1~3枚腋窝淋巴结病理阳性+以下任意一条：① 肿瘤大小≥5 cm；② 组织学分级3级；③ 中心评估的Ki-67≥20%，则在常规辅助内分泌治疗的基础上额外使用两年CDK4/6抑制剂阿贝西利可以进一步提高患者的2年无浸润性疾病生存，绝对获益可达5.5%。

（四）放疗

全乳放疗：所有浸润性乳腺癌保乳手术后的患者通过全乳放疗都可以降低2/3的局部复发率，同时瘤床加量可以在全乳45~50 Gy剂量的基础上进一步提高局部控制率。

对于原发肿瘤较大或肿瘤直接侵犯乳腺皮肤或胸壁、腋窝淋巴结有明显转移者（大于4枚淋巴结转移，或者1~3枚淋巴结转移伴有高危因素患者），在改良根治术或者根治术后可考虑局部放疗。

四、复发、转移性乳腺癌治疗的基本原则

晚期乳腺癌包括复发性乳腺癌和转移性乳腺癌，目前认为是不可治愈的疾病，是一种慢性疾病。治疗的主要目的是缓解症状、提高生活质量和延长患者生存期。应尽可能在决定治疗方案前对复发或转移部位进行活检，尤其是孤立性病灶，以明确诊断和重新评估肿瘤的ER、PR和HER2状态。晚期乳腺癌的治疗是一个多学科合作参与的复杂管理过程，全身治疗需考虑肿瘤的生物学信息、既往治疗情况（疗效、毒性、耐受性及无病间期）、肿瘤负荷及危急程度（转

移部位、数量及症状）、患者生理情况、患者的社会经济情况、心理因素等做出选择并调整。

对于复发转移乳腺癌患者，国内外开展了大量的效能较强或特异性作用于新靶点的药物临床试验，并获得了一系列的进展。

（一）激素受体阳性转移性乳腺癌

氟维司群是一种和雌激素受体亲和力极高的选择性雌激素受体下调剂（SERD），其亲和力是他莫昔芬的50倍，目前已被批准用于治疗常规内分泌治疗失败的激素受体阳性患者。FIRST临床试验结果表明，和阿那曲唑相比，使用氟维司群500 mg的患者总生存时间延长。

此外，另一种在激素受体阳性转移性乳腺癌治疗中大放异彩的药物是CDK4/6抑制剂，其机制为靶向细胞分裂周期的重要调节蛋白CDK4/6，抑制细胞从G1期到S期的转化，阻断肿瘤细胞分裂，进而杀灭肿瘤。一系列关于此类药物的临床试验在过去的数年类陆续发表了惊艳的结果，展现了此类药物在激素受体阳性转移性乳腺癌中的卓越疗效。PALOMA系列临床试验关注哌柏西利、MONARCH系列试验关注阿贝西利、MONALEESA系列关注瑞波西利。这些CDK4/6抑制剂的基本分子结构类似，不良反应谱也基本重叠，主要集中在白细胞降低、腹泻、肝损等。CDK4/6抑制剂联合AI或者氟维司群在晚期一线或者二线治疗中，可较单药延长一倍的中位缓解时间，其应用目前已写入国内外各大指南。

依维莫司是PI3K/Akt/mTor通路中mTOR的选择性抑制剂，能靶向抑制此信号通路激活导致的内分泌耐药及HER2单抗耐药。BOLERO-2临床试验结果显示，激素受体阳性绝经后乳腺癌在接受AI治疗进展或复发后，依维莫司联合依西美坦治疗对比依西美坦单药能显著延长无进展生存期。在BOLERO-3临床试验中，依维莫司联合曲妥珠单抗及长春瑞滨能显著延长曲妥珠单抗耐药的晚期HER2阳性乳腺癌的无进展生存期。

（二）HER2阳性转移性乳腺癌

对于转移性HER2阳性转移性乳腺癌，目前可选择的药物颇为丰富，若患者既往对于紫杉联合曲妥珠单抗治疗敏感，一线可考虑多西他赛联合曲妥珠+帕妥珠治疗。一线治疗进展后，小分子酪氨酸激酶抑制剂吡咯替尼、图卡替尼、拉帕替尼都是可选药物。我国自主研发的药物吡咯替尼是一种小分子HER1/HER2/HER4酪氨酸激酶抑制剂。在既往接受过曲妥珠单抗和紫杉醇治疗的HER2阳性晚期乳腺癌患者中，吡咯替尼联合卡培他滨治疗相较于拉帕替尼联合卡培他滨治疗能够显著延长患者的无进展生存期（12.5个月比6.8个月，风险比0.39，$P < 0.0001$）。2022年最新公布的Destiny-breast03研究结果显示，在HER2阳性转移性乳腺癌的二线治疗中，接受抗体耦联药物TDXd治疗的患者疾病进展或死亡的风险低于接受TDM1的患者（风险比0.28，$P < 0.001$），也为此类患者的治疗提供了新的方案。

（三）三阴性乳腺癌

对于转移性的三阴型乳腺癌，前文所述的免疫治疗和PARP抑制剂也都有不错的效果。PDL1抑制剂阿特丽珠单抗联合白蛋白紫杉醇相比白蛋白紫杉醇单药可以将此类患者患者的无进展生存从5.5个月提升至7.2个月（$P = 0.002$）。

对于HER2阴性BRCA突变的转移性乳腺癌，PARP抑制剂奥拉帕利和化疗相比，可以将患者的无进展生存从4.2个月提高到7个月（$P < 0.001$）。

随着一系列新型药物在复发转移乳腺癌中探索应用，目前已验证了多个新靶向位点的有效性，并获得了有显著意义的临床试验结果，为复发转移患者的解救治疗带来了曙光。随着对于新药物疗效分子标志物，尤其是免疫治疗的进一步探索研究，有望在未来为不同分子亚型的复发转移患者带来疗效更好、更为精准的个体化治疗方案，进一步提高晚期复发转移乳腺癌的总体疗效。

林燕苹　吴子平　陆劲松（上海交通大学医学院附属仁济医院）

参考文献

［1］　Sung H, Ferlay J, Siegel RL, et al. Global Cancer Statistics 2020: GLOBOCAN Estimates of Incidence and Mortality Worldwide for 36 Cancers in 185 Countries［J］. CA Cancer J Clin, 2021, 71(3): 209-249.

［2］　Zheng R, Zhang S, Zeng H,et al. Cancer incidence and mortality in China 2016［J］. Journal of the National Cancer Center, 2022, 2(1): 1-9.

［3］　Gradishar WJ, Anderson BO, Abraham J, et al. Breast Cancer, Version 3.2020, NCCN Clinical Practice Guidelines in Oncology［J］. J Natl Compr Canc Netw, 2020, 18(4): 452-478.

［4］　Goldhirsch A, Wood WC, Coates AS, et al. Strategies for subtypes--dealing with the diversity of breast cancer: highlights of the St. Gallen International Expert Consensus on the Primary Therapy of Early Breast Cancer 2011［J］. Ann Oncol, 2011, 22(8): 1736-1747.

［5］　von Minckwitz G, Schneeweiss A, Loibl S, et al. Neoadjuvant carboplatin in patients with triple-negative and HER2-positive early breast cancer (GeparSixto; GBG 66): a randomised phase 2 trial［J］. Lancet Oncol, 2014, 15(7): 747-756.

［6］　Earl HM, Vallier AL, Hiller L, et al. Effects of the addition of gemcitabine, and paclitaxel-first sequencing, in neoadjuvant sequential epirubicin, cyclophosphamide, and paclitaxel for women with high-risk early breast cancer (Neo-tAnGo): an open-label, 2x2 factorial randomised phase 3 trial［J］. Lancet Oncol, 2014, 15(2): 201-212.

［7］　Moran MS, Schnitt SJ, Giuliano AE, et al. Society of Surgical Oncology-American Society for Radiation Oncology consensus guideline on margins for breast-conserving surgery with whole-breast irradiation in stages I and II invasive breast cancer［J］. J Clin Oncol, 2014, 32(14): 1507-1515.

［8］　Chagpar AB, Killelea BK, Tsangaris TN,et al. A Randomized, Controlled Trial of Cavity Shave Margins in Breast Cancer［J］. N Engl J Med, 2015, 373(6): 503-510.

［9］　Lyman GH, Temin S, Edge SB, et al. Sentinel lymph node biopsy for patients with early-stage breast cancer: American Society of Clinical Oncology clinical practice guideline update［J］. J Clin Oncol, 2014, 32(13): 1365-1383.

［10］　Sparano JA, Gray RJ, Makower DF, et al. Adjuvant Chemotherapy Guided by a 21-Gene Expression Assay in Breast Cancer[J]. N Engl J Med, 2018, 379(2): 111-121.

[11] Kalinsky K, Barlow WE, Gralow JR, et al. 21-Gene Assay to Inform Chemotherapy Benefit in Node-Positive Breast Cancer[J]. N Engl J Med, 2021, 385(25): 2336-2347.

[12] Geyer CE Jr, Tang G, Mamounas EP, et al. 21-Gene assay as predictor of chemotherapy benefit in HER2-negative breast cancer[J]. NPJ Breast Cancer, 2018, 4: 37.

[13] Sparano J, Zhao F, Martino S, et al. Ten year update of E1199: Phase III study of doxorubicin-cyclophosphamide followed by paclitaxel or docetaxel given every 3 weeks or weekly in patients with axillary node-positive or high-risk node-negative breast cancer. the 37th Annual CTRC-AACR San Antonio Breast Cancer Symposium[J].Cancer Res,2014 Dec 9-13.

[14] Wang X, Wang SS, Huang H, et al. Effect of Capecitabine Maintenance Therapy Using Lower Dosage and Higher Frequency vs Observation on Disease-Free Survival Among Patients With Early-Stage Triple-Negative Breast Cancer Who Had Received Standard Treatment: The SYSUCC-001 Randomized Clinical Trial[J]. Jama, 2021, 325(1): 50-58.

[15] Perez EA, Romond EH, Suman VJ, et al. Four-year follow-up of trastuzumab plus adjuvant chemotherapy for operable human epidermal growth factor receptor 2-positive breast cancer: joint analysis of data from NCCTG N9831 and NSABP B-31 [J]. J Clin Oncol, 2011, 29(25): 66-73.

[16] Gianni L, Dafni U, Gelber RD, et al. Treatment with trastuzumab for 1 year after adjuvant chemotherapy in patients with HER2-positive early breast cancer: a 4-year follow-up of a randomised controlled trial[J]. Lancet Oncol, 2011, 12(3): 236-244.

[17] Slamon D, Eiermann W, Robert N, et al. Adjuvant trastuzumab in HER2-positive breast cancer[J]. N Engl J Med, 2011, 365(14): 1273-1283.

[18] Goldhirsch A, Gelber RD, Piccart-Gebhart MJ, et al. 2 years versus 1 year of adjuvant trastuzumab for HER2-positive breast cancer(HERA): an open-label, randomised controlled trial[J]. Lancet, 2013, 382 (9897): 1021-1028.

[19] Chan A, Delaloge S, Holmes FA, et al. Neratinib after trastuzumab-based adjuvant therapy in patients with HER2-positive breast cancer(ExteNET): a multicentre, randomised, double-blind, placebo-controlled, phase 3 trial[J]. Lancet Oncol, 2016, 17(3): 367-377.

[20] von Minckwitz G, Procter M, de Azambuja E, et al. Adjuvant Pertuzumab and Trastuzumab in Early HER2-Positive Breast Cancer[J]. N Engl J Med, 2017, 377(2): 122-131.

[21] von Minckwitz G, Huang CS, Mano MS, et al. Trastuzumab Emtansine for Residual Invasive HER2-Positive Breast Cancer[J]. N Engl J Med, 2019, 380(7): 617-628.

[22] Schmid P, Cortes J, Dent R, et al. Event-free Survival with Pembrolizumab in Early Triple-Negative Breast Cancer[J]. N Engl J Med, 2022, 386(6): 556-567.

[23] Tutt ANJ, Garber JE, Kaufman B, et al. Adjuvant Olaparib for Patients with BRCA1- or BRCA2-Mutated Breast Cancer[J]. N Engl J Med, 2021, 384(25): 2394-2405.

[24] Davies C, Pan H, Godwin J, et al. Long-term effects of continuing adjuvant tamoxifen to 10 years versus stopping at 5 years after diagnosis of oestrogen receptor-positive breast cancer: ATLAS, a randomised trial [J]. Lancet, 2013, 381(9869): 805-816.

[25] NCCN guidelines for breast cancer version2 [J/OL].2016. Available, http://wwwnccnorg/professionals/ physician_gls/pdf/breastpdf.

[26]　Pagani O, Regan MM, Walley B, et al. Randomized comparison of adjuvant aromatase inhibitor (AI) exemestane (E) plus ovarian function suppression (OFS) vs tamoxifen (T) plus OFS in premenopausal women with hormone receptor-positive (HR+) early breast cancer (BC): Joint analysis of IBCSG TEXT and SOFT trials [J]. ASCO Annual Meeting Proceedings, 2014:127-132.

[27]　Sanz A, Del Valle ML. Extending Adjuvant Aromatase-Inhibitor Therapy to 10 Years [J]. N Engl J Med, 2016, 375(16): 1590-1591.

[28]　Johnston SRD, Harbeck N, Hegg R, et al. Abemaciclib Combined With Endocrine Therapy for the Adjuvant Treatment of HR+, HER2-, Node-Positive, High-Risk, Early Breast Cancer (monarchE) [J]. J Clin Oncol, 2020, 38(34): 3987-3998.

[29]　Bartelink H, Maingon P, Poortmans P, et al. Whole-breast irradiation with or without a boost for patients treated with breast-conserving surgery for early breast cancer: 20-year follow-up of a randomised phase 3 trial [J]. Lancet Oncol, 2015, 16(1): 47-56.

[30]　Ellis MJ, Llombart-Cussac A, Feltl D, et al. Fulvestrant 500 mg Versus Anastrozole 1 mg for the First-Line Treatment of Advanced Breast Cancer: Overall Survival Analysis From the Phase Ⅱ FIRST Study [J]. J Clin Oncol, 2015, 33(32): 3781-3787.

[31]　Cristofanilli M, Turner NC, Bondarenko I, et al. Fulvestrant plus palbociclib versus fulvestrant plus placebo for treatment of hormone-receptor-positive, HER2-negative metastatic breast cancer that progressed on previous endocrine therapy (PALOMA-3): final analysis of the multicentre, double-blind, phase 3 randomised controlled trial [J]. Lancet Oncol, 2016, 17(4): 425-439.

[32]　Sledge GW Jr, Toi M, Neven P, et al. The Effect of Abemaciclib Plus Fulvestrant on Overall Survival in Hormone Receptor-Positive, ERBB2-Negative Breast Cancer That Progressed on Endocrine Therapy-MONARCH 2: A Randomized Clinical Trial [J]. JAMA Oncol, 2020, 6(1): 116-124.

[33]　Hortobagyi GN, Stemmer SM, Burris HA, et al. Overall Survival with Ribociclib plus Letrozole in Advanced Breast Cancer [J]. N Engl J Med, 2022, 386(10): 942-950.

[34]　Xu B, Zhang Q, Zhang P, et al. Dalpiciclib or placebo plus fulvestrant in hormone receptor-positive and HER2-negative advanced breast cancer: a randomized, phase 3 trial [J]. Nat Med, 2021, 27(11): 1904-1909.

[35]　Baselga J, Campone M, Piccart M, et al. Everolimus in postmenopausal hormone-receptor-positive advanced breast cancer [J]. N Engl J Med, 2012, 366(6): 520-529.

[36]　Andre F, O'Regan R, Ozguroglu M, et al. Everolimus for women with trastuzumab-resistant, HER2-positive, advanced breast cancer (BOLERO-3): a randomised, double-blind, placebo-controlled phase 3 trial [J]. Lancet Oncol, 2014, 15(6): 580-591.

[37]　Swain SM, Miles D, Kim SB, et al. Pertuzumab, trastuzumab, and docetaxel for HER2-positive metastatic breast cancer (CLEOPATRA): end-of-study results from a double-blind, randomised, placebo-controlled, phase 3 study [J]. Lancet Oncol, 2020, 21(4): 519-530.

[38]　Xu B, Yan M, Ma F, et al. Pyrotinib plus capecitabine versus lapatinib plus capecitabine for the treatment of HER2-positive metastatic breast cancer (PHOEBE): a multicentre, open-label, randomised, controlled, phase 3 trial [J]. Lancet Oncol, 2021, 22(3): 351-360.

[39]　Cortés J, Kim SB, Chung WP, et al. Trastuzumab Deruxtecan versus Trastuzumab Emtansine for Breast Cancer [J]. N Engl J Med, 2022, 386(12): 1143-1154.

［40］ Schmid P, Adams S, Rugo HS, et al. Atezolizumab and Nab-Paclitaxel in Advanced Triple-Negative Breast Cancer［M］. N Engl J Med, 2018, 379(22): 2108-2121.

［41］ Robson M, Im SA, Senkus E, et al. Olaparib for Metastatic Breast Cancer in Patients with a Germline BRCA Mutation［J］. N Engl J Med, 2017, 377(6): 523-533.

第十章　恶性肿瘤放射治疗进展

　　自1895年伦琴发现X射线以来，人们利用放射线治疗肿瘤的历史已有120余年。所谓肿瘤放射治疗是通过放射线的电离辐射作用对良恶性肿瘤进行治疗的一门临床学科。放射线一旦进入人体，其电离辐射作用将永远地存在，因而目前放射治疗绝大多数还是用于恶性肿瘤的治疗。本章节仅介绍恶性肿瘤的放射治疗。

　　放射治疗在恶性肿瘤治疗中占有重要地位，据世界卫生组织发布的1999年世界范围内恶性肿瘤治疗状况的报告，现有恶性肿瘤中，约45%的患者可以通过现有三种主要手段（手术、放射治疗和化疗）的治疗取得治愈，其中18%是通过放射治疗而取得成功的。据流行病学资料显示：60%～70%的患者在其治疗的不同时期将接受不同目的（根治或姑息性）的放射治疗。尽管近年来生物治疗等学科发展迅速，然而放射治疗是目前以及未来一段时间内恶性肿瘤治疗重要的局部治疗手段之一。

第一节　肿瘤放射治疗医生的知识结构

　　肿瘤放射治疗迅速发展也对从事该专业的医生也提出了更高的要求。面对新的放射治疗技术环境，肿瘤放射治疗科医生的知识结构也需要进行相应的调整。肿瘤放射治疗学是一门临床学科，因而放射治疗科医生首先应具备一定的临床知识，因为肿瘤患者在患肿瘤的同时也会合并其他疾病，一些疾病与肿瘤以及放射治疗的应用有直接或间接的关系。随着疾病发病的模式从生物学模型向社会学模型的转换，放射治疗科医生也需要具备诸如心理、精神等社会医学知识等。随着计算机和医学影像等学科愈来愈多地参与放射治疗过程，肿瘤放射治疗科医生的知识结构也随之发生了重大的改变。因而一位现代肿瘤放射治疗科医生应具备的知识结构见**图10-1-1**。

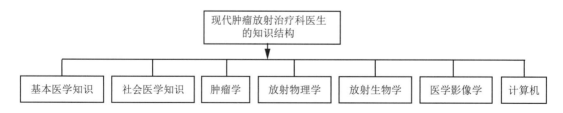

图 10-1-1　肿瘤放射治疗科医生的知识结构

第二节 放射线的种类和特点

按照射线的物理特性，用于放射治疗临床的射线可分为粒子射线（如电子线、α 粒子、中子、π 负介子、质子）和光子射线（X 射线、γ 射线）两类。按照单位轨迹上能量传递（LET）水平的高低分为低 LET 射线：其 LET 值 ≤ 10 KeV/μm，包括电子线，X 射线和 γ 射线等；高 LET 射线，其 LET 值 > 10 KeV/μm，包括中子，π 负介子，和氮、碳、氧、氖等离子。目前常用于临床治疗的射线为低 LET 射线，其与物质作用的形式见**表 10-2-1**。

表 10-2-1 常用的低 LET 射线的物质作用形式

X 射线、γ 射线	电子线
光电效应	电离
康普顿效应	激发
对电子效应	韧致辐射

第三节 放射治疗设备、辅助设备及放疗技术

一、放射治疗方式

放射治疗方式可分为两种：① 外照射，或称远距离放射，指将放射源位于体外一定距离，集中照射人体某一部位；② 近距离治疗，或称近距离放射，指将放射源密封直接放入被治疗组织内或放入人体自然腔内。两种不同放射治疗方式的比较见**表 10-3-1**。

表 10-3-1 外照射和近距离治疗的比较

项目	外照射	近距离放射治疗
放射源的位置	距人体远，多为 80～100 cm	位于组织内或自然腔道内
放射线来源	同位素，X 线治疗机，加速器	同位素
放射源的强度	大	小
治疗有效距离	大	短（0.5～5 cm）
剂量吸收	大部分被屏蔽，少量被组织吸收	大部分被组织吸收
靶区剂量均匀性	好	差
放射治疗中地位	主要	辅助，常需要外照射补充

二、放射治疗设备

无论是外放射还是近距离治疗均需要通过一些放疗设备来产生或形成射线源，用于临床。**表10-3-2**显示了临床最常用的产生射线的治疗设备、设备的主要分类、主要机器性能、临床治疗适应证和所处的治疗地位。随着精准医学的发展，放疗也从普通放射治疗向精确放射治疗方向迈进。在探索开发各类放疗设备之时，尤其在确立了医用电子直线加速器在放射治疗领域的主导地位后，如何提高病灶的定位精准度成为了放疗设备开发主要探究方向。早在1949年，瑞典Leksell已提出立体定向放射外科的理念，为精准放疗开创了先河。目前，精确高效、治疗效果可与手术媲美的γ-刀、X-刀及射波刀等精准放疗设备不断发展且为临床广泛应用。

此外，磁共振加速器的发展为肿瘤放疗增加新武器，其将直线加速器与磁共振（MRI）系统相结合，实现MRI图像引导的放疗技术，其提供了前所未有的高精准度，且无辐射污染。

表10-3-2　常用放射治疗机器性能的比较

	性能	适应证	地位
X线治疗机	产生低能X线，能量可调（6～400 KV） 穿透能力弱，皮肤受量高，深度剂量低易散射，剂量分布差 骨吸收剂量大于软组织 机构简单，维修方便，使用经济	皮肤，体表肿瘤	已经被淘汰
钴60治疗机	产生γ射线，平均能量1.25 MeV单能 （1）与深部X线治疗机比：能量高，穿透力强，旁向散射小，皮肤剂量小，骨和软组织具有相同的吸收剂量。 （2）与加速器比：经济，结构简单，维修方便，能量低，不能选择。 （3）半衰期短，存在换源和防护等问题	较体表和深部肿瘤	逐渐被淘汰（国内）
医用电子直线加速器	高能X线（4～18 MV）：能量高，穿透力强，皮肤受量低，射线半影小，射野外正常组织和器官的保护好，能量高低可以根据需要进行调节	各种深部肿瘤	主要治疗机器（国内外）
	高能电子线（5～20 MeV）：较深部X线比，皮肤表面剂量低，有一定皮肤保护作用。射线进入人体后在一定深度达到剂量最高，并维持一段高剂量之后剂量锐减，这有利于保护肿瘤后方的正常组织。能量可以选择	表浅或偏心肿瘤	
回旋或同步加速器	产生高LET射线 具有Bragg峰物理特性：质子，π负介子，碳、氮、氧、氖等离子 具有相对生物效应高、氧增比小的生物学特性：快中子、π负介子，氮、碳、氧、氖等离子	深部肿瘤或其他治疗失败的肿瘤	发展中（国内外）
后装治疗机	将放射性同位素钴-60、铱-192、铯-137和碘-125微型化，通过施源器与肿瘤密切接触 放射源能量低，穿透力弱，剂量随着距离增加而迅速下降，有利于保护肿瘤旁的正常组织	易于在组织和自然腔道内放置施源器的肿瘤部位	辅助性治疗

三、放疗辅助设备

主要包括影像辅助设备、模拟机和治疗计划系统（TPS）。

影像辅助设备包括电子计算机断层扫描（CT）、核磁共振（MRI）及正电子发射断层扫描（PET）三类，其主要作用是帮助确定肿瘤大小及浸润范围。在临床操作中常需将不同种类的影像图像进行融合，以更加准确地获取、勾画肿瘤靶区。

模拟定位设备可分常规和CT模拟两类。常规模拟是基于X线平板技术的物理模拟过程，是二维模拟。常规模拟过程中，患者被要求始终保持治疗体位，躺在定位机器上。CT模拟是以CT图像为基础，可以融合其他图像来进行靶区确定和计划设计的虚拟模拟过程，是三维模拟。CT模拟时，患者在完成图像采集后可以离开，无须患者始终参与放射治疗定位和计划设计全过程。两种定位技术的比较见**表10-3-3**。

表 10-3-3　常规模拟与 CT 模拟性能的比较

	CT模拟	常规模拟
图像获得	CT扫描、虚拟透视	常规X线透视或摄片
图像显示	任意切面、三维显示	单一、平面
等中心确定	系统自动确定	骨性标志、气腔、体轮廓等
模拟过程	完成CT扫描后离开	患者始终保持治疗位
靶区及危险器官	清晰显示、任意角度	图像获取常较差
射野间关系	不同角度任意显示	不能显示
计划设计	复杂、多野非共面	简单
图像处理融合功能	有	无
剂量计算、DVH显示	复杂，误差小、有	简单，误差大、无
动态图像	无、DRR图像质量差	有
成本	高、无法显示	低、直接显示患者与治疗床的关系

治疗计划系统（TPS）：是用于帮助进行放疗计划设计的计算机工作站，通过此来实现放射治疗设计的优化。所谓放射治疗计划设计的优化是指放疗计划设计时必须兼顾肿瘤控制和周边正常组织和器官放射性损伤两个方面。肿瘤放射治疗的最高目标：使肿瘤得到最大限度的局部控制而周围正常组织和器官的放射损伤最小。

四、放射治疗技术概述

放射治疗计划设计时所需遵循的临床剂量学原则包括：① 照射的肿瘤剂量准确；② 剂量分布均匀或有目的的不均匀；③ 肿瘤区尽量高剂量照射而，正常组织受量尽量降低；④ 保护重要脏器。

（1）肿瘤靶区。国际辐射单位与测量委员会（ICRU）对放疗靶区定义如下：① 大体肿瘤区

（gross tumor volume，GTV），是根据影像学检查可见的肿瘤范围；② 临床靶区（clinical tumor volume，CTV），其由GTV+亚临床病灶组成；③ 计划靶区（planning tumor volume，PTV），其由CTV+安全边界组成，安全边界需要综合考虑脏器动度、摆位误差及重复性等问题。

（2）放疗实施方式。最传统的放疗实施方式是二维放疗。随着三维成像、三维显示、三维治疗计划及剂量计算方法的发展，目前已经进入三维放疗时代，包括三维适形放疗（3DCRT）和调强适形放疗（IMRT）等精确放疗。3DCRT依据肿瘤的形状进行放射治疗，提高肿瘤照射剂量的同时使肿瘤周围正常组织受到最少的照射；IMRT是在适形治疗基础上，通过不同剂量强度来给予肿瘤高剂量，更有效地保护肿瘤周围正常组织，提高肿瘤疗效并降低并发症。随着放射生物学的发展，放疗技术也正在不断地向生物适形放射治疗方向发展，以不断提升肿瘤放疗精确度。

（3）放疗的分割方式：也从传统的常规分割向大分割模式发展。立体定向外科放疗（SABR）是将采用外照射技术，分一至数次，将放射治疗的高剂量精确投照到颅外体部肿瘤病灶上，从而使肿瘤受到高剂量、肿瘤周围组织受到低剂量照射的一种特殊放疗技术。其需应用MLC或限光筒等系统，采用3DCRT、IMRT等技术，并根据有效的图像引导来实现，目前该技术已在临床肿瘤尤其在非小细胞肺癌治疗中获得广泛应用。

为了达到肿瘤放射治疗的目标和临床剂量学的要求，临床上在设计放射治疗计划时存在着治疗方案个体化和治疗计划不断改进的过程，这被称为放射治疗计划的优化。目前放射治疗计划的优化分正向和逆向两类。

第四节 放射线治疗肿瘤的基本原理

放射生物学研究已表明，恶性肿瘤细胞和它来源细胞的放射敏感性基本一致，然而放射线为什么还能用于治疗恶性肿瘤？如上所述，恶性肿瘤和其周围的正常组织受照射后发生损伤，就其细胞本身而言，正常细胞修复放射性损伤的能力强于肿瘤，因为肿瘤细胞修复损伤的机制不完整。从组织的整体来说，正常组织会发生增殖以补偿因放射致死的正常细胞，虽然肿瘤也会发生增殖，但因其血管供应不足，加之增殖机制存在缺陷，与正常组织相比，它的增殖能力相对较差，分割照射正是利用了肿瘤和正常组织在修复和增殖能力上的差异来治疗肿瘤。第一次照射后，肿瘤和正常细胞都受到放射性损伤，而肿瘤修复未完全，如此反复多次照射后，肿瘤受到比正常组织明显多的损伤，同时在放射治疗的4~7周内，正常组织的增殖明显快于肿瘤。因此，在放射治疗疗程结束时，肿瘤受到明显损伤，甚至被消灭，正常组织也受到一定损害，但程度明显轻。上述就能解释为什么治疗肿瘤一定要采取分割照射，尤其是在低LET放射线治疗时；也能解释放射治疗肿瘤后，肿瘤受到控制，而正常组织也产生不同程度的不良反应和并发症。

另一方面，医学影像的高度发展和计算机技术在放射治疗中的应用，使放射治疗的技术有了很大的进步，出现了多野聚焦的适形放射治疗和调强适形放射治疗，这些放射治疗新技术使放射治疗的剂量都集中在肿瘤，即肿瘤受到很高的剂量，而肿瘤周围的正常组织受到的剂量较低，从而使放射线对肿瘤的杀灭效应明显提高，而放射并发症较少。

第五节　肿瘤的放射敏感性和放射治愈性

放射敏感性是指肿瘤对放射线的效应。肿瘤放射敏感性目前多以肿瘤退缩速度和程度来衡量。肿瘤对放射的敏感性与下述因素有关：① 构成肿瘤的细胞对放射固有的放射敏感性，其中包括细胞的分化程度，分化越差的细胞对放射越敏感；② 修复放射性损伤的能力，一般增殖慢或已失去增殖能力的细胞，它们的修复能力强，如成年人的中枢神经系统；③ 增殖的能力，一般增殖越快的组织和肿瘤的放射敏感性较高。

按对放射线治疗的效应不同，肿瘤被分为高度、中度和低度敏感3类（**见表10-5-1**）。

表 10-5-1　临床常见肿瘤的放射敏感性

分类	常见的肿瘤
高度敏感	精原细胞瘤、白血病、恶性淋巴瘤
中度敏感	头颈部和呼吸道、消化道、泌尿道、妇科等绝大多数肿瘤
低度敏感	大部分脑瘤、软组织肿瘤、骨肉瘤及恶性黑色素瘤

肿瘤放射治愈性是指通过放射治疗后所取得原发灶和区域性肿瘤控制状况，进而所产生的对患者生存率和生存质量的影响程度。放射敏感性和放射治愈性不完全等同。放射敏感肿瘤常常是分化程度差、恶性程度高、易转移的肿瘤，尽管通过放射治疗取得局部区域性肿瘤控制，但患者仍会由于远处转移的出现而导致整体治疗的失败，如小细胞肺癌。另外，如消化道来源的腺癌，虽然属于中度放射敏感，但往往因肿瘤体积较大，需要较高的放射治疗剂量，常需超过消化道能耐受的剂量，因此，这些肿瘤虽然为中度敏感性，但却是放射治疗不能治愈的肿瘤。

第六节　现代肿瘤放射治疗的流程

随着医学影像、计算机和肿瘤临床及基础研究的进展，肿瘤放射治疗取得迅速发展并进入了以"精确定位、精确设计和精确实施"为代表的精确放射治疗年代。从放射治疗技术发展看，肿瘤放射治疗发展可归纳为以下几个方面：① 现代影像技术参与，形成相对精确的肿瘤不规则靶区；② 计算机技术参与从而实现给予某特定照射的可能；③ 治疗计划是在有效、系统的监视下实施，并进行相应调整；④ 患者主动参与放射治疗过程。因而，现代肿瘤放射治疗流程（**见图10-6-1**）也出现了显著改变。

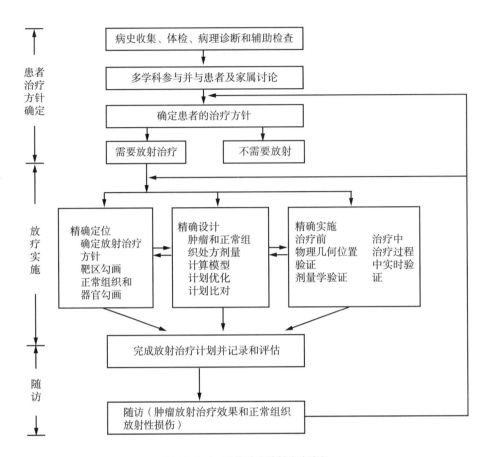

图 10-6-1　现代肿瘤放射治疗流程

第七节　放射治疗的临床应用

放射治疗目的分根治性和姑息性治疗两大类。根治性放射治疗中又分为首选和次选的根治性放射治疗。首选根治性放射治疗，指针对某些肿瘤，通过单纯放射治疗就能获得满意治疗效果，或放射治疗是其标准综合治疗中的主要治疗措施；次选根治性放射治疗指在仍以手术切除为首选局部治疗手段的另一些肿瘤中，当肿瘤无法完整切除或患者无法耐受手术时，放射治疗才作为其局部治疗手段。而姑息性放射治疗的对象主要是无法治愈的晚期癌症患者，其目的是缓解症状（如止痛、止血、清洁溃疡等）和改善生活质量。**表 10-7-1** 显示按不同放射治疗的目的划分临床上所适合治疗的恶性肿瘤，**表 10-7-2** 显示放疗在各类早期癌症中的治疗效果。

随着放疗学科发展及其在肿瘤综合治疗中地位的显著提高，根治和姑息放疗的划分界限逐渐模糊，这也与其他学科尤其是靶向治疗和免疫治疗的发展相关。放疗联合药物的综合治疗模式让很多晚期患者生存期明显延长，甚至部分晚期患者已经或正在实现向慢性病的转变，这在非小细胞肺癌和直肠癌的治疗中表现尤为明显。因此，在这些患者中放疗等局部治疗所取得的价值也不能用姑息治疗来进行描述。总而言之，放疗作为首选的根治性治疗手段，在实体恶性肿瘤治疗中的比例和程度都有明显提高。

现代放疗正朝着更加精确的方向发展，其将通过与功能性或分子影像的结合、与生物学研究进展结果结合及新放疗技术与其他治疗联合等方法来实现个体化放疗，并进一步应用人工智能将多组学信息整合，最终实现精准放疗。

表 10-7-1　以放射治疗目的划分的常见恶性肿瘤

放射治疗目的	常见病种
作为首选的根治性放射治疗	颜面部皮肤癌，鼻咽癌，扁桃体癌、口咽癌，口腔癌（除齿龈癌以外），喉癌，精原细胞瘤，乳腺癌 Hodgkin 氏病，宫颈癌，小细胞肺癌，前列腺癌
作为次选的根治性措施放射治疗	食管癌，非小细胞肺癌，直肠癌
姑息性放射治疗	颅内转移（脑水肿），食管阻塞，尿道/阴道出血，骨转移（预防病理性骨折、截瘫、止痛）

表 10-7-2　早期癌症治疗效果

肿瘤类型	治疗方式	5年存活率(%)
鼻咽癌	放疗	85~93
子宫颈癌	放疗	85~95
舌癌	放疗	86~93
喉癌	放疗	77~90
前列腺癌	放疗/手术	87/95
乳腺癌	放疗/手术	85/90
何杰金氏病	放疗+化疗	80~85

第八节　放射治疗的不良反应

放疗所引起的不良反应包括全身反应和局部的放射性损伤。全身反应包括放疗期间所表现出的乏力、食欲缺乏和骨髓抑制等放疗过程中的反应和放疗后患者长期生存的辐射诱发第二原发性肿瘤。局部放射性损伤按照美国RTOG建议可分为急性和后期放射性损伤。急性放射性损伤是指从放疗第1天到第90天间发生的因放射线所导致的反应，第90天后的反应则是后期放射性损伤。局部放射性损伤的评价标准有RTOG/EORTC标准、SOMA标准和美国NIH所发布的CTC标准，目前应用较多的为CTC标准。

局部放射性损伤严重程度受所应用射线种类、剂量、时间剂量分割方法、照射体积以及患者自体的众多生物学因素影响。主要的局部放射性损伤包括：

（1）脑：脑对放射线耐受性差，因此单纯放疗的剂量受到脑放射耐受性限制尚难达到根治脑肿瘤。鼻咽癌患者经过放疗后能获得长期生存机会，但可以见到部分患者有脑萎缩、脑坏死等。

（2）脊髓：放射性脊髓损伤会出现低头触电感、感觉与运动障碍，重者可偏瘫、截瘫。

（3）唾腺：所表现出唾腺分泌减少所产生的口干症状以及唾腺减少而诱发的龋齿和消化能力减弱的临床表现。

（4）肺：肺的损伤在早期为放射性肺炎，晚期为放射性肺纤维化，患者会有胸闷气短、咳嗽咳痰，甚至发热、肺功能降低等表现。

（5）胃和肠：表现为消化能力减弱、腹胀、腹泻和便血，严重者可以出现穿孔、狭窄等损害，需要手术治疗。

（6）膀胱：临床可见尿血、尿频，严重者膀胱挛缩，膀胱排尿无力，需导尿或做手术。

（7）肾脏：出现肾功能下降、钠水潴留、继发肾性高血压、心脏病及心衰。

（8）皮肤：照射范围的皮肤放射性损伤是最常见的临床表现。早期为红斑、水肿、脱发、脱皮和干性皮炎。后期为皮肤色素沉着、经久不愈性溃疡、局部纤维化和毛细血管扩张，严重会造成运动障碍。由于射线性质不同，深部X线的皮肤反应相对重，而高能射线的皮肤反应则较轻。

（9）黏膜：早期出现充血、渗出和溃疡，因此出现疼痛和分泌物增加的临产表现，后期出现黏膜变薄、穿孔和溃疡的临床症状和体征。

随着对正常组织器官放射性损伤发生发展的认识提高，放疗技术显著改善，放疗造成局部严重损伤概率已经是小概率事件，一般情况下对症处理即可，必要时暂停放疗。因此，临床上千万不能以放疗可能造成正常组织器官损伤为顾虑，使患者失去放疗应用机会，从而造成患者治疗效果的显著下降和得不偿失的后果。

傅小龙（上海交通大学医学院附属胸科医院）

参考文献

［1］ Landis SH, Murray T, Bolden S, et al. a cancer journal for clinicians［J］. Cancer statistics, 1999, 49(1): 8-31.

［2］ McGuire S. World Cancer Report 2014. Geneva, Switzerland. World Health Organization, International Agency for Research on Cancer,WHO Press, 2015［J］. Adv Nutr, 2016, 7(2): 418-419.

［3］ Ganz JC. Stereotactic and radiosurgery concepts in Sweden［J］. Prog Brain Res, 2014, 215: 47-56.

［4］ Gaboriaud G, Pontvert D, Rosenwald JC. 3D automatic expansion: clinical application［J］. Cancer radiotherapie: journal de la Societe francaise de radiotherapie oncologique, 1998, 2(5): 619-622.

［5］ Sampath S. Treatment: Radiation Therapy［J］. Cancer Treat Res, 2016, 170: 105-118.

［6］ Havránková R. Biological effects of ionizing radiation［J］. Cas Lek Cesk, 2020, 159(7-8): 258-260.

［7］ Mehrens H, Taylor P, Followill DS, et al. Survey results of 3D-CRT and IMRT quality assurance practice［J］. J Appl Clin Med Phys, 2020, 21(7): 70-76.

［8］ Grellier N, Belkacemi Y. Biologic effects of high doses per fraction［J］. Cancer radiotherapie: journal de la Societe francaise de radiotherapie oncologique, 2020, 24(2): 153-158.

［9］ Garman EF, Weik M. Radiation damage to biological macromolecules: some answers and more questions［J］. J Synchrotron Radiat, 2013, 20(Pt 1): 1-6.

［10］ Denis F, Garaud P, Bardet E, et al. Late toxicity results of the GORTEC 94-01 randomized trial comparing radiotherapy with concomitant radiochemotherapy for advanced-stage oropharynx carcinoma: comparison of LENT／SOMA, RTOG／EORTC, and NCI-CTC scoring systems［J］. Int J Radiat Oncol Biol Phys, 2003, 55 (1): 93-98.

名词索引

A

阿替利珠单抗（atezolizumab） 016

阿昔替尼（axitinib 017

B

B类清道夫受体1（scavenger receptor class B member 1，SCARB1） 028

B型内皮素受体（endothelin receptor type B，ETBR） 018

贝伐珠单抗（bevacizumab 017

比较基因组杂交技术（comparative genomic hybridization，CGH） 161

表皮生长因子（epidermal growth factor，EGF） 029

丙氨酸-丝氨酸-半胱氨酸转运蛋白2（alanine-serine-cysteine transporter 2，ASCT2） 004

补体依赖的细胞毒作用（complement-dependent cytotoxicity，CDC） 015

哺乳动物雷帕霉素靶蛋白复合物1（mammalian target of rapamycin complex 1，mTORC1） 003

C

C-C趋化因子22（C-C motif chemokine 22，CCL22） 018

C-X-C趋化因子受体3型（C-X-C chemokine receptor type 3，CXCR3） 017

cGMP-AMP合酶（cGMP-AMP synthase，cGAS） 023

CSF1受体（CSF1 receptor，CSF1R） 026

残腔切缘进行再切除（cavity shave margins） 209

超声内镜（endoscopic ultrasonography，EUS） 140

成纤维细胞生长因子（fibroblast growth factor，FGF） 017

程序性死亡配体1（programmed death-ligand-1，PDL1） 210

雌激素受体（estrogen receptor，ER） 206

粗发病率（Crude incidence rate） 167

错配修复（mismatch repair，MMR） 016

错配修复状态（mismatch repair status，MMR） 153

D

达芬奇机器人手术系统辅助下食管切除术（robot-assisted minimally invasive esophagectomy，RAMIE） 123

大体肿瘤区（gross tumor volume，GTV） 220

单核巨噬系统（mononuclear phagocytic system，MPS） 024

单核巨噬细胞（mononuclear phagocyte，MPC） 027

单克隆抗体（monoclonal antibodies，mAbs） 126

胆道恶性肿瘤（biliary tract cancer，BTC） 196

蛋白水解靶向嵌合体（proteolysis targeting chimaera，PROTAC） 004

电子传递链（electron transport chain，ETC） 002

调节性T细胞（regulatory T cell，Treg） 012

度伐利尤单抗（durvalumab 015

多学科团队（multi-disciplinary team，MDT） 151

E

E-选择素（E-selectin） 017

恩美曲妥珠单抗（trastuzumab emtansine） 015

二代测序（next-generation sequencing，NGS） 016

二氢乳清酸脱氢酶（dihydroorotate dehydrogenase，DHODH） 002

F

反应率（response rate，RR） 155，183

Fcγ受体（Fcγ receptor，FcγR） 029

非小细胞肺癌（non-small cell lung cancer，NSCLC） 006

G

干扰素-γ受体1（interferon-γ receptor 1，IFNGR） 031

肝动脉灌注化疗（hepatic arterial infusion chemotherapy，HAIC） 193

肝动脉栓塞（transcatheter arterial embolization，TAE） 193

肝动脉栓塞化疗（transcatheter arterial chemoembolization，TACE） 193

肝细胞癌（hepatocellular carcinoma，HCC） 190

高度微卫星不稳定（MSI high，MSI-H） 153

功能获得性基因事件（gain-of-function genetic event） 161

谷氨酰胺酶（glutaminase，GLS） 003

骨骼肌肉系统肿瘤协会（Musculoskeletal Tumor Society，MSTS） 169

骨肉瘤（osteosarcoma，OS） 167

管家基因（housekeeping gene） 003

光动力疗法（photo-dynamic therapy，PDT）　　124

国际保肢协会（International Society of Limb Salvage，ISOLS）　　169

国际抗癌联盟（Union for International Cancer Control，UICC）　　182

过继细胞移植（adoptive cell transfer）　　017

H

横纹肌肉瘤（rhabdomyosarcoma，RMS）　　180

J

肌苷单磷酸脱氢酶（inosine monophosphate dehydrogenase，IMPDH）　　010

基因表达谱（gene expression profile）　　162

急性淋巴细胞白血病（acute lymphocytic leukemia，ALL）　　001

急性髓系白血病（acute myeloid leukemia，AML）　　001

集落刺激因子1（colony-stimulating factor 1，CSF1）　　025

己糖激酶（hexokinase，HK）　　005

计划靶区（planning tumor volume，PTV）　　221

甲基胆蒽（methylcholanthrene，MCA）　　031

结直肠癌（colorectal cancer，CRC）　　007

精氨酸琥珀酸合成酶（arginosuccinate synthetase，ASS1）　　002

巨噬细胞清道夫受体1（macrophage scavenger receptor 1，MSR1；也称为CD204）　　028

K

抗体依赖的细胞毒效应（antibody-dependent cell-mediated cytotoxicity，ADCC）　　155

抗体依赖细胞介导的细胞毒作用（antibody-dependent cell-mediated cytotoxicity，ADCC）　　013

抗原提呈细胞（antigen-presenting cell，APC）　　031

考比替尼（cobimetinib）　　016

客观缓解率（objective response rate，ORR）　　016，183

L

L型氨基酸转运蛋白1（L-type amino acid transporter-1，LAT1）　　007

立体定向放射外科（stereotactic radiosurgery，SRS）　　182

立体定向放射治疗（stereotactic radiotherapy，SRT）　　182

利妥昔单抗（rituximab）　　028

粒细胞-巨噬细胞集落刺激因子（granulocyte–macrophage colony-stimulating factor，GM-CSF）　　012

联合阳性评分（combined positive score，CPS）　　128

临床靶区（clinical tumor volume，CTV）　　221

磷酸戊糖途径（pentose phosphate pathway，PPP）　　002

络氨酸激酶抑制剂（tyrosinekinaseinhibitors，TKIs） 126

M

美登素（mertansine） 015

美国儿童横纹肌肉瘤协作组（Intergroup RMS Study Group，IRSC） 180

美国骨骼肌肉系统肿瘤协会（musculoskelet al tumor society，MSTS） 182

免疫检查点抑制剂（immune checkpoint inhibitor，ICI） 128

免疫受体酪氨酸激活基序（immunoreceptor tyrosine-based activation motif，ITAM） 029

免疫受体酪氨酸抑制基序（immunoreceptor tyrosine-based inhibitory motif，ITIM） 028

N

纳武利尤单抗（nivolumab 015

钠耦合中性氨基酸转运蛋白1（sodium-coupled neutral amino acid transporter 1，SNAT1） 007

内镜黏膜切除术（endoscopicmucosal resection，EMR） 141

内镜黏膜下剥离术（endoscopic submucosal dissection，ESD） 124，141

内镜下黏膜切除术（endoscopic mucosal resection，EMR） 124

年龄标准化发病率（age-standardized incidence rate） 167

O

欧洲儿童软组织肉瘤研究组（European Pediatric soft tissue Sarcomas study group，EpSSG） 180

P

配修复缺陷（MMR deficiency，dMMR） 153

葡萄糖转运蛋白1（glucose transporter 1，GLUT1） 005

Q

前哨淋巴结活检（sentinel lymph node biopsy，SLNB） 209

嵌合抗原受体（chimeric antigen receptor，CAR） 017

曲美木单抗（tremelimumab） 013

曲妥珠单抗（trastuzumab） 015

全程新辅助治疗（total neoadjuvant therapy，TNT） 152

缺氧诱导因子-1（hypoxia inducible factor 1，HIF1α） 003

R

染色体改变（chromosomal alteration） 162

人表皮生长因子受体-2（human epidermal growth factor receptor-2） 206

人类表皮生长因子受体（human epidermal growth factor receptor，HER） 126

肉碱棕榈酰转移酶 1（carnitine palmitoyltransferase 1，CPT1）　　002

乳酸脱氢酶（lactate dehydrogenase，LDH）　　006

乳酸脱氢酶 A（lactate dehydrogenase A，LDHA）　　004

软组织肉瘤（soft-tissue sarcomas，STS）　　174

S

三羧酸（tricarboxylic acid，TCA）　　002

射频消融术（radio frequency ablation，RFA）　　124

吲哚胺 2，3-双加氧酶（indolamine 2,3-dioxygenase，IDO）　　020

SHP 底物 1（SHP substrate 1，SHPS1；也称为 SIRP α）　　028

SRC 同源 2（SRC homology 2，SH2）　　028

舒尼替尼（sunitinib　　017

四氢叶酸（tetrahydrofolate，THF）　　002

髓系来源的抑制细胞（myeloid-derived suppressor cell，MDSC）　　025

索拉非尼（sorafenib）　　017

T

T 细胞受体（T cell receptor，TCR）　　031

T 细胞受体（T cell receptor，TCR）　　003,019

体能状态评分（performance status，PS）　　198

天冬酰胺合成酶（asparagine synthetase，ASNS）　　003

图像引导放疗（image-guided radiation therapy，IGRT）　　106

V

VEGF 受体（VEGF receptor，VEGFR）　　017

W

完全病理缓解（pathologic complete response，pCR）　　065

微创食管切除术（minimally invasive esophagectomy，MIE）　　122

微卫星不稳定（microsatellite instability，MSI）　　013

微卫星不稳定性（microsatelliteinstability，MSI）　　153

无病生存期（disease free survival，DFS）　　208

无复发生存期（relapse-free survival，RFS）　　066

无疾病证据（no evidence of disease，NED）　　152

无进展生存期（progression-free survival，PFS）　　013

无进展生存时间（progression free survival，PFS）　　154

X

西妥昔单抗（cetuximab） 029

烯醇化酶1（enolase 1，ENO1） 006

细胞毒性T淋巴细胞（cytotoxic T lymphocyte，CTL） 008

细胞毒性T淋巴细胞（cytotoxic T lymphocytes，CTL） 003

细胞间黏附分子1（intercellular cell adhesion molecule 1，ICAM1） 017

细胞外基质（extracellular matrix，ECM） 024

线粒体丙酮酸转运载体（mitochondrial pyruvate carrier，MPC） 002

小细胞肺癌（small cell lung cancer，SCLC） 096

血管内皮生长因子（vascular endothelial growth factor，VEGF） 017

血管生成素2（angiogenin 2，ANG2） 029

血管细胞黏附分子1（vascular cell adhesion molecule 1，VCAM1） 017

血清甲胎蛋白（alpha-fetoprotein，AFP） 191

血小板糖蛋白4（platelet glycoprotein；也称为CD36） 028

信号转导和转录激活因子1（signal transducer and activator of transcription 1，STAT1） 031

胸苷酸合成酶（thymidylate synthase，TYMS） 002

Y

烟酰胺磷酸核糖转移酶（nicotinamide phosphoribosyltransferase，NAMPT） 005

一般性调控阻遏蛋白激酶2（general control non-derepressible protein 2，GCN2） 020

伊匹木单抗（ipilimumab 013

胰腺导管腺癌（pancreatic ductal adenocarcinoma，PDA） 012

乙酰CoA脱羧酶1（acetyl-CoA carboxylase 1，ACC1） 005

乙酰CoA脱羧酶2（ACC2） 005

乙酰辅酶A（acetyl-Coenzyme A，acetyl-CoA） 002

异柠檬酸脱氢酶（isocitrate dehydrogenase，IDH） 008

异柠檬酸脱氢酶（isocitrate dehydrogenases，IDH） 001

腋窝淋巴结清扫（axillary lymph node dissection，ALND） 209

荧光原位杂交技术（fluorescence in situ hybridization，FISH） 161

原发性肝癌（primary liver cancer，PLC） 190

孕激素受体（progesterone receptor，PR） 206

Z

脂肪酸合成酶（fatty acid synthase，FASN） 005

中国小儿肿瘤专业委员会（Chinese Children Cancer Group，CCCG） 181

肿瘤浸润性淋巴细胞（tumor-infiltrating lymphocyte，TIL） 012

肿瘤免疫微环境（tumor immune microenvironment，TIME）　001

肿瘤特异性抗原（tumor-specific antigen，TSA）　032

肿瘤突变负荷（tumor mutational burden，TMB）　016

肿瘤微环境（tumor microenvironment，TME）　001

肿瘤相关成纤维细胞（cancer-associated fibroblast，CAF）　017

肿瘤相关巨噬细胞（tumor-associated macrophage，TAM）　025

肿瘤相关抗原（tumor-associated antigen，TAA）　032

主要病理缓解（major pathologic response，MPR）　065

自然杀伤（natural killer，NK）　003

总生存期（overall survival，OS）　013, 208

总生存时间（overall survival，OS）　155

纵隔淋巴结清扫术（mediastinal lymph node dissection，MLND）　064

最佳支持治疗（best supportive care，BSC）　181